Rudolf Beisse

Handbuch der OP-Vorbereitung und Nachbehandlung in der Chirurgie

3. erweiterte Auflage

Meiner Frau und den
Kindern Christoph, Julia und Philipp
gewidmet

Rudolf Beisse

Handbuch der OP-Vorbereitung und Nachbehandlung in der Chirurgie

3. erweiterte Auflage

V G&R

Herausgeber und Verfasser:

Dr. med. R. Beisse, Oberarzt
Chirurgische Klinik des Landkreises Starnberg
Akademisches Lehrkrankenhaus der
Ludwig-Maximilians-Universität München
Chefarzt: Priv.-Doz. Dr. C. D. Stahlknecht
Oswaldstraße 1
82319 Starnberg

3. erweiterte Auflage 1994

Grafik und Layout: Lob + Partner, 85640 Putzbrunn
Satz: Hofmann GmbH & Co. KG, 83301 Traunreut
Druck: Grebner, 85609 Aschheim

Printed in Germany

ISBN 3-922177-52-2

Vorwort zur 1. Auflage

Die Anregung, das jetzt in erster Auflage vorliegende Handbuch der Operationsvorbereitung und Nachbehandlung zu verfassen, entstammte der täglichen Praxis unserer Klinik. Neben der medizinischen Versorgung unserer Patienten obliegt uns die Aufgabe als Ausbildungskrankenhaus für Pflegekräfte, Studenten und Ärzte in der Weiterbildung. Dem aus diesem Kreis vorgetragenen Wunsch nach einem einheitlichen Konzept der perioperativen Therapie entsprechend, wurde das Handbuch konzipiert.

Das heute übliche große Spektrum fast der gesamten Chirurgie, das auch am Krankenhaus der mittleren Größenordnung für die ärztliche Versorgung der Bevölkerung bereitgehalten wird, erfordert zur Sicherung des Operationsergebnisses eine Standardisierung von Routineabläufen und Maßnahmen. Diese Standardsituationen werden in diesem Handbuch entsprechend den Fachgebieten Abdominal-, Unfall-, Thorax- und Gefäß- sowie Kinderchirurgie aufgeführt und nach Art eines programmierten Leitfadens behandelt.

Jedem Versuch der Standardisierung sind jedoch in der Medizin Grenzen gesetzt, so daß die im jeweiligen Kapitel aufgeführten Tätigkeiten und Behandlungsformen lediglich als Grundgerüst angesehen werden können, die individuell auf das Krankheitsbild und den Patienten abgestimmt werden müssen. Diesem Anliegen folgend und den von (Kranken-)Haus zu Haus unterschiedlichen Behandlungsmethoden Rechnung tragend, wurden in den jeweiligen Kapiteln Freiräume geschaffen, die es gestatten, das Handbuch auf den hausinternen Standard abzustimmen und zu ergänzen.

Herrn Chefarzt Privatdozent Dr. C. D. Stahlknecht gilt mein herzlicher Dank für wesentliche und wertvolle Anregungen bei der Abfassung des Handbuchs und für die Durchsicht des Manuskripts.

Für die ausgezeichnete graphische Ausgestaltung danke ich Frau Claudia Koelle und Herrn Walter Lob.

Mit dem Dank an den Verlag verbinde ich meinen besonderen Dank an den Verleger, Herrn Dellschau, durch dessen aufgeschlossenes Entgegenkommen und tatkräftige Unterstützung dieses Buch verwirklicht werden konnte.

Weilheim, den 22. Juli 1990 Dr. Rudolf Beisse

Vorwort zur 2. Auflage

Die Nachfrage nach dem Handbuch machte eine Neuauflage noch binnen eines Jahres erforderlich.

Autor und Verlag haben dies zum Anlaß genommen, das Buch um aktuelle Themen der Chirurgie zu ergänzen. So wurde der Allgemeine Teil um das Kapitel „Ärztliche Aufklärung" erweitert und in den Speziellen Teil die OP-Vorbereitung und Nachbehandlung im Rahmen der „Minimal invasiven Chirurgie" aufgenommen, die auf eine bedeutende Entwicklung gerade in den vergangenen Monaten verweisen kann.

Mein besonderer Dank gilt erneut Herrn Dellschau und seinem Verlag für die große Mühewaltung und Unterstützung bei der Neubearbeitung und Erweiterung des Handbuchs.

Weilheim, den 15. August 1991 Dr. Rudolf Beisse

Vorwort zur 3. Auflage

Die therapeutischen Standards der Operationsvorbereitung und Nachbehandlung haben sich in der kurzen Zeit seit Erscheinen der ersten Auflage des Handbuchs nicht wesentlich geändert, das Umfeld des chirurgischen Handelns hat jedoch zwischenzeitlich bedeutende Änderungen erfahren, denen die Neubearbeitung des jetzt in 3. Auflage vorliegenden Handbuchs Rechnung zu tragen hatte.

Die aus wirtschaftlichen Erwägungen heraus gewünschte Verkürzung der Verweildauer des Patienten im Krankenhaus erfordert eine noch rationellere präoperative Diagnostik und Vorbereitung sowie eine standardisierte Nachbehandlung. In zunehmendem Maße werden sie auch Aufgabe des niedergelassenen Arztes. Gleiches gilt für die ärztliche Aufklärung vor einem operativen Eingriff, die gemäß neuerer Rechtsprechung auch bereits durch den einweisenden Arzt bei Selektiveingriffen vorgenommen werden soll. Eine wesentliche Erweiterung hat das Handbuch durch die Darstellung der eingriffsspezifischen Risiken und aufklärungspflichtigen Komplikationen jedes einzelnen Eingriffs erfahren. Das Handbuch wendet sich damit nicht mehr nur an die in den Kliniken tätigen Mitarbeiter, sondern auch den Bereich der niedergelassenen Kollegen, Krankengymnasten und Angehörigen der Pflegeberufe mit dem Ziel, zu einer verbesserten Abstimmung der perioperativen Maßnahmen und Tätigkeiten beizutragen.

Das Kapitel *Arthroskopie großer Gelenke* wurde von Herrn Privatdozent Dr. Harald Hempfling, Berufsgenossenschaftliche Unfallklinik Murnau, überarbeitet und ergänzt. Über seine Bereitschaft zur Mitarbeit am Handbuch habe ich mich besonders gefreut und danke ihm herzlich dafür.

Mein Dank gilt dem Verlag Gedon & Reuss für die reichhaltige Ausstattung des Handbuchs und den unermüdlichen Einsatz für das gemeinsame Werk. Die graphische Darstellung wurde wieder in die bewährten Hände des Graphikstudios Lob + Partner gelegt.

Weilheim, den 1. August 1993 — Dr. Rudolf Beisse

Geleitwort

Über den Erfolg einer Operation entscheidet beim heutigen Stand der Chirurgie nicht mehr nur handwerkliches Geschick allein. Optimale Vorbereitung des Patienten für den speziellen Eingriff, die reibungslose Teamarbeit im Operationssaal sowie eine Nachsorge, die abzusehende Risiken mindert und den Patienten frühzeitig in sein häusliches Umfeld zurückführt, sind hochentwickelten diagnostischen und operativen Möglichkeiten gleichbedeutend zur Seite gestellt.

Aus langjähriger Erfahrung und Zusammenarbeit zwischen Pflegebereich und Operationssaal haben sich an allen chirurgischen Abteilungen weitgehend übereinstimmende Praktiken perioperativer Fürsorge um den Patienten herauskristallisiert. Das Wissen und die Beherrschung dieser erprobten Techniken sollte nicht nur dem chirurgischen Team, sondern gerade dem Patienten zugute kommen.

Die Zunahme ambulanter Eingriffe, kurzfristige Übernahmen von Patienten aus nicht-operativen Abteilungen zur Operation, studentische und pflegerische Ausbildungsansprüche erweitern den Ansprechkreis des Handbuchs, nicht zuletzt auch vor dem Hintergrund juristischer Konsequenzen aus fehlerhaften perioperativen Maßnahmen.

Oberarzt Dr. Beisse hat die Vorbereitung der Patienten auf Station und im Operationssaal sowie die anschließende Nachbehandlung für die wichtigsten Eingriffe nach heutigem Standard zusammengestellt und in Form übersichtlicher Checklisten geordnet. Wenn damit neben dem Ausbildungsstand aller Beteiligten auch die Freude an der reibungslosen Zusammenarbeit im Operationsteam zugunsten der Sicherheit unserer Patienten und der Behandlungserfolge wächst, hat sich seine große Mühe gelohnt.

Starnberg, August 1990

Priv.-Doz. Dr. C.-D. Stahlknecht
Chefarzt der Chirurgischen Klinik
des Kreiskrankenhauses Starnberg,
Akademisches Lehrkrankenhaus der
Ludwig-Maximilians-Universität München

Hinweise zur Anwendung des Handbuchs

Die einzelnen Tätigkeiten, Untersuchungen und pflegerischen Maßnahmen wurden den entsprechenden Bereichen, z.B. Operationssaal oder Station, zugeordnet. Aus Gründen der Übersichtlichkeit wurden die Behandlungsabschnitte mit Symbolen gekennzeichnet, die das rasche Auffinden der entsprechenden Textstellen erleichtern sollen.

D – Präoperative diagnostische Maßnahmen:
auf Station oder ambulant durchzuführen,
z.B. Labor, Röntgen usw.

V – Vorbereitende ärztliche und pflegerische Maßnahmen:
z.B. zentralvenöser Zugang, Rasur, Abführen usw.

OP – Vorbereitende Maßnahmen im OP:
z.B. Lagerung, Bildwandler usw.

N – Postoperative ärztliche und pflegerische Maßnahmen:
z.B. Überwachung, Thromboseprophylaxe, Infusion usw.

☐ ______________________________

☐ ______________________________

„Freiräume" für eigene Ergänzungen und Anmerkungen

Inhaltsverzeichnis

Allgemeiner Teil

Spezieller Teil

OP-Vorbereitung und Nachbehandlung in der Unfallchirurgie

OP-Vorbereitung und Nachbehandlung bei Hals- und Thoraxeingriffen

OP-Vorbereitung und Nachbehandlung in der Gefäßchirurgie

OP-Vorbereitung und Nachbehandlung bei kinderchirurgischen Eingriffen

Allgemeiner Teil

Spezieller Teil

OP-Vorbereitung und Nachbehandlung in der Abdominalchirurgie

OP-Vorbereitung und Nachbehandlung in der Unfallchirurgie

OP-Vorbereitung und Nachbehandlung bei Hals- und Thoraxeingriffen

OP-Vorbereitung und Nachbehandlung in der Gefäßchirurgie

OP-Vorbereitung und Nachbehandlung bei kinderchirurgischen Eingriffen

Allgemeiner Teil

Pflegerische Maßnahmen im Rahmen der Operationsvorbereitung auf Station

☐ **Körperreinigung:** Aus hygienischen Gründen ist dem Duschen mit einer antiseptischen Seifenlösung gegenüber dem Vollbad der Vorzug zu geben.

☐ **Rasur:** Entsprechend der vom Operateur anzugebenden Schnittführung wird das dazugehörige Hautareal mit Rasierschaum und Einmalrasierer rasiert. Die Möglichkeit der Schnitterweiterung muß in Betracht gezogen werden. An schwer zugänglichen Stellen sollte Enthaarungscreme Verwendung finden, um Hautverletzungen strikt zu vermeiden.
Als *Alternative* sei ausdrücklich die Rasur ausschließlich im Bereich der Schnittführung genannt, die in der Regel vom Operateur unmittelbar präoperativ im Anästhesievorbereitungsraum vorgenommen wird. Diese Methode findet vorzugsweise im Bereich der Extremitätenchirurgie Anwendung.

☐ **Desinfektion des Operationsfelds:** Nach der Rasur erfolgt eine erste Desinfektion des Operationsfeldes. Insbesondere bei Eingriffen am Bewegungsapparat (Hüfte, Kniegelenk) sollte die Extremität nach der Erstdesinfektion in ein steriles Tuch eingeschlagen werden.

☐ **Beziehen des Betts:** Der Patient wird in ein frisch bezogenes Bett gelegt.

☐ **Wertsachen etc.:** (Brille, Zahnprothese, Ringe, Papiere) bleiben auf Station in sicherer Verwahrung.

☐ **Transport des Patienten zum OP:**
Nicht vergessen: ☐ Röntgenaufnahmen
☐ Fieberkurve mit Krankengeschichte
☐ Einverständniserklärungen (Eingriff und Narkose)
☐ Narkosebogen

Die Lagerung des Patienten

OP Die richtige Lagerung des Patienten sollte wenn immer möglich vom Operateur selbst kontrolliert und falls erforderlich korrigiert werden, da er sowohl für mögliche Lagerungsschäden und auch für lagerungsbedingte negative Auswirkungen auf den Operationsverlauf die juristischen und medizinischen Folgen zu tragen hat.

Die korrekte Lagerung hat im wesentlichen zwei Punkte zum Ziel:

☐ Schaffung optimaler Voraussetzungen für die Durchführung des geplanten Eingriffs mit der Möglichkeit der Erweiterung ohne Veränderungen von Lagerung und Abdeckung

☐ Vermeidung von Lagerungsschäden wie z. B. Druckläsionen von Haut und Nerven

Die in den jeweiligen Kapiteln als *„Standard"-Rückenlagerung* bezeichnete Form, wie sie für die meisten bauchchirurgischen und in geringer Abwandlung auch für einige hand- und unfallchirurgische Eingriffe benutzt wird, soll im Folgenden in skizzierter Form dargestellt werden.

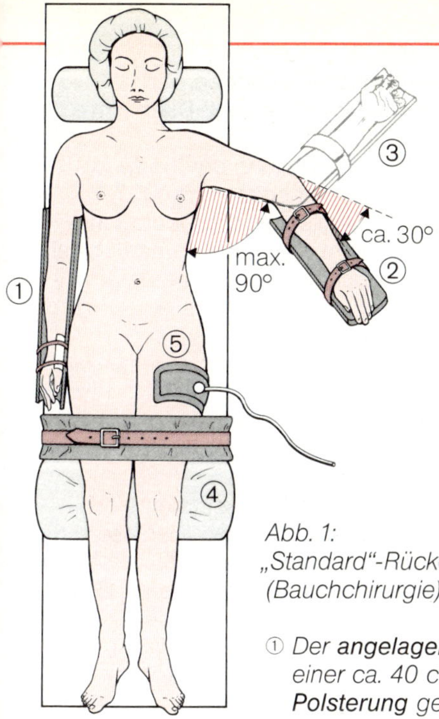

Abb. 1:
„Standard"-Rückenlagerung
(Bauchchirurgie)

① *Der* ***angelagerte*** *Arm wird mit einer ca. 40 cm langen* ***Polsterung*** *gelagert und fixiert*

② ***Polsterung*** *des* ***ausgelagerten*** *Arms auf Polsterschiene in ganzer Länge:*
- *keine Abduktion in der Schulter > 90°*
- *kein Absenken des Arms im Schultergelenk*
- *keine Überstreckung im Ellbogengelenk*

③ *Position des* ***ausgelagerten*** *Arms in der sogenannten* ***Texaslagerung***

④ ***Lagerung der Beine:***
- *kein Überkreuzen der Beine*
- *Fixierung der Beine mit einem handbreit oberhalb der Patella angebrachten Gurt*
- *kein Überhängen der Beine über den unteren Tischrand*

⑤ *Befestigung der* ***Neutralelektrode*** *auf rasierter und entfetteter Haut*

Vermeidung elektrothermischer Schäden und Verbrennungen durch die Hochfrequenz-Diathermie

ØP

- ☐ Rasur, Reinigung und Entfettung der für die **Neutralelektrode** vorgesehenen Hautregion.
- ☐ Die Neutralelektrode sollte nah am **Operationsfeld** plaziert werden, um Kriechströme und Schleifenbildungen des Hochfrequenzstroms zu verhindern (Abb. 2).
- ☐ **Trockene Lagerung** des Patienten:
  Tischabdeckung aus antistatischen, feuchtigkeitsaufsaugenden Materialien,
  Entfernung überschüssigen Desinfektionsmittels,
  Einschieben trockener Tücher zwischen Beine, Arme und Rumpf sowie Hautfalten.
- ☐ Verhinderung von **Kontakt** zu geerdeten elektrischen Teilen des Operationstisches (Narkosebügel, Kopfstütze, Bein- und Armhalter).
- ☐ Einhalten eines **Abstands** von mindestens 15 cm zwischen Aktivelektrode und EKG-Elektrode.
- ☐ Verwendung der **bipolaren Elektrode** im Kopf- und Handbereich sowie bei **Schrittmacherpatienten.**

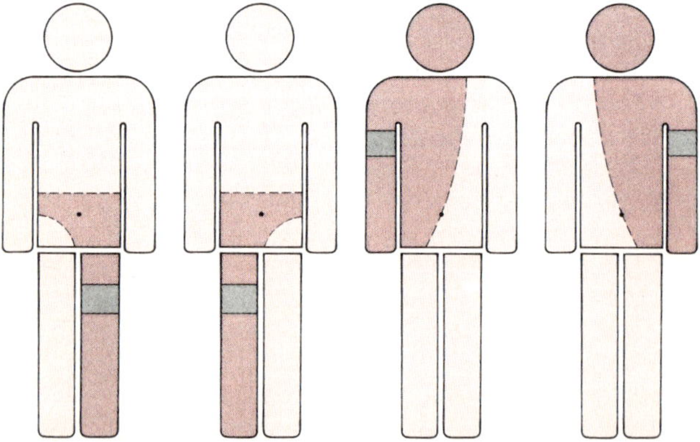

Die postoperative Infusions- und Ernährungstherapie

N Die Größen *Ernährungszustand, Nahrungskarenz, Ausdehnung des operativen Eingriffs und vorbestehende Erkrankungen* (z. B. Nieren-, Leber- und Herzinsuffizienz) bestimmen die Dauer und Art der Ernährungstherapie.

- ☐ **Wasser- und Elektrolytsubstitution**: bei kurzer postoperativer oraler Nahrungskarenz (z. B. Cholezystektomie, Schilddrüsen-OP und den meisten unfall- und thoraxchirurgischen Eingriffen).

- ☐ **Hypokalorische parenterale Ernährung (HPE)**: bei mittelfristiger oraler Nahrungskarenz von 3–4 Tagen (z. B. Magenresektionen, Koloneingriffe, große abdominelle Gefäßeingriffe).

- ☐ **Vollständige parenterale Ernährung (VPE)**: bei einer voraussichtlichen Nahrungskarenz von mehr als 3–4 Tagen und großen intraoperativen Eiweiß- und Flüssigkeitsverlusten (z. B. Gastrektomie, ausgedehnte Kolon- und Pankreaseingriffe).

Abb. 2:
Lage der Neutralelektrode am Körper in Abhängigkeit vom Operationsfeld

Flüssigkeits-Bedarf (ml/Tag):	Körpergewicht (kg) x 35–50 ml
Kalorien-Bedarf (kcal/Tag)	**Männer:** Körpergewicht (kg) x 1,05 kcal x 24 x 1,3* **Frauen:** Körpergewicht (kg) x 0,97 kcal x 24 x 1,3*
Maximale Kohlenhydrat-Zufuhr (Gramm/Tag)	**unter normalen Stoffwechselbedingungen:** Körpergewicht (kg) x 5 (–6) g oder 350–400 Gramm unter **eingeschränkten° Stoffwechselbedingungen:** Körpergewicht (kg) x 2–4 g oder 200–300 Gramm
Maximale Fett-Zufuhr (Gramm/Tag)	Körpergewicht (kg) x 1–2 g oder 70–140 Gramm (Einfuhr/Stunde: < 0,15 g Fett/kg KG)
Aminosäuren-Bedarf (Gramm/Tag)	**normaler Stoffwechsel:** Körpergewicht (kg) x 0,8 g **leichter Streß:** Körpergewicht (kg) x 1–1,2 g **schwerer Streß:** (Postaggressionsphase): Körpergewicht (kg) x 1,2–1,5 g **Leber- und/oder Niereninsuffizienz:** Verwendung adaptierter Aminosäurelösungen

Tab. 1: Dosierungsrichtlinien parenterale Ernährung

* Korrekturfaktor für Postaggressionsstoffwechsel [nach B. Günther, Grundlagen der Chirurgie, postoperative Infusionsbehandlung und parenterale Ernährung, Heft 2/1988].

° Im Postaggressionsstoffwechsel, bei hypoxischen Zuständen, Organinsuffizienzen [nach PARENTERALE ERNÄHRUNG; Ein kurzer Leitfaden Nr. 14/1991 B. Braun-Melsungen AG]

Die **Berechnung des Energiebedarfs** bei Übergewichtigen, wie sie in Tabelle 1 aufgeführt ist, erfolgt nach dem Sollgewicht des Patienten (= Körpergröße (cm) –100), bei Untergewichtigen auf dem Boden des tatsächlich vorhandenen Körpergewichts, um eine zusätzliche Stoffwechselbelastung zu vermeiden.

Mit zusätzlichem Energiebedarf muß bei folgenden Erkrankungen gerechnet werden:

Polytrauma <<<< Sepsis <<<< ausgedehnte Verbrennungen (~30 kcal/kg/Tag <<<<< ~50 kcal/kg/Tag)

Die Deckung des Energiebedarfs erfolgt durch die Gabe von Kohlenhydraten und Fetten im Verhältnis

Kohlenhydrat	:	Fett
60 %		40 %

Neben der Glucose stehen Sorbit, Fructose und Xylit als Energieträger bei den **Kohlenhydraten** zur Verfügung. Wegen tödlicher Zwischenfälle darf Fructose und Sorbit nur noch unter Intensiv-Überwachungsbedingungen über einen zentralen Zugang verabreicht werden. Bei Anwendung von Fructose und/oder Sorbit muß vor Infusionsbeginn ein Fructose-Sorbit-Intoleranztest durchgeführt werden.
Auch im Streßstoffwechsel gut verwertbar und verträglich ist die Kombination von Glucose und Xylit im Verhältnis 2:1.

Überwachung der parenteralen Ernährung
Da die Ernährung über einen venösen Zugang einen nicht unerheblichen Eingriff in den Flüssigkeits-Säure-Basenhaushalt und Stoffwechsel darstellt, ist eine standardisierte Überwachung der Flüssigkeitszufuhr und Ausscheidung, des Säure-Basen-Gleichgewichts (Blutgasanalyse), des zentralvenösen Drucks (ZVD) oder Pulmonalkapillardrucks sowie der Elektrolyte erforderlich. Zur Überwachung der

Fettverwertung sollte vor Beginn und nach der Gabe von Fettinfusionen die Triglyzeridkonzentration im Serum bestimmt werden. Es ist davon auszugehen, daß etwa 3–4 Stunden nach der Infusion wieder der Ausgangswert erreicht sein sollte. Werte über 350 mg% sollten als Anlaß genommen werden, die Fett-, möglichweise aber auch die Kohlenhydrat-Zufuhr zu drosseln.

Thromboembolieprophylaxe

Die Erfolge moderner Chirurgie sind untrennbar mit einer wirksamen Thromboembolieprophylaxe verbunden. Mit der Einführung der Low-dose-Heparinprophylaxe im Jahr 1975 war erstmals nicht nur die Therapie der bereits eingetretenen Thrombose oder Lungenembolie möglich, sondern eine Vorbeugung dieses oft lebensbedrohlichen Krankheitsbildes.

Neben dem konventionellen Heparin haben in den letzten Jahren die niedermolekularen Heparine in den klinischen Alltag Einzug gehalten. Trotz breiter Anwendung der medikamentösen Prophylaxe und physikalischer Maßnahmen sowie der möglichst weitreichenden Reduktion immobilisierender Maßnahmen ist das thromboembolische Geschehen auch heute noch eine häufige Komplikation chirurgischer Eingriffe in der postoperativen Phase.

Thromboseinzidenz Fachgebiet/Eingriff	Prozent
Abdominal- und Thoraxchirurgie	30 %
Operative Orthopädie	
Elektive Hüftchirurgie	54 %
Pertrochantäre Fraktur	75 %
Subkapitale Fraktur	34 %
Operative Urologie	
Prostatektomie abdominal	35 %
Prostataresektion transurethral	8 %
Operative Gynäkologie	24 %
Neurologie (Schlaganfall/ Querschnittslähmung)	55 %
Innere Medizin (Herzinfarkt)	30 %

Tab. 2: Thromboseinzidenz ohne medikament. Prophylaxe (nach Grundlagen der Chirurgie, Heft 4/92, Tab. 1)

Obwohl die wichtigsten prädisponierenden Faktoren für das Auftreten von Thrombosen und Embolien bekannt sind (Tab. 3), ist es nicht möglich, das personenbezogene Risiko genau zu definieren. Deshalb muß generell bei operierten und anderweitig thrombosegefährdeten Menschen eine wirksame medikamentöse Thromboseprophylaxe durchgeführt werden. Diese muß präoperativ begonnen werden, da erste thrombotische Reaktionen intraoperativ ablaufen und 80–90 % der Thrombosen in den ersten 4 Tagen entstehen.

Allgemein werden im Hinblick auf die thromboembolische Gefährdung eines Patienten **drei Risikogruppen** nach dem vorgesehenen oder durchgeführten operativen Eingriff definiert:

- ☐ **das niedrige Thromboembolierisiko**
  - wie es bei unkomplizierten Eingriffen ohne zusätzliches Risiko z.B. bei Operationen an den oberen Extremitäten besteht
- ☐ **das mittlere Thromboembolierisiko**
  - wie es nach Eingriffen in der Allgemeinchirurgie, der Urologie und der Gynäkologie besteht, aber auch bei allen Operationen mit einer OP-Dauer über 1 Stunde und/oder mindestens einem zusätzlichen Risikofaktor (siehe Tab. 3)
- ☐ **das hohe Thromboembolierisiko**
  - wie es bei Eingriffen in der Unfallchirurgie und Orthopädie an der unteren Extremität, besonders in der Hüftchirurgie, besteht
  - wie es bei ausgedehnten Malignomen als Teil des paraneoplastischen Syndroms besteht
  - wie es bei allen Patienten mit einer bereits früher abgelaufenen Thrombose besteht.

Wie bereits eingangs erwähnt, stehen zur medikamentösen Thromboembolieprophylaxe in der unmittelbaren operativen und perioperativen Phase das konventionelle Heparin als Low-dose-Heparin sowie die niedermolekularen Heparine, auch in Kombination mit Dihydroergotamin*, zur Verfügung. Die Entscheidung, welches der beiden Heparine zum Einsatz kommt, wird allgemein davon abhängig gemacht, welcher Risikogruppe der einzelne Patient zuzuordnen ist.

Standardheparin bzw. konventionelles Heparin

Durch die Anwendung von Heparin in der Form der Low-dose-Prophylaxe in der üblichen Dosierung von 2–3 x 5000 IE kommt es bei Patienten des niedrigen bis mittleren Risikobereichs zu einer Senkung der Thromboembolierate von 30% auf 5–15%.[1]

---

[1] siehe Grundlagen der Chirurgie, Heft 4/92

* Embolex® NM

Wird konventionelles Heparin im Hochrisikobereich, z. B. in der Hüftchirurgie, angewandt, so muß aufgrund substanzspezifischer Leistungsgrenzen mit einer verbleibenden Thromboseinzidenz von 35% gerechnet werden. Diese kann auch durch eine subkutan applizierte Höherdosierung z. B. von 3 x 7500 IE Heparin nur unwesentlich weiter gesenkt werden, jedoch unter Inkaufnahme einer erheblich verstärkten Blutungsneigung.
Bei der intravenösen Anwendung von Heparin zur Thromboembolieprophylaxe in Form der PTT- und Thrombinzeit gesteuerten Vollheparinisierung (~24 000 bis 30000 IE Heparin i.v./24 Stunden) ist mit einer weiteren Senkung der Thromboseinzidenz zu rechnen, jedoch ist hierzu eine engmaschige Kontrolle beider Parameter erforderlich, so daß sich dieses Verfahren nur bedingt zur generellen Anwendung im Hochrisikobereich eignet.

Niedermolekulare Heparine

Handelt es sich bei den Standardheparin-Präparaten der einzelnen Hersteller um die verschiedenen Darreichungsformen ein und derselben Substanz, so verhält sich dies bei den niedermolekularen Heparinen gänzlich anders. Aufgrund unterschiedlicher Molekulargröße bei der Spaltung der Ursubstanz entstehen völlig unterschiedliche Stoffgruppen, die sich beachtlich hinsichtlich ihres Wirkprofils und Wirkungsgrades voneinander unterscheiden. So ist keinesfalls davon auszugehen, daß alle im niedrigen und mittleren Risikobereich wirksamen niedermolekularen Heparine ihre erhoffte Wirkung auch im Hochrisikobereich entfalten, vielmehr sind ausschließlich Präparate zu verwenden, die vom Bundesgesundheitsamt für den Hochrisikobereich zugelassen sind. Durch deren Anwendung kann auch hier das Thromboembolierisiko auf 15–20% gesenkt werden. Diese Präparate sind selbstverständlich auch im unteren und mittleren Risikobereich voll wirksam. Die Kombination von niedermolekularem Heparin mit Dihydroergotamin (DHE) ist gegenüber konventionellem Heparin deutlich wirksamer und sogar der Thrombinzeit gesteuerten Vollheparinisierung ebenbürtig.[2] Die potentielle Gefahr von Gefäßspasmen bei traumatisierten Patienten und solchen mit koronarer Herzkrankheit wird als gering angesehen, kann jedoch nicht vollständig ausgeschlossen werden.

Alternativen

Die vorwiegend in den USA und Schweden verbreitete Gabe von *Dextran* konnte sich im deutschsprachigen Raum nur wenig durchsetzen, obwohl hierunter vorwiegend eine Verringerung der Rate von tödlichen Lungenembolien zu sehen ist. Dextran wird als Infusion intraoperativ sowie unmittelbar postoperativ in einer Menge von jeweils 500 ml verabreicht. Anschließend wird es dann in der Dosierung von 500 ml/Tag über 3–5 Tage weiter infundiert. Wegen der möglichen anaphylaktischen Reaktion muß vor der Applikation eine Haptenbehandlung mit *Promit*® 20 ml intravenös erfolgen. Für eine länger durchzuführende Prophylaxe ist es deshalb kaum geeignet. Besser geeignet ist dann die Thrombosevorbeugung in Form der Antikoagulation mit *Cumarinderivaten,* die jedoch intraoperativ und unmittelbar perioperativ wegen der bekannten Blutungsneigung nicht einsetzbar sind. In der Langzeitprophylaxe muß auch bei Beachtung der umfangreichen Liste an Kontraindikationen (z. B. Bluthochdruck, Ulkusanamnese) mit ernsten Blutungskomplikationen, z. B. intrakraniellen Blutungen in nicht unerheblichem Umfang gerechnet werden. Regelmäßige Kontrollen des Quickwertes sind erforderlich.

Bei den einzelnen im „Speziellen Teil“ des Handbuchs aufgeführten Operationen wurde der Punkt Thromboemboliepropylaxe mit einem Vermerk „niedriges bis mittleres“ bzw. „hohes Thromboembolierisiko“ versehen. Selbstverständlich konnte hierbei nur dem operationsspezifischen Risiko Rechnung getragen werden. Das personengebundene Risiko in Form prädisponierender Faktoren, wie sie Tab. 3 wiedergibt, bedarf der zusätzlichen Berücksichtigung.

[2] Beck, H: in press

Risikofaktoren	
Übergewicht	R
höheres Lebensalter	
Herz-Kreislauferkrankung	I
Nikotin und horm. Kontrazeptiva	
Varikosis	S
Schwangerschaft/postpartale Phase	
Immobilisation und Trauma	I
fortgeschrittene maligne Erkrankungen	
präoperativ bestehende Immobilisation	K
früheres thromboembolisches Geschehen	O

Tab. 3: Prädisponierende Faktoren des thromboembolischen Geschehens

Die ambulante und poststationäre Thromboembolieprophylaxe

Auch über den stationären Bereich hinaus und im ambulanten Bereich, dessen Bedeutung in den nächsten Jahren erheblich zunehmen wird, ist eine wirksame und vor allen Dingen auch praktikable Thromboembolieprophylaxe in vielen Fällen erforderlich. Nach den Empfehlungen der Deutschen Gesellschaft für Chirurgie zu diesem Thema[3] besteht die **Indikation zur medikamentösen Thromboseprophylaxe bei allen Patienten mit operativen Eingriffen und Verletzungen an der unteren Extremität, die einer Immobilisation bedürfen und die einen oder mehrere Risikofaktoren aufweisen,** wie sie in Tabelle 3 aufgeführt sind.

Als besonders risikoträchtig muß die Kombination von präoperativer Ruhigstellung der unteren Extremität und folgender Operation angesehen werden. Unterhalb eines Lebensalters von 14 Jahren muß im allgemeinen keine medikamentöse Thromboseprophylaxe durchgeführt werden.

Als eine praktikable Lösung im ambulanten Bereich bietet sich die einmal tägliche subkutane Injektion von nieder-

[3] Grundlagen der Chirurgie/G 54

molekularem Heparin durch den Patienten selbst oder einen Helfer an. Die Injektionstechnik gleicht der Injektion von Insulin und ist leicht erlernbar (Abb. 4).

Bei Verwendung von niedermolekularem Heparin erfährt der Patient durch die einmal tägliche Gabe eine deutlich geringere Beeinträchtigung gegenüber Standardheparin, so daß bei über 70 % der Patienten eine konsequente Durchführung der Prophylaxe gewährleistet ist. Die Auswahl des geeigneten, für den entsprechenden Bereich zugelassenen Präparates erfolgt nach der Einstufung des Patienten in seine Risikogruppe.

Praktische Durchführung und Zusammenfassung

Die wichtigsten Gesichtspunkte für die praktische Durchführung der medikamentösen Thromboembolieprophylaxe mit Heparin (NMH und konventionell) sind:

- ☐ **Beginn der Prophylaxe** am Vorabend (nur niedermolekulare Heparine) bzw. bis zu 2 Stunden präoperativ (konv. Heparin).
- ☐ **Injektionsart und Lokalisation**: Die Injektion erfolgt subkutan außerhalb des Lymphabflußgebietes des Operationsbereichs. Beispiel: Leistenhernien-Operation rechts – Injektionsort linker Oberbauch (siehe auch Abb. 3).
- ☐ **Dauer der Prophylaxe**: Eine Vorbeugung muß solange durchgeführt werden, bis der Patient weitgehend mobilisiert ist, also in der Regel 10–14 Tage, bei manchen Fällen aber auch mehrere Wochen. Bei übergewichtigen und schwer mobilisierbaren Patienten sollte sie noch mehrere Tage darüber hinaus fortgeführt werden.
- ☐ **Laborkontrollen**: Eine Überwachung der Prophylaxe durch gerinnungsspezifische Labortests ist nicht erforderlich. Eine wöchentliche Kontrolle der Thrombozytenzahl zur frühzeitigen Erkennung der seltenen *heparininduzierten Thrombozytopenie* ist ausreichend.

Die medikamentöse Thromboembolieprophylaxe wird ergänzt durch die großzügige Anwendung physikalischer Maßnahmen. Bei den Kompressionsstrümpfen (Kompressionsklasse 1, Druckgradient Fuß–Oberschenkel 18 mm Hg → 6 mm Hg) ist auf eine exakte Paßform zu achten. Weitere Maßnahmen sind die Hochlagerung der unteren Extremität, eine intraoperative intermittierende Wadenkompression und das Bettfahrrad. Durch rückenmarksnahe Anästhesieformen (Epidural-, Spinalanästhesie) kann das Risiko eines thromboembolischen Geschehens weiter gesenkt werden.

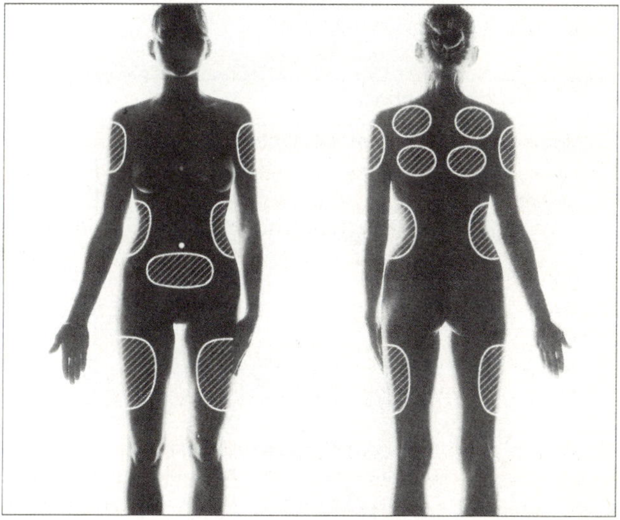

Abb. 3: Injektionsstellen

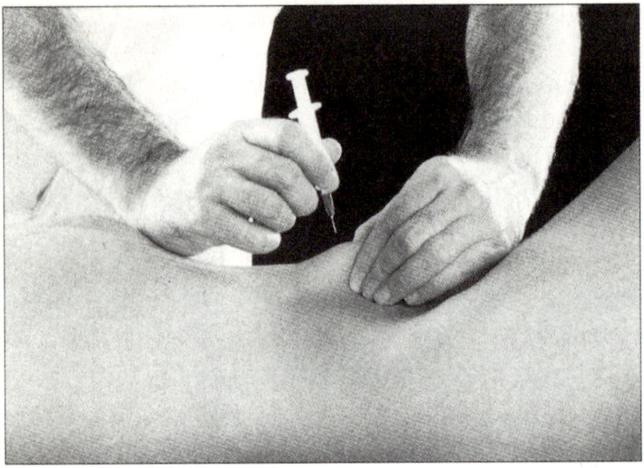

Abb. 4: Injektionstechnik

Medikamentöse Thromboembolieprophylaxe	
Thrombose-risiko	Effektive Prophylaxe
Niedrig	Low-dose-Heparin: 3 x 5000 IE. Niedermolekulares Heparin: Einmalapplikation
Mittel	Low-dose-Heparin: 3 x 5000 IE. Niedermolekulares Heparin: Einmalapplikation Niedermolekulares Heparin in Kombination mit Dihydroergotamin: Einmalapplikation 3 x 500 ml Dextran
Hoch	Niedermolekulares Heparin (wenige Präparate), Dosiskontrolliertes konventionelles Heparin, Niedermolekulares Heparin mit DHE Orale Antikoagulantien

Tab. 4: Zusammenfassung: Medikamentöse Thromboembolieprophylaxe

Ärztliche Aufklärung

Nach Auffassung der ständigen Rechtsprechung stellt auch der medizinisch indizierte und lege artis vorgenommene diagnostische oder therapeutische Eingriff eine Körperverletzung dar. Die Widerrechtlichkeit des Eingriffs wird allein durch das Einverständnis des Patienten aufgehoben. Dies setzt voraus, daß der Patient über ein Grundwissen hinsichtlich der Art, des Umfangs, der Folgen und der möglichen Komplikationen einer Operation oder diagnostischen Maßnahme verfügt. Zu den Hauptpflichten des Arztes gehört es, dem Patienten im Rahmen eines Aufklärungsgesprächs dieses Grundwissen zu vermitteln, um diesen in die Lage zu versetzen, sein gesetzlich verankertes Recht auf Selbstbestimmung auszuüben. Die Bedeutung des Aufklärungsgesprächs wird eindrucksvoll durch die Tatsache dokumentiert, daß heute die versäumte oder mangelhaft durchgeführte Aufklärung nach dem Behandlungsfehler die häufigste Haftungsursache darstellt.

Zeitpunkt des Aufklärungsgesprächs:

Genügt es in der Regel, die Aufklärung des Patienten am Vortag oder bei Notfällen unmittelbar vor dem Eingriff vorzunehmen, so muß – gemäß neuester Rechtsprechung – dem Patienten bei einer längerfristig geplanten Operation, wie beispielsweise einem Selektiveingriff an der Schilddrüse, ein wesentlich längerer Zeitraum von mehreren Tagen zwischen Aufklärung und Operationszeitpunkt zur Entscheidungsfindung eingeräumt werden.

Form des Aufklärungsgesprächs:

Wenn immer möglich, sollte die Form des Vier-Augen-Gesprächs gewählt werden, um Arzt und Patient die Möglichkeit zu geben auch Problembereiche anzusprechen, die sich als besonders belastend für den Patienten erweisen, wie beispielsweise die mögliche Anlage eines Anus praeters oder Störungen der Sexualfunktion nach Gefäß- und Koloneingriffen. Es empfiehlt sich, das Gespräch in einer auch für Laien verständlichen Form und Sprache, eventuell auch unter Zuhilfenahme von Skizzen zu führen, die anschließend dem eigentlichen Aufklärungsbogen beigeheftet werden können.

Inhalt des Aufklärungsgesprächs:

- *Diagnostik-Aufklärung:*
  Gerade an die Aufklärung über geplante diagnostische Maßnahmen werden besonders hohe Ansprüche gestellt, hier gilt es typische Risiken und Abläufe darzustellen, wie beispielsweise bei einer Koloskopie die Möglichkeit der Darmperforation mit all ihren Folgen, die mögliche Nachblutung nach Polypektomie, aber auch die mögliche Schmerzhaftigkeit. Keinesfalls darf hier der Hinweis auf alternative Untersuchungsmethoden wie dem Kolonkontrasteinlauf fehlen.

- *Diagnose-Aufklärung:*
  Der Arzt ist durch den der Arzt-Patient-Beziehung zugrundeliegenden Behandlungsvertrag verpflichtet, den Patienten über seine Diagnose zu unterrichten. Diese Pflicht wird alleine durch eine Situation begrenzt, in der der Patient durch die Nennung der Diagnose einen körperlichen oder psychischen Schaden erleidet.

- *Aufklärung über den Eingriff:*
  Im Rahmen dieses Gesprächsabschnittes wird dem Patienten Art, Umfang und Durchführung des geplanten Eingriffs dargestellt. Auf eine Überladung des Gesprächs mit technischen Einzelheiten einer Operation, die eher zur Verunsicherung des Patienten führen, sollte verzichtet werden.

Inhalte des Aufklärungsgespräche

Diagnostik

Diagnose

Risiko

Behandlungs-alternativen

Verlauf

- *Risikoaufklärung:*
  Der Patient muß über die typischen Gefahren eines Eingriffs wie auch über die individuellen Risiken aufgeklärt werden. Dazu zählen sowohl mögliche dauernde oder vorübergehende Folgen der Therapie als auch die Möglichkeit der Verschlechterung einer Erkrankung bis hin zum Fehlschlag der Behandlung. Wichtig erscheint hier der Hinweis, den Patienten nicht nur über die Möglichkeit der Verletzung anatomischer Strukturen, sondern ausdrücklich über die Folgen einer solchen Verletzung zu informieren.

  Beispielsweise genügt es keinesfalls, nur auf eine mögliche Verletzung des Nervus recurrens bei der Schilddrüsenoperation hinzuweisen, erforderlich ist vielmehr die mögliche Heiserkeit, atemphysiologische Probleme sowie die notfalls angezeigte Tracheotomie bei der beidseitigen Nervenläsion anzusprechen.

Neben den durch den eigentlichen Eingriff bedingten Risiken muß besonders in gefährdeten Bereichen, wie der Traumatologie, der Orthopädie und der Malignomchirurgie, auf das erhöhte Risiko einer Thromboembolie und deren Prophylaxe, medikamentöser und physikalischer Art, hingewiesen werden. Damit ist nicht nur den gesetzlichen Ansprüchen Genüge getan, sondern auch eine erhöhte Compliance des Patienten im Hinblick auf eine langdauernde, möglicherweise auch über den stationären Aufenthalt hinausgehende Thromboseprophylaxe zu erwarten.

- *Aufklärung über Behandlungsalternativen:*
  Falls vorhanden, sollten vom aufklärenden Arzt in diesem Teil des Gesprächs Behandlungsalternativen angesprochen werden, sofern diese medizinisch gleichermaßen indiziert sind und auf gesicherten Erkenntnissen beruhen.

Die wichtigsten Punkte des Aufklärungsgesprächs werden schriftlich im Aufklärungsbogen vermerkt, der von beiden, Arzt und Patient, abschließend unterschrieben wird. Der Gebrauch von ausführlichen, bereits vorgedruckten Aufklärungsbroschüren ist zur Vorinformation des Patienten nützlich, er darf und kann aber keinesfalls das persönliche Gespräch zwischen dem Patienten und seinem behandelnden Arzt ersetzen.

In den folgenden Kapiteln des Speziellen Teils werden die typischen Risiken des entsprechenden operativen Eingriffs stichwortartig unter dem Abschnitt – OP-Vorbereitung auf Station – aufgeführt.
Allgemeine Risiken wie Wundheilungsstörung, Thrombose, Embolie, Blutung und Nachblutung sowie pneumonische Komplikationen werden nur dann nochmals eigens aufgeführt, wenn der jeweilige Eingriff ein besonders hohes Risiko diesbezüglich aufweist.

Aufklärungspflichtige allgemeine Risiken im Bereich der Unfallchirurgie sind:

- Entzündung von Knochen und Gelenken
- die verzögerte Wund- und Knochenbruchheilung
- Durchblutungsstörungen
- die ungewollten Verletzungen von Arterien, Venen, Nerven und Sehnen
- die Ausheilung von Brüchen in Fehlstellung oder Verkürzung
- Druckschädigung von Nerven bei Verwendung von Manschetten zur Herstellung von Blutsperre oder Blutleere
- die Anwendung von Röntgenstrahlen
- Unverträglichkeit von Implantaten (Nickelallergie)

Die Auflistung der Risiken der einzelnen Eingriffe erhebt keinen Anspruch auf Vollständigkeit und bedarf im Einzelfall der Ergänzung unter Berücksichtigung individueller Risikofaktoren.

Eigenblutspende
Vor dem Hintergrund der möglichen Übertragung von Krankheiten wie AIDS, Hepatitis, Cytomegalie und Malaria durch die Transfusion von homologem (Fremd-)Blut hat der Bundesgerichtshof mit Urteil vom 17.12.1991 entschieden, daß jeder Patient, der sich einem elektiven operativen Eingriff mit vorausehbarem größerem Blutverlust in nächster Zukunft unterziehen muß, über die Risiken der homologen Bluttransfusion (Tab. 5) aufgeklärt und auf die Möglichkeit einer Eigenblutspende hingewiesen werden muß.

Die mit der Gabe von Fremdblut verbundenen immunologischen Veränderungen fördern zudem das Auftreten von Wundinfektionen und Tumorrezidiven.

Tab. 5: Risiko der (Fremd-)Bluttransfusion

Risiko der homologen (Fremd-)Bluttransfusion	Hepatitis B Hepatitis C (Non A/Non B) HIV-Infektion Cytomegalie Immunreaktionen Förderung von Wundheilstörungen Förderung von Tumorrezidiven

Die Indikation zur Eigenblutspende wird vom behandelnden Arzt gestellt. In der Regel handelt es sich um Elektiveingriffe mit einem zu erwartenden Blutverlust von 1000–1500 ml. Er hat auch mögliche Kontraindikationen auszuschließen (Tab. 6). Wird die Eigenblutspende vom Patienten abgelehnt, so muß dies dokumentiert werden.

Kontraindikationen der Eigenblutspende	– dekompensierte Herzinsuffizienz – frischer Myokardinfarkt – Blutkrankheiten und Krankheiten der blutbildenden Organe – schwere Anämie (Hb < 11,5 g %) – Lungenerkrankung, obstruktiv und restriktiv – Leberzirrhose – Gerinnungsstörung – Anfallsleiden – lokale und systemische Infekte – dekompensierte Niereninsuffizienz – Alter > 65 Jahre (relativ)

Tab. 6: Kontraindikationen der Eigenblutspende

☐ **Durchführung**: ambulante Eigenblutspende
In Abhängigkeit vom geplanten Operationstermin wird der Termin zur Eigenblutspende festgelegt. Wegen der begrenzten Lagerfähigkeit der Konserven, die je nach verwendetem Stabilisator zwischen 35 und 49 Tagen liegt,

empfiehlt es sich frühestens 5 Wochen vor der Operation mit der Spende zu beginnen. Die weiteren Blutentnahmen in Abständen von 7–10 Tagen richten sich nach der Anzahl der erforderlichen Blutkonserven, in der Regel 2–4 Konserven à 400–500 ml. Etwa 14 Tage vor der Operation sollte die letzte Blutspende durchgeführt werden. Nachteil: Funktionsverlust der einzelnen Konserven durch Alterung.

☐ **Durchführung**: ambulante Eigenblutspende im *Bocksprungverfahren*
Der Termin der 1. Blutspende wird nach dem oben geschilderten Verfahren ermittelt. Eine Bluteinheit wird zu diesem Zeitpunkt entnommen und durch eine kolloidale Lösung ersetzt. Diese Einheit wird 8 Tage später retransfundiert und erneut 2 Konserven entnommen. Dadurch können innerhalb von 24 Tagen 3–5 Blutkonserven gewonnen werden und so der Funktionsverlust der einzelnen Konserve auf ein Minimum reduziert werden.

☐ Plasmapherese und Kryokonservierung von Erythrozyten, präoperative normovolämische Hämodilution sowie die intraoperative maschinelle Autotransfusion sind weitere Verfahren zur Einsparung von Fremdblut und Fremdplasma, die der Vollständigkeit halber erwähnt seien.

☐ Die Aufklärung des Patienten über die Eigenbluttransfusion hat auf folgende Punkte einzugehen:
- Möglichkeit der Nichtverwendbarkeit des Blutes im Falle eines Herstellungsfehlers oder bei Vorliegen einer Infektion (HIV, Hepatitis)
- Einverständnis zur Durchführung der erforderlichen Labortests (HIV-Test)
- Mögliche zusätzliche Übertragung von Fremdblut, falls Eigenblutmenge nicht ausreichend
- Schilderung der Entnahme
- Komplikationen: Kreislaufkollaps, Sauerstoffmangel, Minderdurchblutung des Gehirns bis zu kurzzeitiger Bewußtlosigkeit, Herzrhythmusstörung, Nachblutung, Schädigung von Nerven und Gefäßen bei der Punktion

- Verhalten nach der Entnahme: Teilnahme am Straßenverkehr etc.

Die Schnittführung in der Abdominalchirurgie

OP Die Inzisionen im Bereich der Bauchdecke orientieren sich an der segmentalen Innervation, der Gefäßversorgung und nicht zuletzt an der Lage des zu operierenden Organs.

Der Schnitt wird in der Regel derart gewählt, daß auch unerwartete, erst der intraoperativen Exploration des Operateurs zugängliche Befunde durch eine entsprechende Schnitterweiterung in den Operationsablauf mit einbezogen werden können. Derartige Erweiterungsschnitte sollten bereits beim Abwaschen und sterilen Abdecken bedacht werden.

Aus der Vielzahl an Zugangswegen zu den Bauchorganen seien in diesem Kapitel die wichtigsten Schnittführungen aufgezeigt (Abb. 5–9).

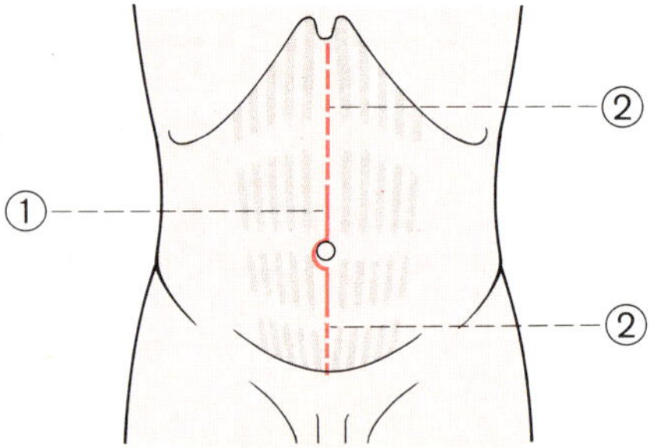

Abb. 5:

① Medianschnitt mit Linksumfahrung des Nabels
② mit der Möglichkeit der Verlängerung in den Ober- und Unterbauch
→ akutes Abdomen („freie Luft")
→ stumpfes Bauchtrauma

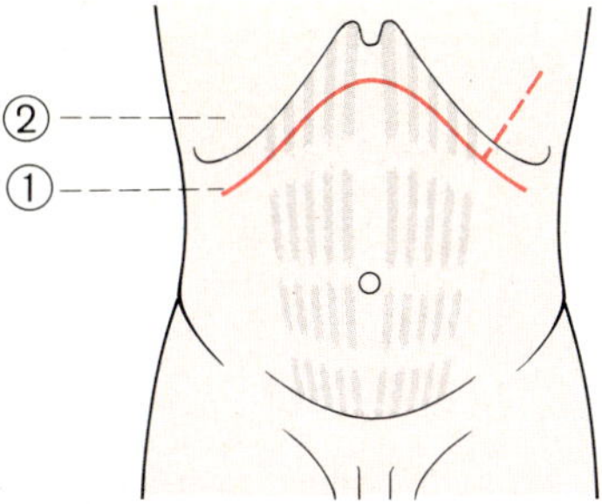

Abb. 6:

① Oberbauchschnitt nach Drüner
② Erweiterung transkostal zur Leberresektion
→ Pankreas, Magen, Duodenum, Leber
→ stumpfes Bauchtrauma mit Leber- oder Milzbeteiligung („freie Flüssigkeit")

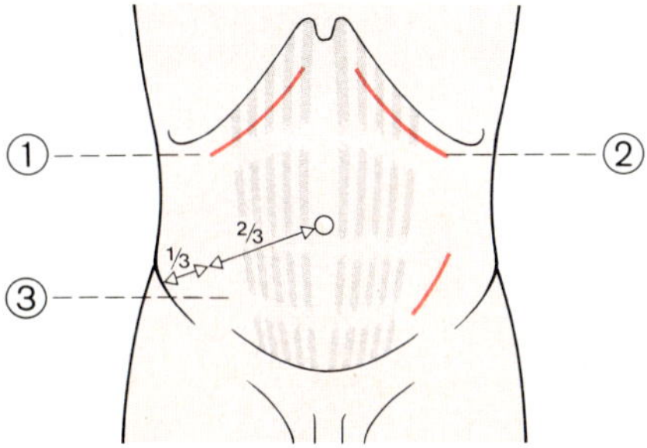

Abb. 7:

① Rippenbogenrandschnitt rechts
→ Galle, Gallenwege, Leberhilus, Duodenum, rechte Niere und Nebenniere
② Rippenbogenrandschnitt links
→ Milz, Pankreasschwanz, linke Niere und Nebenniere
③ Wechselschnitt rechter Unterbauch
→ Appendix, (rechte Adnexe)

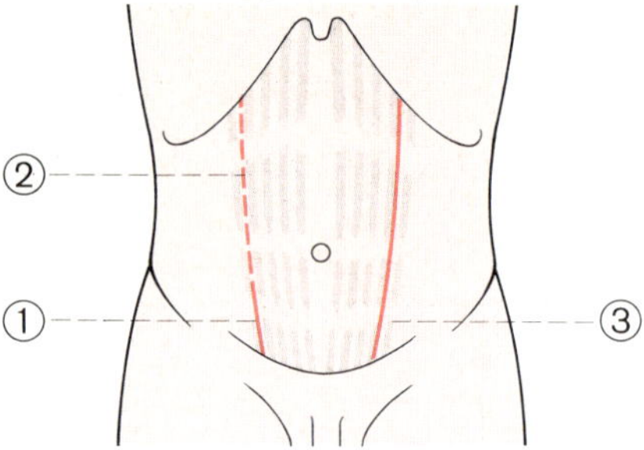

Abb. 8:

① *Pararektal- bzw. Transrektalschnitt rechts*
② *mit der Möglichkeit der Verlängerung nach kranial*
→ *Appendix, Adnexe und Uterus, Zökum, rechtes Hemikolon*
③ *Pararektal- bzw. Transrektalschnitt links*
→ *linkes Hemikolon, Colon sigmoideum*

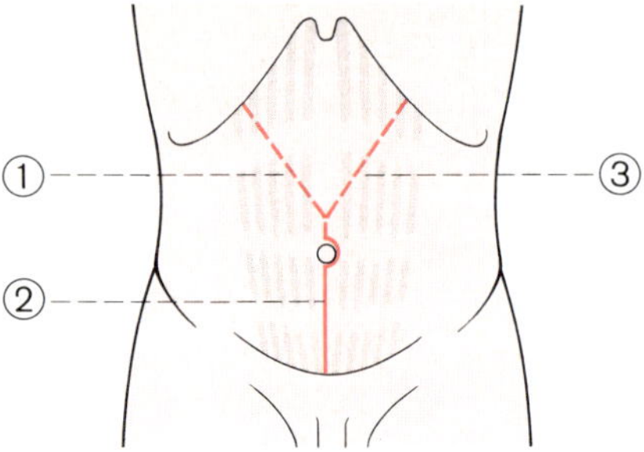

Abb. 9:

① *mediane Unterbauchlaparotomie mit Linksumfahrung des Nabels*
→ *Blase, Uterus und Adnexe, Rektum, Colon sigmoideum*
② *mit Erweiterung zum rechten Rippenbogen*
→ *rechtes Hemikolon und rechte Flexur*
③ *mit Erweiterung zum linken Rippenbogen*
→ *linkes Hemikolon und Milz*

Spezieller Teil

OP-Vorbereitung und Nachbehandlung in der Abdominalchirurgie

Das akute Abdomen

I. Vorbereitung

Präoperative Diagnostik:

- ☐ **Labor**: kl. BB, BZ, Elektrolyte, Bili, GOT, γ-GT, Blutgase, Lipase, TPZ, PTT, Thrombozyten, Cholinesterase, Urinstatus, Blutgruppe, bei klinischem Verdacht auf eine intraabdominelle oder gastrointestinale Blutung *Kreuzblut* (Anzahl 4–6 Konserven)
- ☐ **Röntgen**: Thorax, Abdomen im Stehen oder in Linksseitenlage (im Schock oder schlechten Allgemeinzustand)
- ☐ **Sonographie**: Abdomen
- ☐ **EKG** (Infarktausschluß)
- ☐ ______________________________
- ☐ ______________________________

Vorbereitung auf Station bzw. Ambulanz:

- ☐ **Aufklärung und typische Risiken** des Eingriffs:
  - Notwendigkeit der Schnitterweiterung
  - vollständige oder teilweise Entfernung eines Organs (z.B. Magen/Darm)
  - Nahtundichtigkeit, Nachblutung, Funktionsminderung/Verlust eines Organs

  - evtl. Notwendigkeit der Anlage eines Anus praeternaturalis
- ☐ **ZVK** oder zumindest venöser Zugang mit großlumiger Verweilkanüle
- ☐ **Urinkatheter** bzw. suprapubische Harnableitung unter sonographischer Kontrolle
- ☐ **Rasur**: Mamillen bis Symphyse

- ☐ ______________________________

- ☐ ______________________________

Vorbereitung im OP:

- ☐ **OP-Lagerung**: „Standard"-Rückenlagerung, Halterung für Rochard-Haken (Abb. 10)
- ☐ **Schnittführung** (Abb. 11):
  ① mediane Mittelbauchlaparotomie mit Linksumfahrung des Nabel, Erweiterungsschnitte in Ober- und Unterbauch
  ② *bei stumpfem Oberbauchtrauma:* Oberbauchschnitt nach Drüner

- ☐ ______________________________

- ☐ ______________________________

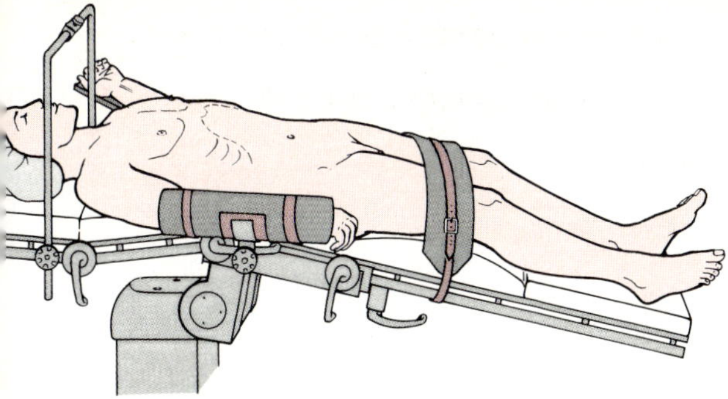

Abb. 10: Lagerung des Patienten

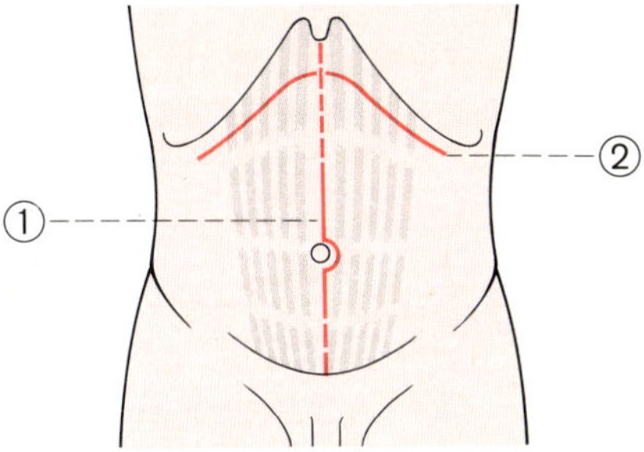

Abb. 11: Schnittführung
① mediane Mittelbauchlaparotomie mit Linksumfahrung des Nabels, Erweiterungsschnitte in Ober- und Unterbauch
② Oberbauchschnitt nach Drüner

II. Nachbehandlung

N **siehe spezielle Kapitel**

Minimal invasive Chirurgie

1. Laparoskopische Appendektomie

I. Vorbereitung

Präoperative Diagnostik:

☐ **Labor**: kl. BB, Elektrolyte, H-N, Lipase, TPZ, PTT, Cholinesterase, Urinstatus
☐ **Röntgen**: Thorax, Abdomen im Stehen (bei „akutem Abdomen")
☐ **EKG**
☐ **Sonographie**: Abdomen (mit voller Blase)
Fragestellung:
- gynäkologische Erkrankung
- perityphlitischer Abszeß

☐ ______________________________

☐ ______________________________

Vorbereitung auf Station:

☐ **Aufklärung** über typische Risiken des Eingriffs:
- Möglichkeit der Verletzung von Hohlorganen bei der Anlage des Pneumoperitoneums
- Möglichkeit des Umstiegs auf die konventionelle Appendektomie (< 1%)
- Letalität (< 1%), höher bei Perforation
- Wundheilungsstörung (0,7–15%)
- Einlegen einer Drainage
- Relaparotomie wegen Ileus
- Stumpfinsuffizienz mit Peritonitis und/oder Kotfistel, Abszeß
- Möglichkeit der Schnitterweiterung/ Schnittwechsel bei Lagevariante des Appendix

- Erweiterung oder Änderung des chirurgischen Eingriffes bei nicht vorhersehbarem Befund (Kolontumor/gyn. Erkrankung)

☐ **Körperreinigung** und Pflege durch Duschen oder Vollbad mit antiseptischer Seifenlösung
Wichtig: subtile Nabelreinigung und -pflege

☐ **Abführen und präop. Ernährung** (bei Selektiveingriffen): am Vortag der Operation morgens Einnahme eines Abführmittels, mittags flüssige Kost (Suppe), abends nur noch Tee, Nahrungs- und Flüssigkeitskarenz ab 22 Uhr

☐ **Rasur**: vom Rippenbogen bis zur Symphyse *mit* Schambehaarung

☐ **Thromboseprophylaxe**:
→ **niedriges – mittleres Risiko** ←
Beginn bis zu 2 Stunden *präoperativ* mit niedermolekularem oder unfraktioniertem Heparin
Antithrombose-Strümpfe

☐ **perioperative Antibiotikaprophylaxe**

☐ ______________________________

☐ ______________________________

Vorbereitung im OP:

☐ **OP-Lagerung**: Standard-Rückenlagerung, Trendelenburg-Neigung des Tisches (20°) sowie leichte Kippung des Tisches nach links

☐ **Einmalkatheterisierung** der Harnblase

☐ **Schnittführung**:
1. Einstich kaudaler Nabelrand (Optik)
2. und 3. Einstich im rechten und linken Unterbauch
evtl. 4. Einstich in der Medianlinie bei Tabaksbeutelnaht (2. Nadelhalter) (Abb. 11-A)

☐ ______________________________

☐ ______________________________

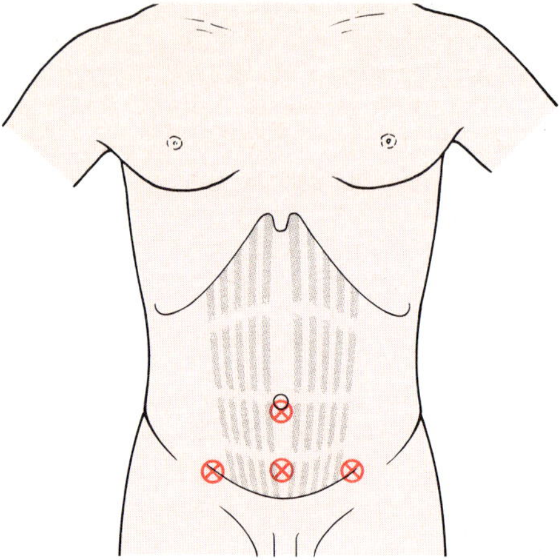

Abb. 11-A: Einstichstellen für die Trokare bei der laparoskopischen Appendektomie

II. Nachbehandlung

Allgemeine postoperative Maßnahmen:

N

☐ postoperatives Monitoring: Blutdruck, Puls, Temperatur (Überwachungsbogen)

☐ Thromboseprophylaxe:
→ niedriges – mittleres Eingriffs-Risiko ←
Fortführung mit niedermolekularem oder unfraktioniertem Heparin
Antithrombose-Strümpfe

☐ **Infusionstherapie und Ernährung:**
OP-Tag: Wasser- und Elektrolytsubstitution,
6 Stunden postoperativ erstmals Tee
1. postop. Tag: weiterer Kostaufbau
Wichtig: bei phlegmonöser Appendizitis oder Perforation Kostaufbau erst nach Einsetzen von Peristaltik und Stuhlgang

☐ **Antibiotikum**: Fortsetzung als Therapie nur bei Perforation, intraabdominalem Abszeß oder Stuhlkontamination des Bauchraums

☐ **1. Verbandswechsel** am 2. postop. Tag

☐ Robinson-**Drainage** am 1. postop. Tag lockern und je nach Sekretmenge am 2. oder 3. postop. Tag ziehen

☐ **Ziehen der Fäden** am 7. postop. Tag

☐ ____________________

☐ ____________________

Wichtige Verlaufskontrollen:

☐ **Labor**: kl. BB

☐ **Sonographie**: Abdomen (mit voller Harnblase)
Fragestellung: Sekretverhalt oder Abszeß Unterbauch, subhepatisch, subphrenisch

☐ ____________________

☐ ____________________

2. Laparoskopische Cholezystektomie

(Selektiveingriff bei Cholezystolithiasis)

I. Vorbereitung

Präoperative Diagnostik:

- ☐ **Labor**: Diff.-BB, Na, K, Ca, H-N, Kreatinin, GOT, GPT, γ-GT, alk. Phosphatase, Bili, Lipase, Amylase, Elpho, Cholinesterase, Urinstatus, TPZ, PTT, Thrombozyten, Blutgruppe, BZ
- ☐ **Röntgen**: Thorax in 2 Ebenen
  i.v. Cholangiographie evtl. mit Schichtaufnahmen der ableitenden Gallenwege
  ERCP bei Erhöhung der Stauungsparameter (Bilirubin, alk. Phosphatase, γ-GT)
- ☐ **Sonographie**: Abdomen
  Fragestellung:
  - Größe und Anzahl der Gallensteine
  - Durchmesser des größten Steins
  - Wandverdickung der Gallenblase
  - Erweiterung der intra- oder extrahepatischen Gallenwege
- ☐ **Gastrodudoenoskopie** (MDP)
- ☐ **EKG**
- ☐ ______________________
- ☐ ______________________

Vorbereitung auf Station:

- ☐ **Aufklärung und typische Risiken** des Eingriffs:
  - Möglichkeit der Verletzung von Hohlorganen bei der Anlage des Pneumoperitoneums

- Möglichkeit des Umstiegs auf die konventionelle Cholezystektomie mit entsprechender Schnitterweiterung
- Verlust von Gallensteinen in der Bauchhöhle
- Zurücklassen von Gallengangssteinen in den Gallenwegen
- intraoperative Anwendung von Röntgenstrahlen und Kontrastmittel (Jod)
- Verletzung von abführenden Gallenwegen und Blutgefäßen
- Erweiterung des Eingriffs zur Gallengangsrevision
- Einlage von Drainagen (T-Drainage)
- Blutung und Nachblutung
- Gallefistel

☐ **Körperreinigung** und Pflege durch Duschen oder Vollbad mit antiseptischer Seifenlösung
Wichtig: subtile Nabelreinigung und -pflege

☐ **Abführen und präop. Ernährung**
am Vortag der Operation morgens Einnahme eines Abführmittels, mittags flüssige Kost (Suppe), abends nur noch Tee, Nahrungs- und Flüssigkeitskarenz ab 22 Uhr

☐ **Rasur**: von den Mamillen bis zur Symphyse

☐ **Thromboseprophylaxe**:
→ **niedriges – mittleres Eingriffs-Risiko** ←
Beginn bis zu 2 Stunden *präoperativ* mit niedermolekularem oder unfraktioniertem Heparin
Antithrombose-Strümpfe

☐ **perioperative Antibiotikaprophylaxe**

☐ ______________________________

☐ ______________________________

Vorbereitung im OP:

OP

- ☐ **OP-Lagerung**: Standard-Rückenlagerung auf röntgendurchlässigem OP-Tisch, Anti-Trendelenburg-Neigung und Linkskippung des Tisches
- ☐ **Einmalkatheterisierung** der Harnblase
- ☐ **Schnittführung**:
  1. Einstich paraumbilikal rechts (Optik)
  2. Einstich re. subkostal
  3. Einstich im Epigastrium
  4. Einstich subkostal links (Abb. 11-B)
- ☐ **Bildwandler**

- ☐ ______________________

- ☐ ______________________

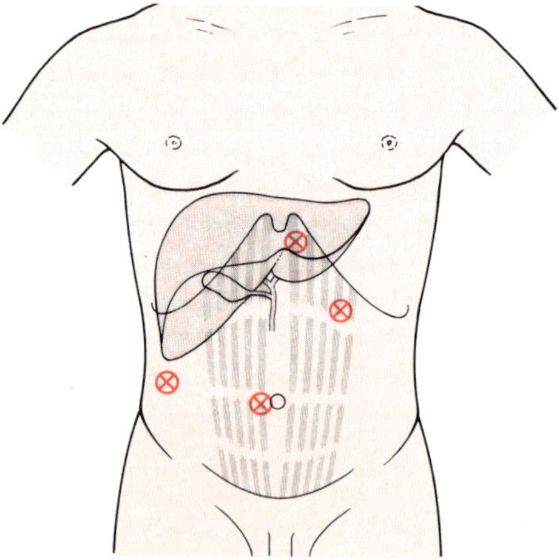

Abb. 11-B: Einstichstellen für die Trokare bei der laparoskopischen Cholezystektomie

II. Nachbehandlung

Allgemeine postoperative Maßnahmen:

N

- ☐ **postoperatives Monitoring**: Blutdruck, Puls, Temperatur (Überwachungsbogen)
- ☐ **Thromboseprophylaxe**:
  → niedriges – mittleres Eingriffs-Risiko ←
  Fortführung mit niedermolekularem oder unfraktioniertem Heparin
  Antithrombose-Strümpfe
- ☐ **Labor**:
  am 1. postop. Tag: kl. BB, Elektrolyte, H-N, Lipase, Bili, GOT, GPT, γ-GT, alk. Phosphatase
- ☐ **Magensonde**: Entfernung unmittelbar postoperativ im Aufwachraum oder auf Station
- ☐ **Infusionstherapie und Ernährung**:
  OP-Tag: Wasser- und Elektrolytsubstitution
  1. postop. Tag: Wasser- und Elektrolytsubstitution mit allmählicher Reduktion, Tee
  2. postop. Tag: weiterer Kostaufbau
- ☐ **Antibiotikum**: Fortsetzung der Prophylaxe bei intraabdominellem Steinverlust oder intraoperativem Austritt von größeren Mengen Galle
- ☐ **1. Verbandswechsel** am 2. postop. Tag
- ☐ Robinson-**Drainage** am 1. postop. Tag lockern und je nach Sekretmenge am 2. oder 3. postop. Tag ziehen
  bei galliger Sekretion: Entfernung erst nach vollständigem Versiegen des Galleflusses aus der Ziel-Drainage
- ☐ **Ziehen der Fäden** am 7. postop. Tag (meist ambulant)

- ☐ ______________________________

- ☐ ______________________________

Wichtige Verlaufskontrollen:

- ☐ **Labor**: kl. BB, Lipase, Bili, alk. Phosphatase, γ-GT anfangs 2tägig
- ☐ **Sonographie**:
- ☐ *Fragestellung:*
  - subhepatischer Verhalt, freie Flüssigkeit
  - Erweiterung der Gallengänge
  - Pankreasveränderungen

- ☐ ______________________________

- ☐ ______________________________

Konventionelle Appendektomie

I. Vorbereitung

Präoperative Diagnostik:

D

- ☐ **Labor**: kl. BB, Elektrolyte, H-N, Lipase, TPZ, PTT, Cholinesterase, Urinstatus
- ☐ **Röntgen**: Thorax, Abdomen im Stehen oder Linksseitenlage (im Schock oder schlechten Allgemeinzustand)
- ☐ **EKG**
- ☐ **Sonographie**: Abdomen (mit voller Blase) → Ausschluß gyn. Erkrankung
- ☐ ______________________
- ☐ ______________________

Vorbereitung auf Station:

V

- ☐ **Aufklärung und typische Risiken** des Eingriffs:
  - Letalität (< 1%), höher bei Perforation (5%)
  - Wundheilungsstörung (0,7–15%)
  - Einlegen einer Drainage
  - Relaparotomie wegen Ileus (1%)
  - Stumpfinsuffizienz mit Peritonitis und/oder Kotfistel, Abszeß
  - Möglichkeit der Schnitterweiterung/Schnittwechsel bei Lagevariante des Appendix
  - Erweiterung oder Änderung des chirurgischen Eingriffes bei nicht vorhersehbarem Befund (Kolontumor/gyn. Erkrankung), Resektion eines Meckelschen Divertikels
- ☐ **Körperreinigung** und Pflege durch Duschen oder Vollbad mit antiseptischer Seifenlösung, Nabelpflege

☐ **Abführen und präop. Ernährung** (ausschließlich bei Intervalleingriff): am Vortag der Operation morgens Einnahme eines Abführmittels, mittags flüssige Kost (Suppe), abends nur noch Tee, Nahrungs- und Flüssigkeitskarenz ab 22 Uhr

☐ **Rasur**: Nabel bis Symphyse rechte Seite

☐ **Thromboseprophylaxe**:
→ **niedriges – mittleres Eingriffs-Risiko** ←
Beginn bis zu 2 Stunden *präoperativ* mit niedermolekularem oder unfraktioniertem Heparin
Antithrombose-Strümpfe

☐ ______________________________

☐ ______________________________

Vorbereitung im OP:

☐ **OP-Lagerung**: „Standard"-Rückenlagerung *(siehe Abb. 1)*

☐ **Schnittführung**: Pararektal- oder Wechselschnitt rechter Unterbauch (Abb. 12)

☐ ______________________________

☐ ______________________________

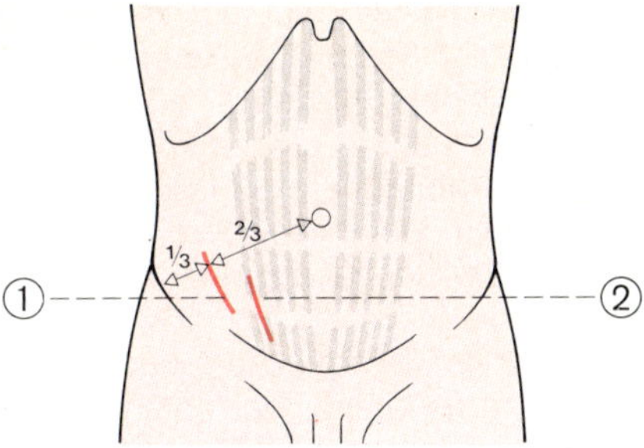

Abb. 12: Schnittführung
① Wechselschnitt rechter Unterbauch
② Pararektalschnitt

II. Nachbehandlung

Allgemeine postoperative Maßnahmen:

N

- ☐ **postoperatives Monitoring:** Blutdruck, Puls, Temperatur (Überwachungsbogen)
- ☐ **Thromboseprophylaxe:**
  → **niedriges – mittleres Eingriffs-Risiko** ←
  Fortführung mit niedermolekularem oder unfraktioniertem Heparin
  Antithrombose-Strümpfe
- ☐ **Infusionstherapie und Ernährung:**
  OP-Tag: Wasser- und Elektrolytsubstitution
  1. postop. Tag: Wasser- und Elektrolytsubstitution, abends Tee
  2. postop. Tag: Infusion ab, weiterer Kostaufbau
  Wichtig: bei perforierter Appendizitis orale Flüssigkeits- und Nahrungszufuhr erst nach Einsetzen von Peristaltik und Stuhlgang

- ☐ **1. Verbandswechsel** am 2. postop. Tag, bei primär offener Wundheilung bis 2mal täglich ab 1. postop. Tag (bei perforierter Appendizitis oder ausgedehntem intraabdominalem Abszeß)
- ☐ **Antibiotikum:** Fortführung einer intraoperativ begonnenen Therapie über 6–8 Tage bei perforierter Appendizitis oder intraabdominellem Abszeß (in der Regel Cephalosporin + anaerobierwirksames Antibiotikum)
- ☐ **Zieldrainage(n)** am 2. Tag lockern und erst nach ärztlicher Rücksprache entfernen (nur bei perforiertem Appendix oder perityphlitischem Abszeß)
- ☐ **Ziehen der Fäden** am 8.–10. postop. Tag

- ☐ ______________________________
- ☐ ______________________________

Wichtige Verlaufskontrollen:

- ☐ **Labor:** kl. BB
- ☐ **Sonographie:** Abdomen (mit voller Harnblase) nach perforierter Appendizitis und/oder perityphlitischem Abszeß zum Ausschluß eines Verhalts oder eines Abszesses

- ☐ ______________________________
- ☐ ______________________________

Hernien

(Leisten-, Schenkel-, Nabel- und Narbenhernie)

I. Vorbereitung

Präoperative Diagnostik:

- ☐ **Labor:** kl. BB, Elektrolyte, H-N, Kreatinin, TPZ, PTT, Cholinesterase, Urinstatus
- ☐ **Röntgen:** Thorax in 2 Ebenen
- ☐ **EKG** (Alter > 30 Jahre oder Anamnese)
- ☐ **Sonographie:** bei V.a. intraabdominelle Raumforderung
- ☐ **Röntgen:** Abdomen seitlich und p.a. bei V.a. Bauchwandhernie bzw. Inkarzeration
- ☐ **KE** bei V.a. intraabdominelle Raumforderung, z. B. Kolon-Prozeß

☐ ______________________________

☐ ______________________________

Vorbereitung auf Station (Selektiveingriff):

- ☐ **Aufklärung und typische Risiken** des Eingriffs:
  Leisten- und Schenkelhernie:
  - Gefäßverletzung (A. u. V. femoralis, Vasa epigastrica, A. obturatoria, Vasa circumflexa iliaca profunda)
  - Verletzung des Samenstrangs
  - Durchtrennung oder Mitfassen eines Nervs (N. ilioinguinalis, Ramus genitalis d. N. genitofemoralis, N. iliohypogasticus)
  - Verletzung der Harnblase und des Darms (nicht erkannter Gleitbruch)

- Verletzungen des weiblichen Genitale (Kindesalter)
- Mortalität (0–0,8%), Wundinfektion (0,3–5,6%), Blutung und Hämatom (0–6,9%), Harnverhalt
- Rezidivhernie
- Hodenatrophie 0–5%, (bis über 10% bei Rezidiveingriffen), Fertilitätsstörung

Narben- und Nabelhernie:

- Verletzung und Miterfassen von intraabdominellen Strukturen (Darm, Omentum u.ä.)
- Hautnekrose des Nabels (Nabelhernie)
- Blutung und Nachblutung, Rezidivhernie

Bei allen Hernienformen mit Inkarzeration:

- Schnitterweiterung oder Schnittwechsel (Laparotomie)
- Entfernung oder Teilentfernung von Organen (Darm, Omentum, inneres Genitale)

☐ **Körperreinigung** und Pflege durch Duschen oder Vollbad mit antiseptischer Seifenlösung, Nabelpflege

☐ **Rasur**:
Leisten- und Schenkelhernie: Nabel bis Symphyse mit Schambehaarung
Narben- und Nabelhernie: Narbenbereich bzw. periumbilikal

☐ **Abführen und präop. Ernährung**: am Vortag der Operation morgens Einnahme eines Abführmittels, mittags flüssige Kost (Suppe), abends nur noch Tee, Nahrungs- und Flüssigkeitskarenz ab 22 Uhr

☐ **Thromboseprophylaxe**:
→ **niedriges – mittleres Eingriffs-Risiko** ←
Beginn bis zu 2 Stunden *präoperativ* mit niedermolekularem oder unfraktioniertem Heparin
Antithrombose-Strümpfe

☐ ____________________

☐ ____________________

Vorbereitung im OP:

OP

☐ **OP-Lagerung**: „Standard"-Rückenlagerung *(siehe Abb. 1)*

☐ **Schnittführung** (Abb. 13):
bei Leisten- und Schenkelhernie:
① Schnitt oberhalb des Leistenbandes, „Unterbauchfalte"
bei Nabelhernie:
② semizirkulär-periumbilikaler Schnitt kaudal
bei Narbenhernie:
③ Exzision des Narbenbereichs

☐ ______________________

☐ ______________________

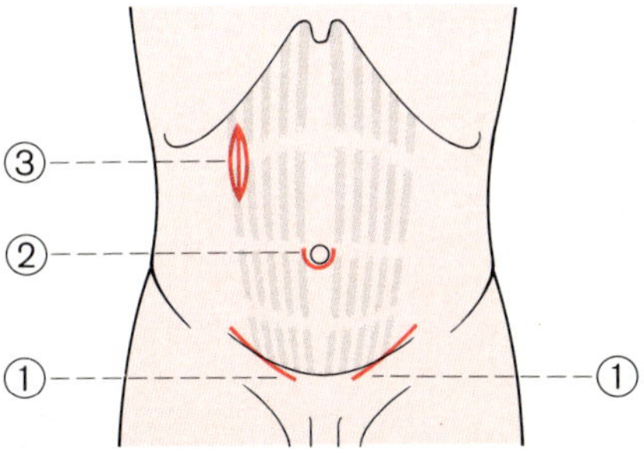

Abb. 13: Schnittführung
① Schnitt oberhalb des Leistenbandes, „Unterbauchfalte"
② semizirkulär-periumbilikaler Schnitt kaudal
③ Exzision des Narbenbereichs

II. Nachbehandlung

Allgemeine postoperative Maßnahmen:

N

- ☐ **postoperatives Monitoring**: Blutdruck, Puls, Temperatur
- ☐ **Hochlagerung** des Hodens nach Leistenbruch-OP (sog. Hodenbänkchen)
- ☐ **Suspensorium**
- ☐ **Thromboseprophylaxe**:
  → **niedriges – mittleres Eingriffs-Risiko** ←
  Fortführung mit niedermolekularem oder unfraktioniertem Heparin
  Antithrombose-Strümpfe
- ☐ **Infusionstherapie und Ernährung**:
  OP-Tag: Wasser- und Elektrolytsubstitution
  1. postop. Tag: Infusionen ab, Tee und weiterer Kostaufbau
- ☐ **Redondrainage(n)** nach 24–48 Stunden entfernen
- ☐ **1. Verbandswechsel** am 2. postop. Tag
- ☐ **Ziehen der Fäden** am 10. postop. Tag

- ☐ ______________________________

- ☐ ______________________________

Spezielle postoperative Maßnahmen **bei Inkarzeration und Darmresektion:**

- ☐ postoperative Infusionstherapie und Ernährung:
  OP-Tag: Wasser- und Elektrolytsubstitution
  1.–2. postop. Tag: Wasser- und Elektrolytsubstitution
  3. postop. Tag: HPE
  ab 4. postop. Tag: bei ungestörtem Verlauf Tee und allmählicher Kostaufbau
- ☐ Magensonde
- ☐ Prophylaxe der Magen-Darm-Atonie:
  Dexpanthenol/Neostigmin als Infusionszusatz
- ☐ MDP bzw. KE am 10. postop. Tag mit wasserlöslichem Kontrastmittel
- ☐ MDP bzw. KE (Spätkontrolle) nach 6 Wochen (Ausschluß einer ischämischen Darmstenose)

- ☐ ______________________________

- ☐ ______________________________

Gallenblase und Gallenwege

(Cholezystolithiasis, Cholangiolithiasis, „akute" Galle)

I. Vorbereitung

Präoperative Diagnostik:

D

- ☐ **Labor**: Diff.-BB, Na, K, Ca, H-N, Kreatinin, alk. Phosphatase, GOT, GPT, γ-GT, Bili, Lipase, Amylase, Elpho, Cholinesterase, Urinstatus, TPZ, PTT, Thrombozyten, Blutgruppe, BZ
- ☐ **Röntgen**: Thorax in 2 Ebenen (i.v. Cholangiographie)
- ☐ **EKG**
- ☐ **Sonographie**
- ☐ **Gastroduodenoskopie** (MDP)
- ☐ ____________________
- ☐ ____________________

Spezielle Diagnostik **bei Ikterus**
(Gallenstein-Ikterus, Mirizzi-Syndrom, Tumor):

- ☐ **i.v. Cholangiographie** (keine Aussage bei Bilirubinwerten über 2 mg%)
- ☐ **ERCP** oder **PTC**
- ☐ **Computertomographie** bei Tumorverdacht
- ☐ ____________________
- ☐ ____________________

Vorbereitung auf Station:

☐ **Aufklärung und typische Risiken** des Eingriffs:
- Letalität Cholezystektomie 0,5%, mit Gallengangsrevision 3–5%
- intraoperative Anwendung von Röntgenstrahlen und Kontrastmittel (Jod)
- Verletzung von abführenden Gallenwegen und Blutgefäßen
- Erweiterung des Eingriffs zur Gallengangsrevision
- Zurücklassen von Gallensteinen in den Gallenwegen
- Einlage von Drainagen (T-Drainage)
- Blutung und Nachblutung, Gallefistel (< 1%)
- Bei Wiederholungseingriffen erhöhtes Komplikationsrisiko

☐ **Körperreinigung** und Pflege durch Duschen oder Vollbad mit antiseptischer Seifenlösung, Nabelpflege

☐ **Rasur**: von den Mamillen bis zum Nabel

☐ **Abführen und präop. Ernährung**: am Vortag der Operation morgens Einnahme eines Abführmittels, mittags flüssige Kost (Suppe), abends nur noch Tee

☐ **Thromboseprophylaxe**:
→ **niedriges – mittleres Eingriffs-Risiko** ←
Beginn bis zu 2 Stunden *präoperativ* mit niedermolekularem oder unfraktioniertem Heparin
Antithrombose-Strümpfe

☐ ____________________

☐ ____________________

Besondere vorbereitende Maßnahmen (akute Galle, Begleitpankreatitis, Verschlußikterus, nicht maligne):

- ☐ **perioperative Antibiotikaprophylaxe**
- ☐ **ZVK**
- ☐ **Blutkonserven** (Anzahl 2) bereithalten

- ☐ ____________________

- ☐ ____________________

Vorbereitung im OP:

OP

☐ **OP-Lagerung:** Rückenlagerung, „Gallebänkchen", Röntgen-OP-Tisch (Abb. 14)
Wichtig: Kein „Gallebänkchen" bei Rückenleiden!

☐ **Schnittführung:** Rippenbogenrandschnitt rechts, Transrektalschnitt rechts (Abb. 15)

☐ **Bildwandler**

☐ ______________________________

☐ ______________________________

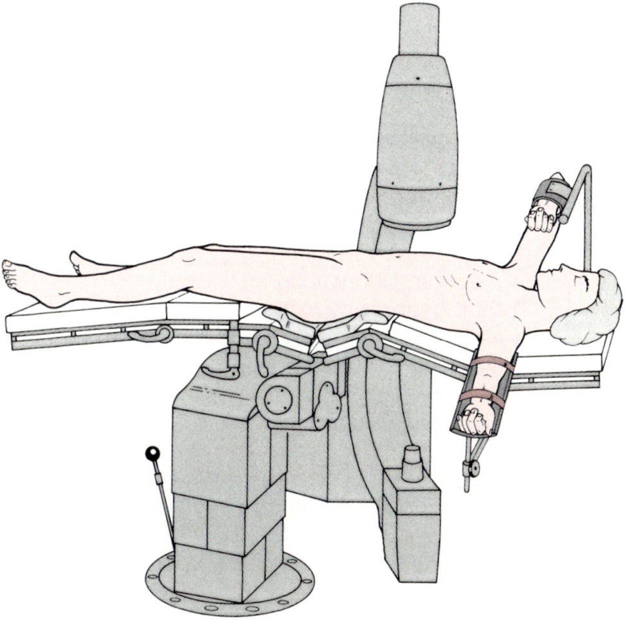

Abb. 14: Gallenlagerung in Verbindung mit dem Röntgen-Bildwandler

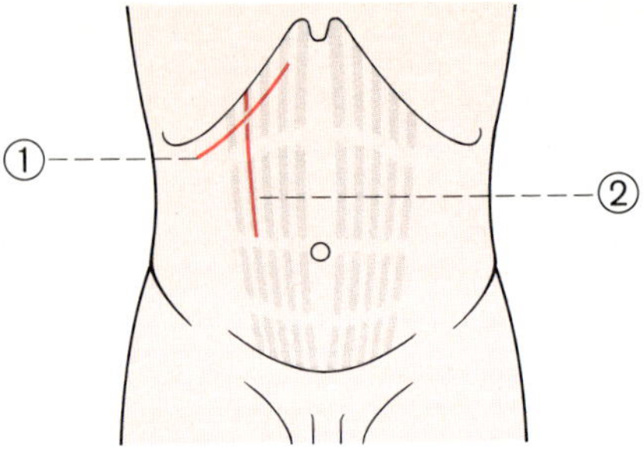

Abb. 15: Schnittführung
① Rippenbogenrandschnitt
② Transrektalschnitt

1. „Einfache" Cholezystektomie

II. Nachbehandlung

Allgemeine postoperative Maßnahmen:

N

- ☐ postoperatives Monitoring: Blutdruck, Puls, Temperatur (Überwachungsbogen)
- ☐ Thromboseprophylaxe:
  → niedriges – mittleres Eingriffs-Risiko ←
  Fortführung mit niedermolekularem oder unfraktioniertem Heparin
  Antithrombose-Strümpfe
- ☐ Labor:
  am 1. postop. Tag: kl. BB, Elektrolyte, H-N, Lipase
- ☐ Magensonde: Entfernung unmittelbar postoperativ im Aufwachraum oder Station
- ☐ postoperative Infusionstherapie und Ernährung:
  OP-Tag: Wasser- und Elektrolytsubstitution
  1.–2. postop. Tag: Wasser- und Elektrolytsubstitution

3. postop. Tag: Infusion ab, Tee, Schleim, Zwieback, dann weiterer Kostaufbau

- ☐ **1. Verbandswechsel** am 2. postop. Tag
- ☐ **Redondrainage(n)** nach 24–48 Stunden entfernen
- ☐ **Zieldrainage(n)** am 1. Tag lockern und am 2. Tag ziehen, je nach Sekretion auch am 3. postop. Tag
  bei galliger Sekretion: Entfernung erst nach vollständigem Versiegen des Galleflusses aus der Zieldrainage
- ☐ **Prophylaxe der Magen-Darm-Atonie:**
  Dexpanthenol/Neostigmin als Infusionszusatz ab 2. postop. Tag
- ☐ **Abführen** am 3. postop. Tag
- ☐ **Ziehen der Fäden** am 10. postop. Tag

☐ ____________________

☐ ____________________

Wichtige Verlaufskontrollen:

- ☐ **Labor:** kl. BB, Lipase, Bili, anfangs 2tägig
- ☐ **Sonographie:**
  Fragestellung:
  - subhepatischer Verhalt
  - Erweiterung der Gallengänge
  - Pankreasveränderungen

☐ ____________________

☐ ____________________

2. „Komplizierte" Galle
(Choledochusrevision, akute Galle)

II. Nachbehandlung

Allgemeine postoperative Maßnahmen:

N

- ☐ **postoperatives Monitoring**: Blutdruck, Puls, Temperatur (Überwachungsbogen)
- ☐ **Thromboseprophylaxe**:
  → **niedriges – mittleres Eingriffs-Risiko** ←
  Beginn bis zu 2 Stunden *präoperativ* mit niedermolekularem oder unfraktioniertem Heparin
  Antithrombose-Strümpfe
- ☐ **postoperative Infusionstherapie und Ernährung**:
  OP-Tag: Wasser- und Elektrolytsubstitution
  1.–2. postop. Tag: Wasser- und Elektrolytsubstitution, Blut- und Eiweißsubstitution
  3. postop. Tag: HPE
  4. postop. Tag: Reduktion der Infusionsmenge, Tee und weiterer Kostaufbau
- ☐ **Streßulkusprophylaxe**: Pirenzepin 3 x 1 Amp. (Ø Ulkusanamnese), H_2-Rezeptorenblocker 2–3 x 1 Amp./Tag bei Ulkusanamnese oder bek. floridem Ulkus
- ☐ **Labor**:
  am 1. postop. Tag: kl. BB, Elektrolyte, BZ, Lipase, Bili, H-N, TPZ, PTT
- ☐ **Prophylaxe der Magen-Darm-Atonie**:
  Dexpanthenol/Neostigmin als Infusionszusatz
- ☐ **Magensonde** für 24–48 Stunden (Entfernung nach Sekretmenge)
- ☐ **Abführen** am 4. postop. Tag
- ☐ **Antibiotikum**: Fortführung der Therapie je nach intraop. Befund
- ☐ **Redondrainage(n)** nach 24–48 Stunden entfernen

bei galliger Sekretion: Entfernung erst nach vollständigem Versiegen des Galleflusses aus der Zieldrainage

- ☐ **1. Verbandswechsel** am 2. postop. Tag
- ☐ **Zieldrainage(n)** am 2. Tag lockern und erst nach ärztlicher Rücksprache entfernen
- ☐ **T-Drainage**: Röntgenkontrolle über liegende Drainage am 5. postop. Tag
- ☐ **Ziehen der Fäden** am 10. postop. Tag

☐ ____________________

☐ ____________________

Wichtige **Verlaufskontrollen**:

- ☐ **Labor**: kl. BB, Lipase, Bili, alk. Phosphatase, anfangs 2tägig
- ☐ **Sonographie**:
  Fragestellung:
  - subhepatischer Verhalt
  - Erweiterung der Gallenwege
  - Pankreasveränderungen

☐ ____________________

☐ ____________________

Procedere:

- **Anschlußheilbehandlung** bei Cholelithiasis mit schwerer Begleitpankreatitis und bei Gallenblasenkarzinom
- **Tumornachsorge** bei Gallenblasenkarzinom

____

Leber

(Leberteilresektion bei Metastasen, primären Lebertumoren, fortgeschrittenen Gallengangs- und Hepatikusgabel-Karzinomen, Echinokokkus, traumatische Leberruptur)

I. Vorbereitung

Präoperative Diagnostik:

D

☐ **Labor**: Diff.-BB, Na, K, Ca, H-N, Kreatinin, alk. Phosphatase, GOT, GPT, γ-GT, Bili, Lipase, Amylase, Elpho, Cholinesterase, Urinstatus, TPZ, PTT, Thrombozyten, Blutgruppe, Blutgase
☐ **Röntgen**: Thorax in 2 Ebenen
☐ **EKG**
☐ **Sonographie**: Abdomen
☐ **Computertomographie/NMR**
☐ **Tumormarker**: CEA, Alpha-Fetoprotein
☐ **Zöliakographie** (DSA)
☐ **Echinokokkus-Serologie** (Echinokokken-IF, Echinokokken-KBR und Hämagglutinations-Test)
☐ **Splenoportographie**
☐ **ERC, PTC** (bei V.a. intrahepatisches Gallengangskarzinom)
☐ **Leberszintigraphie**

☐ ____________________

☐ ____________________

Vorbereitung auf Station:

V

☐ **Aufklärung und typische Risiken** des Eingriffs:
- Blutung und Verblutung
- Leberversagen und Sepsis, subphrenischer Abszeß

- Fremdbluttransfusion, Indikation zur Eigenblutspende bei Selektiveingriffen
- Verletzungen von Speiseröhre, Magen, Milz und Zwerchfell
- Entfernung der Gallenblase (Rechtsresektion)
- Pneumothorax
- Luftembolie bei Eröffnung der Lebervenen
- Gallengangsverletzung und Fistelbildung
- Pankreatitis, Peritonitis und intraabdominelle Infektion
- Wundinfektion, Platzbauch und Ausbildung einer Bauchwandhernie
- postoperative Intensivtherapie
- bei Leberruptur: evtl. erforderlicher Wiederholungseingriff nach Tamponade

☐ **Körperreinigung** und Pflege durch Duschen oder Vollbad mit antiseptischer Seifenlösung, Nabelpflege

☐ **Rasur**: Mamillen bis Symphyse

☐ Thromboseprophylaxe:
→ **hohes eingriffstypisches Risiko** ←
Beginn bis zu 2 Stunden *präoperativ* mit entsprechendem niedermolekularen Heparin
Antithrombose-Strümpfe

☐ **Urinkatheter** bzw. suprapubische Harnableitung

☐ ZVK

☐ **Blutkonserven** (Anzahl 6) bereithalten

☐ **Pneumonieprophylaxe**: Atemgymnastik, Krankengymnastik, Birdtraining

☐ **Abführen und präop. Ernährung**: am Vortag der Operation morgens Einnahme eines Abführmittels, mittags flüssige Kost (Suppe), abends nur noch Tee

☐ **perioperative Antibiotikaprophylaxe**

☐ ____________________

☐ ____________________

Vorbereitung im OP:

- ☐ **OP-Lagerung**: Rückenlagerung rechtsseitig 30° angehoben (Zweihöhleneingriff) (Abb. 16)
- ☐ **Schnittführung**: Rippenbogenrandschnitt beidseits mit Erweiterungsmöglichkeit in den 7. und 8. Interkostalraum sowie transsternal beim Zweihöhleneingriff (Abb. 17)

- ☐ ______________________________
- ☐ ______________________________

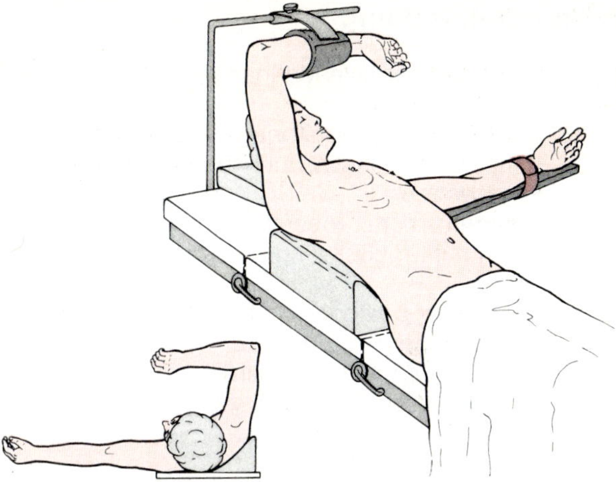

Abb. 16: Lagerung des Patienten (Rückenlagerung rechtsseitig 30° angehoben)

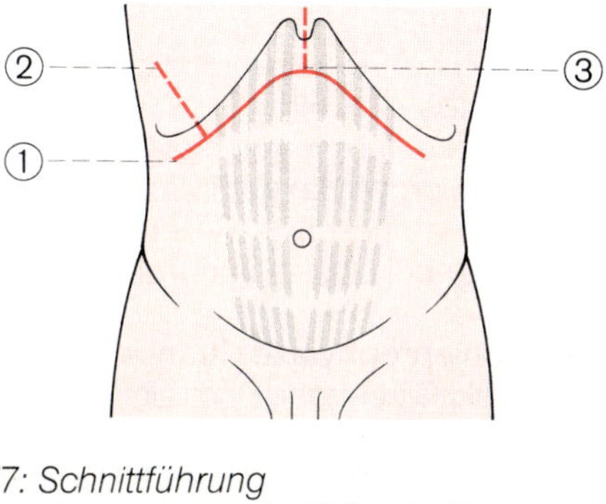

Abb. 17: Schnittführung
① Rippenbogenrandschnitt beidseits
② mit Erweiterungsmöglichkeit in den 7. oder 8. Interkostalraum
③ transsternaler Schnitt

II. Nachbehandlung

Allgemeine postoperative Maßnahmen:

N

- ☐ **postoperatives Monitoring**: Blutdruck, Puls, Temperatur (Überwachungsbogen) in der Regel *Intensivstation*
- ☐ **Röntgen**: Thorax (operativ bedingte Zwerchfelläsion mit Ergußbildung oder Pneu)
- ☐ **Labor**:
  unmittelbar postoperativ: kl. BB, Elektrolyte, Thrombozyten, PTT, TPZ, BZ
  1. postop. Tag: kl. BB, Elektrolyte, TPZ, PTT, Bili, Cholinesterase, GOT, GPT, γ-GT, Lipase, Gesamteiweiß, Blutzucker, Blutgase, Ammoniak
- ☐ **Thromboseprophylaxe**:
  → **hohes eingriffstypisches Risiko** ←
  Fortführung mit entsprechendem niedermolekularen Heparin
  Antithrombose-Strümpfe
- ☐ **postoperative Infusionstherapie und Ernährung**:
  OP-Tag: Wasser- und Elektrolytsubstitution
  1.–2. postop. Tag: Wasser- und Elektrolytsubstitution, Blut- und Eiweißsubstitution
  ab 3. postop. Tag: HPE
  ab 4. postop. Tag: Tee und weiterer Kostaufbau
- ☐ **Streßulkusprophylaxe**: Pirenzepin 3 x 1 Amp. (Ø Ulkusanamnese), H_2-Rezeptorenblocker 2–3 x 1 Amp./Tag bei Ulkusanamnese oder bek. floridem Ulkus
- ☐ **Pneumonieprophylaxe**: Krankengymnastik, Atemgymnastik, Giebelrohr, Birdtraining, evtl. *Nachbeatmung*
  medikamentös: Mukolytikum, z. B. Azetylzystein, Ambroxol
- ☐ 1. **Verbandswechsel** am 2. postop. Tag

- ☐ **Redondrainage(n)** nach 24–48 Stunden entfernen
- ☐ **Zieldrainage(n)** am 2. Tag lockern und am 3.–4. Tag ziehen
- ☐ **Prophylaxe der Magen-Darm-Atonie:** Dexpanthenol/Neostigmin als Infusionszusatz
- ☐ **Abführen** ab 3.–5. postop. Tag
- ☐ **Ziehen der Fäden** am 10. postop. Tag

- ☐ ________________________________

- ☐ ________________________________

Wichtige Verlaufskontrollen:

- ☐ **Labor:** Cholinesterase, Gerinnungsparameter, Ammoniak (Leberinsuffizienz)
  bei Tumorresektion: Tumormarkerkontrolle vor Entlassung: CEA und Alpha-Fetoprotein
  bei Echinokokkose: Kontrolle der Echinokokkus-Titer (IF, KBR, HA)
- ☐ **Sonographie:** Kontrolle vor Entlassung (Hämatom, Abszeß, Gallenwege)
- ☐ **Computertomographie-Kontrolle**

- ☐ ________________________________

- ☐ ________________________________

Procedere:

- Anschlußheilbehandlung
- *bei Malignomen:* Übernahme des Patienten in die Tumornachsorge
- *bei Echinokokkus:* Fortführung der medikamentösen Therapie (Mebendazol), regelmäßige Nachsorge

Pankreas

(Chronische Pankreatitis, Pankreastumoren, -zysten, Tumor der Papilla vateri)

I. Vorbereitung

Präoperative Diagnostik:

- ☐ **Labor**: Diff.-BB, Na, K, Ca, H-N, Kreatinin, GOT, GPT, γ-GT, Bili, Lipase, Amylase, Elpho, Cholinesterase, Urinstatus, TPZ, PTT, Thrombozyten, Blutgruppe, Blutgase, BZ, alk. Phosphatase
- ☐ **Röntgen**: Thorax in 2 Ebenen
- ☐ **EKG**
- ☐ **Sonographie**: Abdomen, Feinnadelpunktion
- ☐ **intraluminale Endosonographie**
- ☐ **Gastroduodenoskopie** bzw. hypotone MDP
- ☐ **ERCP**
- ☐ **Computertomographie/NMR**
- ☐ Zöliakographie, DSA (fakultativ)
- ☐ **Tumormarker**: CEA, CA 19-9, CA 50
- ☐ ____________________
- ☐ ____________________

Vorbereitung auf Station:

- ☐ **Aufklärung und typische Risiken** des Eingriffs:
  - Letalität Whipplesche Operation 5–15 %, Linksresektion 2–8 %
  - Blutung und Nachblutung
  - Fremdbluttransfusion, Indikation zur Eigenblutspende
  - Nahtinsuffizienz, Abszeß, Pankreasfistel oder Pseudozystenbildung

- pankreatopriver Diabetes mellitus
- postoperative Intensivüberwachung und parenterale Ernährung
- Wundinfektion, Platzbauch und Ausbildung einer Bauchwandhernie

bei alkoholinduzierten Erkrankungen (chron. Pankreatitis):

- Notwendigkeit der Alkoholkarenz

zusätzlich bei Duodenopankreatektomie:

- Mitentfernung von Teilen des Magens, des Duodenums und der Gallenblase
- exokrine Dauersubstitution (und endokrin bei totaler Pankreatektomie)

☐ **Körperreinigung** und Pflege durch Duschen oder Vollbad mit antiseptischer Seifenlösung, Nabelpflege

☐ **Rasur**: Mamillen bis Symphyse

☐ **Pneumonieprophylaxe**: Atemgymnastik, Krankengymnastik, Birdtraining

☐ **Abführen und präop. Ernährung**: am Vortag der Operation morgens Einnahme eines Abführmittels, mittags flüssige Kost (Suppe), abends nur noch Tee (Ausnahme akuter Schub einer Pankreatitis)

☐ **Urinkatheter** bzw. suprapubische Harnableitung

☐ **perioperative Antibiotikaprophylaxe**

☐ **ZVK**

☐ **Thromboseprophylaxe**:

→ **hohes eingriffstypisches Riskio** ←

Beginn bis zu 2 Stunden *präoperativ* mit entsprechendem niedermolekularen Heparin

Antithrombose-Strümpfe

☐ **Perioperative Hemmung** der Pankreasenzymsekretion; medikamentöse Komplikationsprophylaxe: Beginn ca. 1 Stunde präoperativ mit 0,1 mg Octreotid s. c.; zweite Injektion unmittelbar postop.

☐ **Blutkonserven** (Anzahl 6) bereithalten

☐ hochkalorische parenterale Ernährung (nach Ernährungszustand)

Vorbereitung im OP:

OP

- ☐ **OP-Lagerung**: „Standard"-Rückenlagerung *(siehe Abb. 1)*
- ☐ **Schnittführung**: Oberbauchschnitt nach Drüner (Abb. 18)
- ☐ ______
- ☐ ______

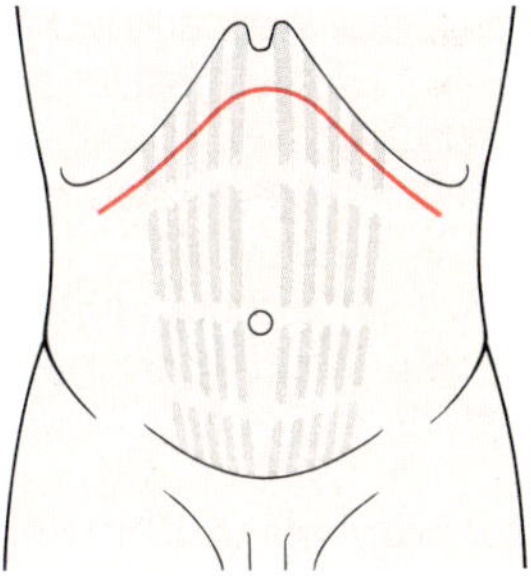

Abb. 18: Schnittführung (Oberbauchbogenschnitt nach Drüner)

II. Nachbehandlung

Allgemeine postoperative Maßnahmen:

N

- ☐ **postoperatives Monitoring**: Blutdruck, Puls, Temperatur (Überwachungsbogen), in der Regel *Intensivstation*
- ☐ **Thromboseprophylaxe**:
  → **hohes eingriffstypisches Risiko** ←
  Fortführung mit entsprechendem niedermolekularen Heparin
  Antithrombose-Strümpfe

Medikamentöse Komplikationsprophylaxe/Sekretionshemmung: 3 x 0,1 mg Octreotid pro Tag; Dauer der Prophylaxe 7 Tage postoperativ

- ☐ **Labor:**
  unmittelbar postoperativ: kl. BB, Elektrolyte, BZ, TPZ, PTT, Blutgase
  am 1. postop. Tag: kl. BB, Elektrolyte, H-N, Kreatinin, Lipase, Amylase, y-GT, Bili, Elektrophorese, Blutgase, Blutzuckertagesprofil
- ☐ **postoperative Infusionstherapie und Ernährung:**
  OP-Tag: Wasser- und Elektrolytsubstitution
  1.–2. postop. Tag: Wasser- und Elektrolytsubstitution, Blut- und Eiweißsubstitution
  ab 3. postop. Tag: VPE
  Tee und weiterer Kostaufbau nach ärztlicher Rücksprache (z. B. nach MDP)
- ☐ **MDP** mit wasserlöslichem Kontrastmittel am 6. postop. Tag nach Eingriffen an Magen und/oder Duodenum (partielle Duodenopankreatektomie)
- ☐ **Streßulkusprophylaxe:** Pirenzepin 3 x 1 Amp. (Ø Ulkusanamnese), H_2-Rezeptorenblocker 2–3 x 1 Amp./Tag bei Ulkusanamnese oder bek. floridem Ulkus
- ☐ **Pneumonieprophylaxe:** Krankengymnastik, Atemgymnastik, Giebelrohr, Birdtraining, evtl. *Nachbeatmung*
  medikamentös: Mukolytikum, z. B. Azetylzystein, Ambroxol
- ☐ **1. Verbandswechsel** am 2. postop. Tag
- ☐ **Prophylaxe der Magen-Darm-Atonie:** Dexpanthenol/Neostigmin als Infusionszusatz
- ☐ **Abführen** nach ärztlicher Rücksprache
- ☐ **Redondrainage(n)** nach 24–48 Stunden entfernen
- ☐ **Zieldrainage(n)** am 2. Tag lockern und erst nach ärztlicher Anweisung ziehen
- ☐ **Ziehen der Fäden** am 10. postop. Tag

☐ Diätberatung

☐ ______________________________

☐ ______________________________

Wichtige Verlaufskontrollen:

☐ **Sequenzlaparotomie** bei nekrotisierender Pankreatitis
☐ **Labor**: Blutzuckertagesprofil, Lipase, Amylase, Bili, γ-GT, Lipase- und Amylaseaktivität aus Drainageflüssigkeit
☐ **Sonographie**: Pankreasnekrose, Pseudozyste
☐ **Computertomographie**
☐ **Tumormarker**: CEA, CA 19-9, CA 50 im Rahmen der Entlassungsdiagnostik bei Malignomen des Pankreas

☐ ______________________________

☐ ______________________________

Procedere:

- Substitution von **Pankreasenzymen**
- **Diabetes-**Kontrollen und -Einstellung
- **Anschlußheilbehandlung**
- *bei Pankreas-Malignomen:* Übernahme des Patienten in die **Tumornachsorge**

____

____

Milz

(Milzruptur, selektive Splenektomie bei hämatologischen und neoplastischen Erkrankungen)

I. Vorbereitung

Präoperative Diagnostik (Selektiveingriff):

D

- ☐ **Labor**: kl. BB, Elektrolyte, H-N, Cholinesterase, TPZ, PTT, Thrombozyten, Blutgruppe
- ☐ **Röntgen**: Thorax in 2 Ebenen
- ☐ **EKG**
- ☐ **Sonographie**: Abdomen
- ☐ **Splenoportographie**
- ☐ **Milzszintigraphie**
- ☐ Computertomographie (fakultativ)
- ☐ spezielle internistische Diagnostik bei hämatologischen und neoplastischen Erkrankungen
- ☐ ____________________
- ☐ ____________________

Vorbereitung auf Station (Selektiveingriff):

V

- ☐ **Aufklärung und typische Risiken** des Eingriffs:
  - Letalität (traum. Milzruptur) 5%
  - Blutung und Nachblutung
  - Fremdbluttransfusion, Indikation zur Eigenblutspende bei Selektiveingriffen
  - Verletzung der Magenwand, des Kolons und des Pankreasschwanzes
  - Subphrenischer Abszeß, Hämatom und Fistel (Pankreas)

- Neigung zu thromboembolischen Komplikationen
- lebenslange Infektanfälligkeit nach Splenektomie, OPSI-Syndrom (< 1%)
- Notwendigkeit der Impfung oder Antibiotikum-Langzeitprophylaxe

☐ **Impfung** bei geplanter Splenektomie **und** milzerhaltendem Eingriff (Milzzyste):
Pneumokokken-Impfstoff
Dosierung: Kinder über 2 Jahre 2 x 0,25 ml intramuskulär in 6monatigem Abstand
Erwachsene 1 x 0,5 ml intramuskulär
1. Impfung 3 Wochen präoperativ

☐ **Körperreinigung** und Pflege durch Duschen oder Vollbad mit antiseptischer Seifenlösung, Nabelpflege

☐ **Rasur**: linker Oberbauch bis Mamillen

☐ **Thromboseprophylaxe**:
→ **hohes eingriffstypisches Risiko** ←
Beginn bis zu 2 Stunden *präoperativ* mit entsprechendem niedermolekularen Heparin
Antithrombose-Strümpfe

☐ **prograde Darmspülung** am Vortag der Operation mit 8–10 Liter Spüllösung, *alternativ:* hohe Reinigungseinläufe mit Laxantiengabe per os

☐ **Blutkonserven** (Anzahl 2) bereithalten

☐ **perioperative Antibiotikaprophylaxe**

☐ ____________________

☐ ____________________

Notfalldiagnostik und Vorbereitung bei V.a. Milzruptur:

☐ **Labor**: kl. BB, Elektrolyte, TPZ, PTT, Thrombozyten, Blutgruppe, *4–6 Blutkonserven* kreuzen
☐ **ZVK**
☐ **Sonographie und/oder**
☐ **Peritoneallavage**: *bei eindeutig positivem Befund* sofort OP, *bei unklarem Befund* Fixation des Peritonealkatheters und Wiederholung der Lavage nach ½ Stunde bei weiterer Überwachung des Patienten
☐ **OP-Team und Anästhesie** frühzeitig verständigen

☐ ____________________

☐ ____________________

Vorbereitung im OP:

OP

☐ **OP-Lagerung**: Rückenlagerung mit leicht angehobener linker Körperhälfte, linker Arm am Narkosebogen hochgelagert und fixiert (Abb. 19)
☐ **Schnittführung** (Abb. 20):
① mediane Laparotomie
② Rippenbogenrandschnitt links
③ mit Erweiterung zum Oberbauchbogenschnitt
④ Kostoumbilicalschnitt links

☐ ____________________

☐ ____________________

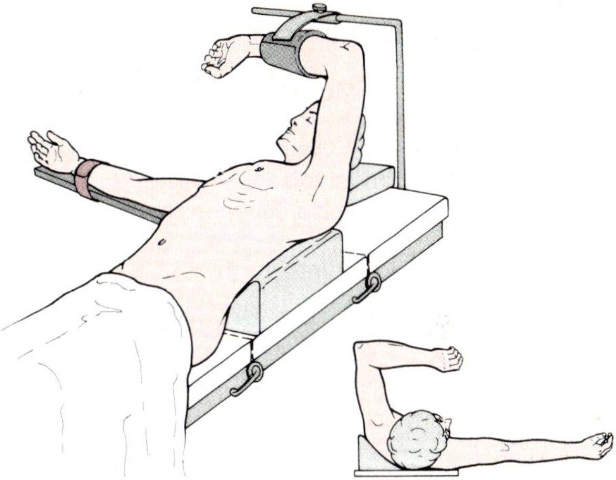

Abb. 19: Lagerung des Patienten

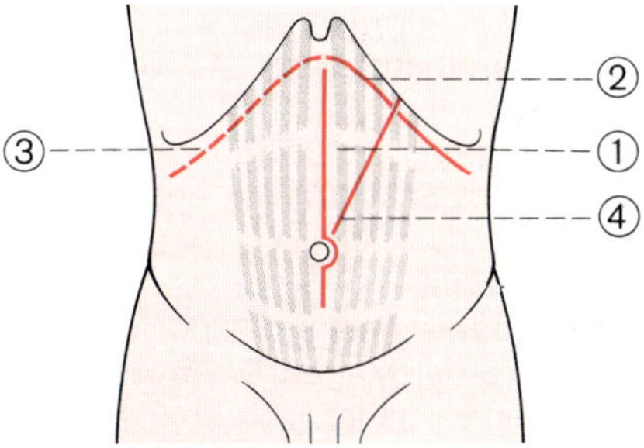

Abb. 20: Schnittführung
① *mediane Laparotomie*
② *Rippenbogenrandschnitt links*
③ *mit Erweiterung zum Oberbauchbogenschnitt*
④ *Kostoumbilicalschnitt links*

II. Nachbehandlung

Allgemeine postoperative Maßnahmen:

N

- ☐ **postoperatives Monitoring**: Blutdruck, Puls, Temperatur (Überwachungsbogen)
- ☐ **Thromboseprophylaxe**:
  → **hohes eingriffstypisches Risiko** ←
  Fortführung mit entsprechendem niedermolekularen Heparin
  Antithrombose-Strümpfe
- ☐ **Labor**:
  unmittelbar postoperativ: kl. BB, Elektrolyte, TPZ und PTT
  1. postop. Tag: kl. BB, Elektrolyte, H-N, Kreatinin, Lipase, Amylase, TPZ, PTT, Thrombozyten, Urinstatus
- ☐ **postoperative Infusionstherapie und Ernährung**:
  OP-Tag: Wasser- und Elektrolytsubstitution, Blut- und Eiweißsubstitution, Gerinnungsfaktoren (AT III)
  1.–2. postop. Tag: Wasser- und Elektrolytsubstitution, Blut- und Eiweißsubstitution
  ab 3. postop. Tag: Tee und weiterer Kostaufbau
- ☐ **Redondrainage(n)** nach 24–48 Stunden entfernen
- ☐ **Zieldrainage(n)** am 2. Tag lockern und am 3. Tag ziehen (nach Sekretmenge und Qualität evtl. Bestimmung von Amylase- und Lipaseaktivität im Drainagesekret)
- ☐ **1. Verbandswechsel** am 2. postop. Tag
- ☐ **Prophylaxe der Magen-Darm-Atonie**: 2 Amp. Neostigmin in die Infusion ab 2. postop. Tag
- ☐ **Pneumonieprophylaxe**: Krankengymnastik, Atemgymnastik, Giebelrohr, Birdtraining
  medikamentös: Mukolytikum, z. B. Azetylzystein, Ambroxol

- ☐ **Streßulkusprophylaxe:** Pirenzepin 3 x 1 Amp. (Ø Ulkusanamnese), H_2-Rezeptorenblocker 2–3 x 1 Amp./Tag bei Ulkusanamnese oder bek. floridem Ulkus
- ☐ **Abführen** am 3. postop. Tag morgens
- ☐ **Impfung:**
  bei traumatischer Milzruptur: 1. Impfung 14 Tage *nach* Splenektomie + Überbrückung der ersten 4 Wochen mit Penicillin 2 x 400 000 IE
  bei Kindern unter 2 Jahren: Langzeitantibiotikumabschirmung mit Penicillin nach Splenektomie
- ☐ ______________________
- ☐ ______________________

Wichtige Verlaufskontrollen:

- ☐ **Labor:** Lipase, Amylase zum Ausschluß einer Pankreasschädigung (Schwanzbereich), evtl. auch mit Bestimmung der Lipase- und Amylaseaktivität im Zieldrainagebeutel
- ☐ **Thromboseprophylaxe:**
  Thrombozyten: bei Werten *unter* 1 Mio/mm^3 keine über die normale Thromboseprophylaxe hinausgehende Medikation; bei Werten *über* 1 Mio/mm^3 Vollheparinisierung sowie nach erfolgter Mobilisierung Einnahme eines oralen Thrombozytenaggregationshemmers (300–600 mg/Tag) bis zur Normalisierung der Thrombozytenzahl
- ☐ **Sonographie** (Abdomen):
  Fragestellung:
  - subphrenischer Verhalt
  - Abszeß
  - Veränderungen im Pankreasschwanzbereich und oberen Nierenpol

- subkapsuläres Hämatom nach milzerhaltender Operation

☐ ____________________

☐ ____________________

Procedere:

- frühzeitige **Antibiotikatherapie** auch bei Bagatellinfektionen (HNO-, Zahn- und Weichteilinfektionen) mit Penicillin nach Splenektomie

____

____

Ösophagus

(Ösophagus-, Kardiakarzinom)

I. Vorbereitung

Präoperative Diagnostik:

D

- ☐ **Labor**: Diff.-BB, Na, K, Ca, H-N, Kreatinin, GOT, GPT, γ-GT, Bili, Lipase, Amylase, Elpho, Cholinesterase, Urinstatus, TPZ, PTT, Blutgruppe, Blutgase
- ☐ **Röntgen**: Thorax in 2 Ebenen
- ☐ **EKG**
- ☐ **Sonographie**: Abdomen
- ☐ **Ösophagoskopie** (Histologie)
- ☐ **endoluminale Sonographie**
- ☐ **Bronchoskopie** (ösophagotracheale Fistel)
- ☐ **Lungenfunktion**
- ☐ **HNO-Status** (Rekurrens-Funktion)
- ☐ **MDP**
- ☐ Computertomographie (fakultativ)
- ☐ **Tumormarker**: CEA
- ☐ ____________________
- ☐ ____________________

Vorbereitung auf Station:

V

- ☐ **Aufklärung und typische Risiken** des Eingriffs:
  - Letalität 10% (Schlauchmagen, sonst mehr)
  - Fremdbluttransfusion, Indikation zur Eigenblutspende
  - Überwachung auf Intensivstation
  - Kardiorespiratorische Störungen (Nachbeatmung)

- Durchführung einer Pyloroplastik (fakultativ)
- Läsion des Nervus recurrens
- Die Folgen der Durchtrennung des N. vagus: Passagestörung, Völlegefühl und Meteorismus, Durchfälle
- Sondenernährung und parenterale Ernährung
- Nahtinsuffizienz und deren Folgen: Abszeß, Fistel, Mediastinitis
- Nekrose des Transplantats
- Beschwerden durch Reflux
- Stenose der Anastomosen

☐ **Körperreinigung** und Pflege durch Duschen oder Vollbad mit antiseptischer Seifenlösung, Nabelpflege

☐ **Rasur**: Mamillen bis Symphyse, rechte Thoraxseite, linke Halsseite

☐ **Abführen und präop. Ernährung**: am Vortag der Operation morgens Einnahme eines Abführmittels, mittags flüssige Kost (Suppe), abends nur noch Tee, Nahrungs- und Flüssigkeitskarenz ab 22 Uhr

☐ **Thromboseprophylaxe**:
→ **hohes eingriffstypisches Risiko** ←
Beginn bis zu 2 Stunden *präoperativ* mit entsprechendem niedermolekularen Heparin
Antithrombose-Strümpfe

☐ **Urinkatheter** bzw. suprapubische Harnableitung

☐ **ZVK, Pulmonaliskatheter**

☐ **Blutkonserven** (Anzahl 6) bereithalten

☐ **perioperative Antibiotikaprophylaxe**

☐ **Pneumonieprophylaxe**: Atemgymnastik, Krankengymnastik, Birdtraining

☐ ____________________

☐ ____________________

Vorbereitung im OP:

OP

a) Abdominothorakale Ösophagusdissektion mit Hochzug:

☐ OP-Lagerung und Schnittführung:

1. Schritt:
Seitenlagerung (linke Körperseite) (Abb. 21) zur Thorakotomie im 5.–6. Interkostalraum rechts (Abb. 21 ① und 22 ①)

2. Schritt:
Umlagerung zur „Standard“-Rückenlagerung *(siehe Abb. 1)* und mediane Oberbauchlaparotomie (Abb. 22 ②)

3. Schritt:
„Standard“-Rückenlagerung *(siehe Abb. 1)* und Drehung des Kopfes nach rechts, Hautinzision am Vorderrand des M. sternocleidomastoideus links (Abb. 22 ③)

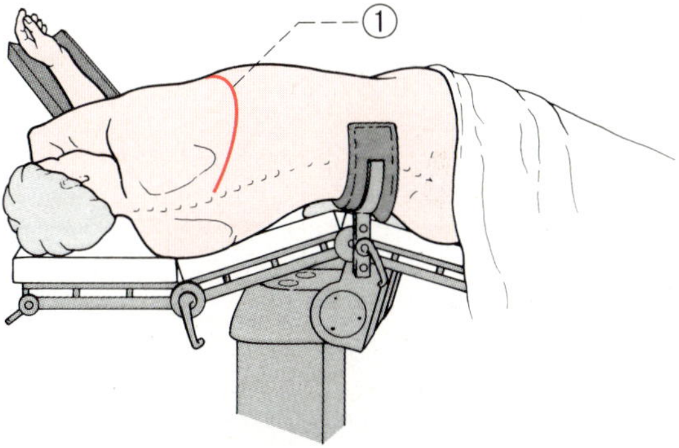

Abb. 21: Seitenlagerung (linke Körperseite) zur Thorakotomie im 6. Interkostalraum rechts

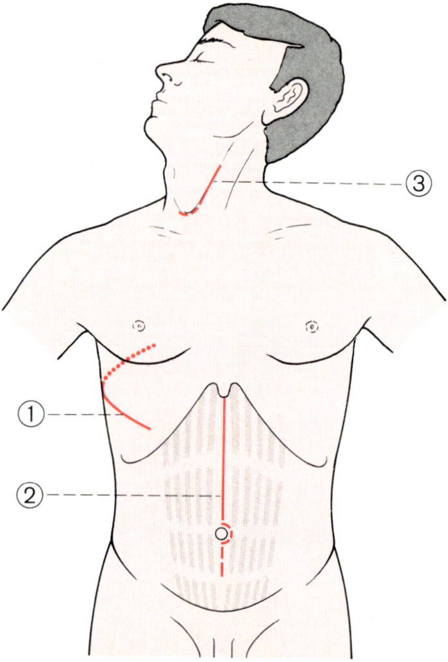

Abb. 22: Schnittführung
① Thorakotomie im 5.–6. Interkostalraum rechts
② mediane Oberbauchlaparotomie
③ Hautinzision am Vorderrand des M. sternocleidomastoideus links

Alternative:

- anterolaterale Thorakotomie rechts bei 30°-angehobenem Thorax (Abb. 23)
- Laparotomie und kollarer Zugang *ohne* Umlagerung durch Veränderung der Seitenneigung des OP-Tisches (Abb. 23)

☐ ______

☐ ______

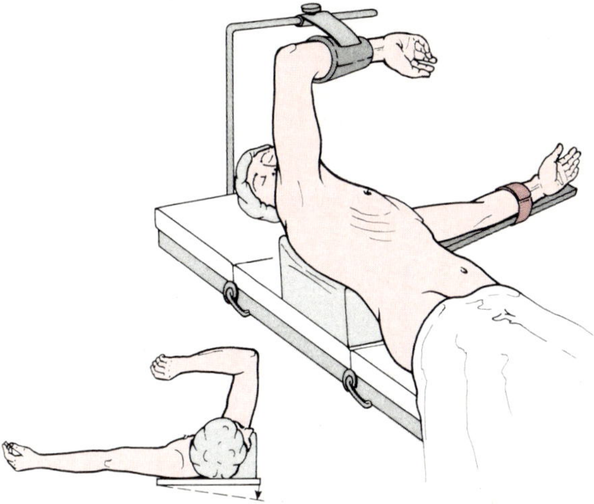

*Abb. 23: Lagerung zur abdominothorakalen Ösophagusoperation **ohne** Umlagerung*

b) Kardiakarzinom:

- ☐ **OP-Lagerung**: „Standard"-Rückenlagerung *(siehe Abb. 1)*
- ☐ **Schnittführung**: kombinierte abdominothorakale Inzision (Abb. 24)
- ☐ ______
- ☐ ______

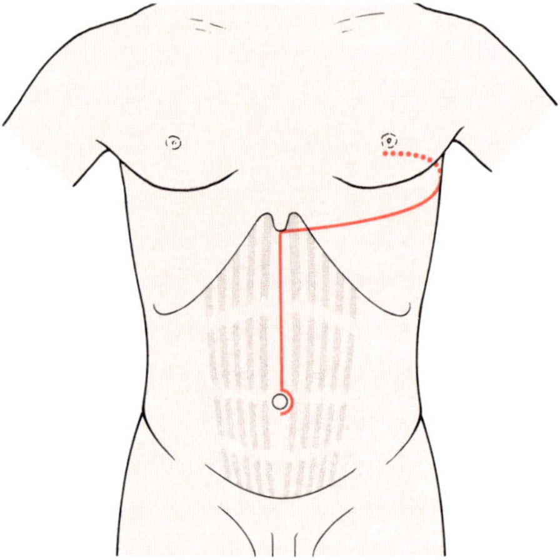

Abb. 24: Schnittführung beim Kardiakarzinom (kombinierte abdominothorakale Inzision)

II. Nachbehandlung

Allgemeine postoperative Maßnahmen:

N

- ☐ **postoperatives Monitoring**: Blutdruck, Puls, Temperatur (Überwachungsbogen), in der Regel *Intensivstation*
- ☐ **Labor**:
  unmittelbar postoperativ: kl. BB, Elektrolyte, TPZ, PTT, Blutgase
  1. postop. Tag: kl. BB, Elektrolyte, H-N, Kreatinin, Gesamteiweiß, Bili, Lipase, Blutgase, Blutzucker, TPZ, PTT, Thrombozyten
  weitere Kontrollen anfangs täglich nach Verlauf
- ☐ **Thromboseprophylaxe**:
  → **hohes eingriffstypisches Risiko** ←
  Fortführung mit entsprechendem niedermolekularen Heparin
  Antithrombose-Strümpfe
- ☐ **postoperative Infusionstherapie und Ernährung**:
  OP-Tag: Wasser- und Elektrolytsubstitution, Blut- und Eiweißsubstitution
  1.–2. postop. Tag: Wasser- und Elektrolytsubstitution, Blut- und Eiweißsubstitution
  ab 3. postop. Tag: VPE
  Flüssigkeitszufuhr nach Ausscheidung und ZVD (bzw. Pulmonalisdruck)
- ☐ **Antibiotikum** für 6–8 Tage
- ☐ **Thoraxdrainage** am 2. postop. Tag ziehen (nach Röntgenkontrolle)
- ☐ **Zieldrainage(n)** am 2. Tag lockern und am 4. Tag ziehen
- ☐ **kollare Lasche** bis zum Nachweis einer suffizienten Anastomose belassen (MDP)
- ☐ **Pneumonieprophylaxe**: Krankengymnastik, Atemgymnastik, Giebelrohr, Birdtraining, evtl. *Nachbeatmung*

medikamentös: Mukolytikum, z. B. Azetylzystein, Ambroxol

- ☐ **Redondrainage(n)** nach 24–48 Stunden entfernen
- ☐ **Prophylaxe der Magen-Darm-Atonie:** Dexpanthenol/Neostigmin als Infusionszusatz ab 3. postop. Tag
- ☐ **Magensonde** am 5. Tag ziehen, wenn Anastomose suffiziert (Gastrografinschluck), danach Tee und weiterer Kostaufbau (flüssige oder passierte Kost)
- ☐ **Ziehen der Fäden** am 10. postop. Tag

- ☐ ______________________________

- ☐ ______________________________

Wichtige Verlaufskontrollen:

- ☐ **Röntgen:** Thorax unmittelbar postoperativ sowie am 1., 2. und 3. postop. Tag.
- ☐ **MDP** mit wasserlöslichem Kontrastmittel am 5. postop. Tag
- ☐ **Tumormarker:** CEA bei Malignomen vor Entlassung
- ☐ evtl. frühzeitige Computertomographie-Kontrolle

- ☐ ______________________________

- ☐ ______________________________

Procedere:

- **Anschlußheilbehandlung**
- Übernahme des Patienten in die **Tumornachsorge**

Magen

1. Vagotomie (trunkulär, proximal-selektiv, selektiv-gastrisch)

I. Vorbereitung

Präoperative Diagnostik:

- ☐ **Labor**: Diff.-BB, Na, K, Ca, H-N, Kreatinin, GOT, GPT, γ-GT, Bili, Lipase, Amylase, Elpho, Cholinesterase, Urinstatus, TPZ, PTT, Thrombozyten, Blutgruppe
- ☐ **Röntgen**: Thorax in 2 Ebenen
- ☐ **EKG**
- ☐ **Sonographie**: Abdomen
- ☐ **Gastroduodenoskopie** evtl. mit Biopsie des Antrum → antrale G-Zell-Überfunktion
- ☐ **MDP** (Ausschluß funktionelle oder mechanische Magenausgangsstenose)
- ☐ **Labor**: Gastrin
- ☐ **Säuresekretionsanalyse**
- ☐ 24h-pH-Metrie

☐ ______________________________

☐ ______________________________

Vorbereitung auf Station:

- ☐ **Aufklärung und typische Risiken** des Eingriffs:
  - Letalität 0–0,4%
  - mögliche Verletzung von Milz (1,5%), Speiseröhre (0,3%), Magen (1,5%) und Leber
  - Fremdbluttransfusion, Indikation zur Eigenblutspende
  - Mediastinitis (Ösophagusläsion), Peritonitis (Ösophagus-/Magenwandläsion)
  - trunkuläre Durchtrennung des N. vagus mit Meteorismus, Passagestörung, Meteorismus, Durchfälle
  - Pylorospasmus oder Pylorosstenose
  - Magenatonie als normale Folge der Vagotomie (erste 10 Tage bis 5 Wochen)
  - Durchführung einer Pyloroplastik (fakultativ), Nahtinsuffizienz hierbei (0–1%)
  - Refluxösophagitis (1ß–20%)
  - bei Blutungskomplikationen Fremdbluttransfusion
  - Rezidivulkus (0–10%)
- ☐ **Körperreinigung** und Pflege durch Duschen oder Vollbad mit antiseptischer Seifenlösung, Nabelpflege
- ☐ **Thromboseprophylaxe:**
  → **mittleres eingriffstypisches Risiko** ←
  Beginn bis zu 2 Stunden *präoperativ* mit niedermolekularem oder unfraktioniertem Heparin
  Antithrombose-Strümpfe
- ☐ **Rasur:** Mamillen bis Symphyse
- ☐ **Blutkonserven** (Anzahl 2) bereithalten
- ☐ **Abführen und präop. Ernährung:** am Vortag der Operation morgens Einnahme eines Abführmittels, mittags flüssige Kost (Suppe), abends nur noch Tee
- ☐ **Pneumonieprophylaxe:** Atemgymnastik, Krankengymnastik, Birdtraining

☐ ______________________________

☐ ______________________________

Vorbereitung im OP:

☐ **OP-Lagerung**: „Standard"-Rückenlagerung, Haltevorrichtung für den Rochard-Haken (Abb. 25)

☐ **Schnittführung**: mediane Oberbauchlaparotomie mit Linksumfahrung des Nabels (Abb. 26)

☐ ______________________________

☐ ______________________________

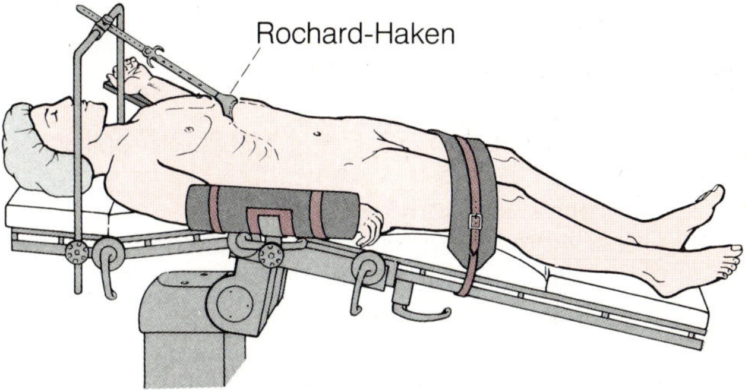

Abb. 25: Lagerung des Patienten

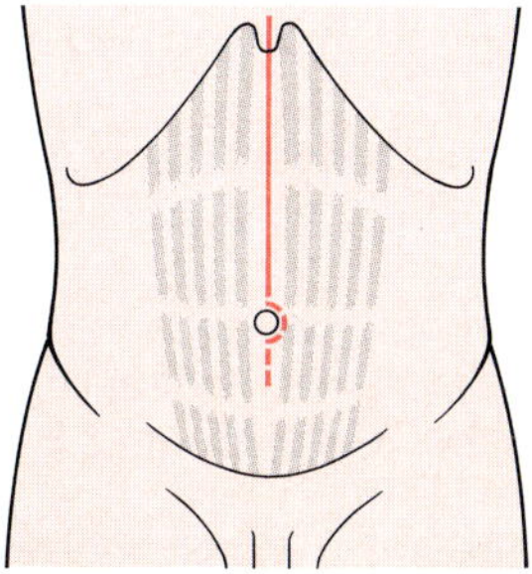

Abb. 26: Schnittführung (mediane Oberbauchlaparotomie mit Linksumfahrung des Nabels)

II. Nachbehandlung

Allgemeine postoperative Maßnahmen:

N

- ☐ **postoperatives Monitoring:** Blutdruck, Puls, Temperatur (Überwachungsbogen)
- ☐ **Labor:**
  1. postop. Tag: kl. BB, Elektrolyte, H-N, Kreatinin, TPZ, PTT, Lipase
- ☐ **Thromboseprophylaxe:**
  → **mittleres eingriffstypisches Risiko** ←
  Fortführung mit niedermolekularem oder unfraktioniertem Heparin
  Antithrombose-Strümpfe
- ☐ **postoperative Infusionstherapie und Ernährung:**
  OP-Tag: Wasser- und Elektrolytsubstitution
  1.–2. postop. Tag: Wasser- und Elektrolytsubstitution
  ab 3. postop. Tag: Tee und weiterer Kostaufbau
- ☐ **Redondrainage(n)** nach 24–48 Stunden entfernen
- ☐ **Zieldrainage(n)** am 2. Tag lockern und am 3. Tag ziehen
- ☐ **Prophylaxe der Magen-Darm-Atonie:**
  Metoclopramid als Infusionszusatz, Bromoprid i.m. oder i.v.
- ☐ **Pneumonieprophylaxe:** Krankengymnastik, Atemgymnastik, Giebelrohr, Birdtraining
  medikamentös: Mukolytikum, z. B. Azetylzystein, Ambroxol
- ☐ **Magensonde** am 1. postop. Tag entfernen
- ☐ **1. Verbandswechsel** am 2. postop. Tag
- ☐ **Abführen** ab 3. postop. Tag per os
- ☐ **Ziehen der Fäden** am 10. postop. Tag

- ☐ ______________________________

- ☐ ______________________________

Spezielle postoperative Maßnahmen bei **Vagotomie mit Pyloroplastik:**

- ☐ **Magensonde** am 3. postop. Tag entfernen
- ☐ **Abführen** am 3. postop. Tag
- ☐ **postoperative Infusionstherapie und Ernährung:**
  OP-Tag: Wasser- und Elektrolytsubstitution
  1.–2. postop. Tag: Wasser- und Elektrolytsubstitution
  ab 3. postop. Tag: HPE
  4. postop. Tag: zusätzlich Tee
- ☐ **MDP** mit wasserlöslichem Kontrastmittel am 5. postop. Tag, danach weiterer Kostaufbau

- ☐ ______________________________

- ☐ ______________________________

2. Magenresektion, Gastrektomie

I. Vorbereitung

Präoperative Diagnostik:

D

- ☐ **Labor:** Diff.-BB, Na, K, Ca, H-N, Kreatinin, GOT, GPT, γ-GT, Bili, Lipase, Amylase, Elpho, Cholinesterase, Urinstatus, TPZ, PTT, Thrombozyten, Blutgruppe, Blutgase
- ☐ **Röntgen:** Thorax in 2 Ebenen
- ☐ **EKG**
- ☐ **Sonographie:** Abdomen
- ☐ **Gastroduodenoskopie** (Histologie)
- ☐ **MDP** (zusätzlich bei Magenkarzinom)
- ☐ **Tumormarker:** CEA, CA 19-9, CA 50
- ☐ Computertomographie (fakultativ)
- ☐ ____________________
- ☐ ____________________

Vorbereitung auf Station:

V

- ☐ **Aufklärung und typische Risiken** der Magenresektion:
  - Letalität bei Resektion eines unkomplizierten Ulkus 1%, bei Ulkusblutung bis 40%
  - Endgültige Entscheidung über das Verfahren erst intraoperativ, mögliche Erweiterung des Eingriffs
  - Fremdbluttransfusion, Indikation zur Eigenblutspende bei Selektiveingriffen
  - Verletzung der Milz
  - Nahtinsuffizienz (1–4%), Duodenalstumpfinsuffizienz (2%)

- Nachblutung (2 %), Wundheilungsstörung (< 10 %)
- Pankreatitis (< 1,5 %) und Durchfällle (in den ersten 6 Monaten)
- postoperative Intensivüberwachung (Intensivstation)
- Stenose der Anastomose
- Rezidivulkus (1–5 %)
- Möglichkeit des Stumpfkarzinoms, Nachsorge-Untersuchungen (ab 10. postop. Jahr) erforderlich
- Ernährungshinweise

☐ **Aufklärung und typische Risiken** der Gastrektomie:
- Letalität 2–20 %
- Fremdbluttransfusion
- Verletzung der Milz (mögliche Splenektomie)
- Insuffizienz der Ösophagojejunostomie (10 %), Mediastinitis, Peritonitis
- Kardiorespiratorische Insuffizienz (Nachbeatmung)
- postoperative Intensivüberwachung (Intensivstation)
- Thrombose und Lungenembolie
- Folgen der trunkulären Vagotomie: Passagestörung, Meteorismus, Durchfälle, Völlegefühl
- Pankreatitis
- Ernährungshinweise, Enzymsubstitution, lebenslange Vit.B_{12}-Substitution

☐ **Körperreinigung** und Pflege durch Duschen oder Vollbad mit antiseptischer Seifenlösung, Nabelpflege

☐ **Rasur: Mamillen bis Symphyse**

☐ **Thromboseprophylaxe:**
→ **hohes eingriffstypisches Risiko** ←
Beginn bis zu 2 Stunden *präoperativ* mit entsprechendem niedermolekularen Heparin
Antithrombose-Strümpfe

- ☐ **Urinkatheter** bzw. suprapubische Harnableitung (meist intraoperative Anlage)
- ☐ **Abführen und präop. Ernährung:** am Vortag der Operation morgens Einnahme eines Abführmittels, mittags flüssige Kost (Suppe), abends nur noch Tee, Nahrungs- und Flüssigkeitskarenz ab 22 Uhr
- ☐ **ZVK** evtl. mit hochkalorischer präop. Ernährung bei Magenkarzinom
- ☐ **Blutkonserven** (Anzahl 2) bereithalten *bei Magenresektion*
- ☐ **Blutkonserven** (Anzahl 4) bereithalten *bei Gastrektomie*
- ☐ **perioperative Antibiotikaprophylaxe**
- ☐ **Pneumonieprophylaxe:** Atemgymnastik, Krankengymnastik, Birdtraining

- ☐ ______________________________
- ☐ ______________________________

Vorbereitung im OP:

- ☐ **OP-Lagerung:** „Standard"-Rückenlagerung, Haltevorrichtung für den Rochard-Haken *(siehe Abb. 25)*
- ☐ **Schnittführung:** mediane Oberbauchlaparotomie mit Linksumfahrung des Nabels *(siehe Abb. 26)*

- ☐ ______________________________
- ☐ ______________________________

II. Nachbehandlung

Allgemeine postoperative Maßnahmen:

N

- ☐ **postoperatives Monitoring:** Blutdruck, Puls, Temperatur (Überwachungsbogen), in der Regel *Intensivstation*
- ☐ **Labor:**
  unmittelbar postoperativ: kl. BB, Elektrolyte, TPZ, PTT, Blutgase
  1. postop. Tag: kl. BB, Elektrolyte, H-N, Kreatinin, Gesamteiweiß, Bili, Lipase, GOT, GPT, γ-GT, Blutgase, Blutzucker, TPZ, PTT, Thrombozyten
  weitere Kontrollen nach Verlauf
- ☐ **Thromboseprophylaxe:**
  → **hohes eingriffstypisches Risiko** ←
  Fortführung mit entsprechendem niedermolekularen Heparin
  Antithrombose-Strümpfe
- ☐ **postoperative Infusionstherapie und Ernährung:**
  OP-Tag: Wasser- und Elektrolytsubstitution, Blut- und Eiweißsubstitution
  1.–2. postop. Tag: Wasser- und Elektrolytsubstitution, Blut- und Eiweißsubstitution
  ab 3. postop. Tag: VPE
  Flüssigkeitszufuhr nach Ausscheidung und ZVD (bzw. Pulmonalisdruck)
- ☐ **1. Verbandswechsel** am 2. postop. Tag
- ☐ **Redondrainage(n)** nach 24–48 Stunden entfernen
- ☐ **Zieldrainage(n)** am 3. Tag lockern und nach unauffälliger Ösophagus-(Magen-)Darm-Passage ziehen
- ☐ **Prophylaxe der Magen-Darm-Atonie:**
  Dexpanthenol/Neostigmin als Infusionszusatz
- ☐ **Abführen** am 4. postop. Tag rektal

- ☐ **Pneumonieprophylaxe:** Krankengymnastik, Atemgymnastik, Giebelrohr, Birdtraining, evtl. *Nachbeatmung*
  medikamentös: Mukolytikum, z. B. Azetylzystein, Ambroxol
- ☐ **Ösophagus-(Magen-)Darm-Passage** mit wasserlöslichem Kontrastmittel am 5. postop. Tag, Ziehen der *Magensonde* und Tee, Kostaufbau mit dem 6. postop. Tag
- ☐ **Ziehen der Fäden** am 10. postop. Tag
- ☐ 1000 µg **Vitamin B_{12}** i.m. vor Entlassung (Gastrektomie)
- ☐ **Diätberatung, Enzymsubstitution** (Pankreasenzyme)

- ☐ ______________________________
- ☐ ______________________________

Wichtige Verlaufskontrollen:

- ☐ **Tumormarker-Kontrolle** vor Entlassung: CEA, CA 19-9, CA 50

- ☐ ______________________________
- ☐ ______________________________

Procedere:

- **Anschlußheilbehandlung**
- Übernahme des Patienten in die **Tumornachsorge** (Magenkarzinom)

____

Kolon

(Tumor, Gefäß- oder entzündlicher Prozeß im Colon ascendens, transversum und descendens)

I. Vorbereitung

Präoperative Diagnostik:

- ☐ **Labor:** Diff.-BB, Na, K, Ca, H-N, Kreatinin, GOT, GPT, γ-GT, Bili, Lipase, Amylase, Elpho, Cholinesterase, Urinstatus, TPZ, PTT, Blutgruppe, Blutgase
- ☐ **Röntgen:** Thorax in 2 Ebenen
- ☐ **EKG**
- ☐ **Sonographie:** Abdomen
- ☐ **KE** bzw. **Koloskopie**
- ☐ **i.v. Pyelographie**
- ☐ **Tumormarker:** CEA bei Malignomverdacht

☐ ____________________

☐ ____________________

Vorbereitung auf Station:

- ☐ **Aufklärung und typische Risiken** des Eingriffs:
  - Letalität 1–5%
  - Fremdbluttransfusion, Indikation zur Eigenblutspende bei Selektiveingriffen
  - evtl. Notwendigkeit der Anlage eines (vorübergehenden oder endgültigen) Anus praeternaturalis
  - Möglichkeit des Vorliegens von lokoregionären oder Fernmetastasen beim Malignom
  - Gleichzeitige Entfernung von Lebermetastasen (siehe Aufklärung Leberresektion)

- Möglichkeit eines mehrzeitigen Eingriffs
- Verletzung von Milz (Mobilisation der linken Flexur), sowie von Duodenum, Dünndarm, Magen, Harnleiter und Harnblase
- Blutung und Nachblutung
- Wundheilungsstörung (15–40 %), Nahtinsuffizienz, Peritonitis, Kotfistel, Platzbauch
- anfänglich weiche Stühle oder Durchfall, häufigere Stuhlfrequenz
- Störung der Blasenfunktion und Sexualfunktion (bei Linksresektionen mit tiefer Anastomose)
- Spätfolgen: Stenose der Anastomose(n), Tumorrezidiv, Narbenbruch

☐ **Körperreinigung** und Pflege durch Duschen oder Vollbad mit antiseptischer Seifenlösung, Nabelpflege

☐ **prograde Darmspülung** (Ausnahme Darmstenose) am Vortag mit 8–10 Liter Spüllösung
alternativ: hohe Reinigungseinläufe mit Laxanziengabe per os

☐ **Rasur:** Mamillen bis Symphyse, bei abdominoperinealer Rektumamputation Rasur der Genital- und Perinealregion

☐ **Thromboseprophylaxe:**
→ **hohes eingriffstypisches Risiko** ←
Beginn bis zu 2 Stunden *präoperativ* mit entsprechendem niedermolekularen Heparin
Antithrombose-Strümpfe

☐ **Anzeichnen** eines Anus praeters
am sitzenden, liegenden und stehenden Patienten (falls Stoma geplant oder zumindest möglich)

☐ **ZVK**

☐ **Blutkonserven** (Anzahl 4) bereithalten

☐ **perioperative Antibiotikaprophylaxe** (Cephalosporin + Metronidazol)

☐ ______________________________

☐ ______________________________

Vorbereitung im OP:

- ☐ OP-Lagerung:
  bei Hemikolektomie rechts und links: „Standard"-Rückenlagerung *(siehe Abb. 1)*
  bei Sigma- und Rektumresektion: modifizierte Steinschnittlagerung nach Quenu (Abb. 27)
  (siehe auch Kapitel Rektum)
- ☐ **Schnittführung** (Abb. 28):
  bei Hemikolektomie rechts:
  ① Pararektalschnitt rechts
  bei Hemikolektomie links und Sigmaresektion:
  ② mediane Unterbauchlaparotomie mit Erweiterung zum linken oder rechten Rippenbogen

☐ ______________________________

☐ ______________________________

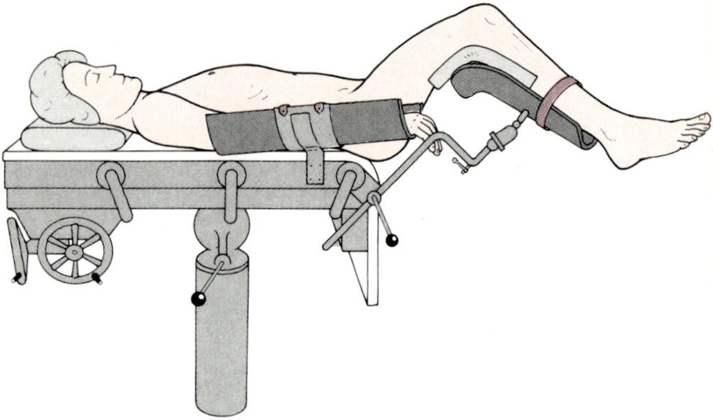

Abb. 27: Lagerung des Patienten nach Quenu

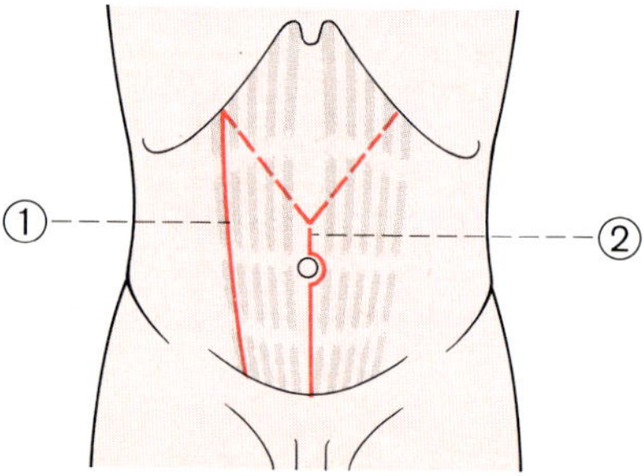

Abb. 28: Schnittführung
① *Pararektalschnitt rechts*
② *mediane Unterbauchlaparotomie mit Erweiterung zum linken oder rechten Rippenbogen*

II. Nachbehandlung

Allgemeine postoperative Maßnahmen:

N

- ☐ **postoperatives Monitoring**: Blutdruck, Puls, Temperatur (Überwachungsbogen)
- ☐ **Labor**:
  postop. Kontrolle: kl. BB, Elektrolyte, evtl. Blutgase
  am 1. postop. Tag: kl. BB, Elektrolyte, H-N, Kreatinin, TPZ, PTT, Gesamteiweiß, Blutzucker, evtl. Blutgase
- ☐ **Thromboseprophylaxe**:
  → **hohes eingriffstypisches Risiko** ←
  Fortführung mit entsprechendem niedermolekularen Heparin
  Antithrombose-Strümpfe
- ☐ **postoperative Infusionstherapie und Ernährung**:
  OP-Tag: Flüssigkeits- und Elektrolytsubstitution, Blut- und Eiweißsubstitution
  1. und 2. postop. Tag: Wasser- und Elektrolytsubstitution
  ab 3. postop. Tag: HPE
  Flüssigkeitszufuhr nach Ausscheidung und ZVD
- ☐ **Streßulkusprophylaxe**: Pirenzepin 3 x 1 Amp. (Ø Ulkusanamnese), H_2-Rezeptorenblocker 2–3 x 1 Amp./Tag bei Ulkusanamnese oder bek. floridem Ulkus
- ☐ **Pneumonieprophylaxe**: Krankengymnastik, Atemgymnastik, Giebelrohr, Birdtraining, evtl. *Nachbeatmung*
  medikamentös: Mukolytikum, z. B. Azetylzystein, Ambroxol
- ☐ **Antibiotikatherapie**: Fortführung der perioperativen Gabe nur bei nicht vorgereinigtem Darm oder Perforation bis zum 6.–8. postop. Tag
- ☐ **Prophylaxe der Magen-Darm-Atonie**:
  Dexpanthenol/Neostigmin als Infusionszusatz ab 2. postop. Tag

- ☐ **Abführen** per os ab 5. postop. Tag mit mildem Laxans
- ☐ **Zieldrainage** am 2. postop. Tag lockern und am 3. postop. Tag ziehen
- ☐ **Ziehen der Fäden** am 10. postop. Tag

- ☐ ______________________________
- ☐ ______________________________

Wichtige Verlaufskontrollen:

- ☐ **KE** mit wasserlöslichem Kontrastmittel am 10. postop. Tag zur Überprüfung der Anastomose
- ☐ **Tumormarker:** CEA bei Karzinomerkrankungen vor Entlassung

- ☐ ______________________________
- ☐ ______________________________

Rektum

(tiefe anteriore Rektumresektion, abdomino-perineale Rektumamputation)

I. Vorbereitung

Präoperative Diagnostik:

- ☐ **Labor**: Diff.-BB, Na, K, Ca, H-N, Kreatinin, GOT, GPT, γ-GT, Bili, Lipase, Amylase, Elpho, Cholinesterase, Urinstatus, TPZ, PTT, Blutgruppe
- ☐ **Röntgen**: Thorax in 2 Ebenen
- ☐ **EKG**
- ☐ **Sonographie**: Abdomen
- ☐ **KE** bzw. **Koloskopie**
- ☐ **i.v. Pyelographie**
- ☐ **Tumormarker**: CEA, CA 19-9
- ☐ **intraluminale Sonographie**

☐ ______________________________

☐ ______________________________

Vorbereitung auf Station:

- ☐ **Aufklärung und typische Risiken** des Eingriffs:
  - Letalität der Resektion 1–2%, der Amputation 5%
  - Störung der Blasenfunktion (16%) und der Sexualfunktion (5% – Ausfall von Ejakulation und Erektion)
  - Fremdbluttransfusion, Indikation zur Eigenblutspende bei Selektiveingriffen
  - evtl. Notwendigkeit der Anlage eines (vorübergehenden oder endgültigen) Anus praeternaturalis

- Möglichkeit des Vorliegens von lokoregionären oder Fernmetastasen beim Malignom
- Gleichzeitige Entfernung von Lebermetastasen (siehe Aufklärung Leberresektion)
- Möglichkeit eines mehrzeitigen Eingriffs (Hartmannsche Operation)
- Verletzung von Milz (Mobilisation der linken Flexur), sowie von Duodenum, Dünndarm, Harnleiter (3–8%) und Harnblase, Scheide, Samenleiter, Samenbläschen und Harnröhre
- Blutung und Nachblutung
- Wundheilungsstörung (15–40%), Nahtinsuffizienz (10%), Peritonitis, Infekt der Sakralhöhle, Kotfistel, Platzbauch
- anfänglich weiche Stühle oder Durchfall, häufigere Stuhlfrequenz
- Spätfolgen: Stenose der Anastomose(n), Tumorrezidiv, Narbenbruch

☐ **Körperreinigung** und Pflege durch Duschen oder Vollbad mit antiseptischer Seifenlösung, Nabelpflege

☐ **Pneumonieprophylaxe:** Atemgymnastik, Giebelrohr, Birdtraining (insbesondere Risikopatienten, ältere Patienten)

☐ **prograde Darmspülung** (Ausnahme Darmstenose und Ileus) am Vortag mit 8–10 Liter Spüllösung
alternativ: hohe Reinigungseinläufe mit Laxanziengabe per os

☐ **Rasur:** Mamillen bis Symphyse, bei abdominoperinealer Rektumamputation Rasur der Genital- und Perinealregion (Enthaarungscreme)

☐ **ZVK**

☐ **Thromboseprophylaxe:**
→ **hohes eingriffstypisches Risiko** ←
Beginn bis zu 2 Stunden *präoperativ* mit entsprechendem niedermolekularen Heparin
Antithrombose-Strümpfe

- ☐ **Blutkonserven** (Anzahl 4–6) bereithalten
- ☐ **perioperative Antibiotikaprophylaxe** (Cephalosporin + Metronidazol)
- ☐ **Anzeichnen des Stomas** links paraumbilikal im Sitzen, Liegen und Stehen (falls Stoma geplant oder zumindest möglich)

- ☐ ____________________
- ☐ ____________________

Vorbereitung im OP:

OP

☐ OP-Lagerung:
a) Rückenlagerung des Patienten mit hochgestellten Beinen nach Quenu (Abb. 29a+b)

Besonders zu beachten:
- ☐ der Patient wird mit dem **Gesäß** dicht an die untere Tischkante gelagert (Steißbein schließt mit unterer Polsterkante ab)
- ☐ gesonderte Polsterung des proximalen Unterschenkels zur Verhütung der **Peronaeusparese**
- ☐ Fixation des **Genitale** beim Mann
- ☐ Ableitung des Urinkatheters **über** den rechten Oberschenkel bzw. intraop. Anlage einer suprapubischen Harnableitung
- ☐ Auslagerung des **linken** Armes, rechter Arm angelegt (Abb. 29a+b)
- ☐ ______
- ☐ ______

☐ **Schnittführung**: mediane Unterbauchlaparotomie mit Linksumfahrung des Nabels und fakultativer Verlängerung zum linken oder rechten Rippenbogen (Abb. 30)

☐ ______

☐ ______

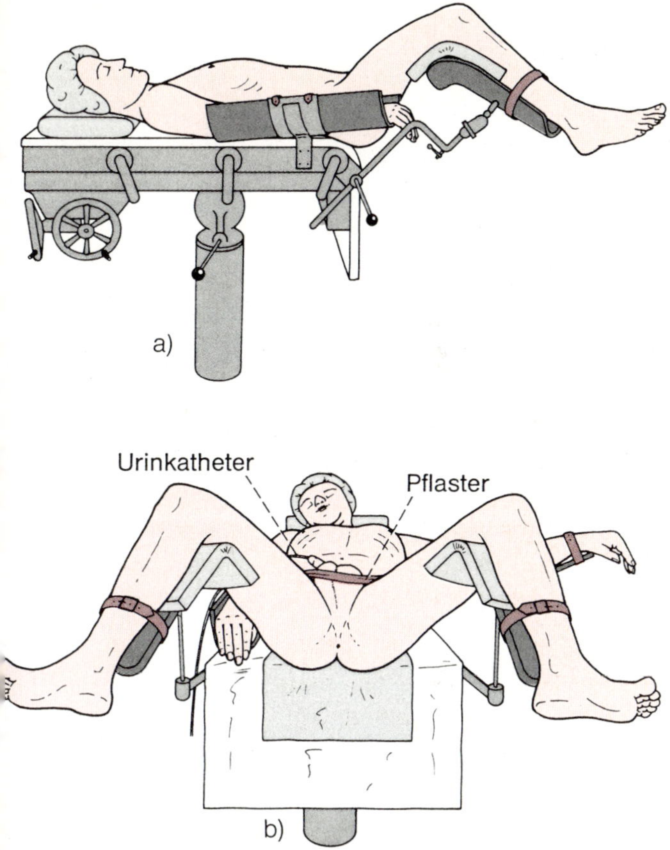

Abb. 29: Lagerung des Patienten nach Quenu, a) von der Seite und b) von vorne

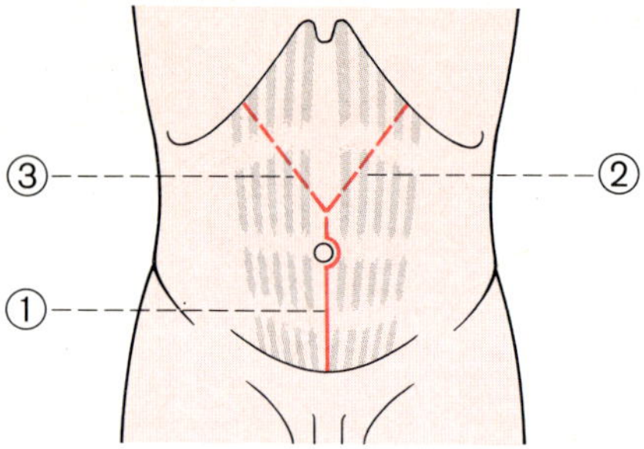

Abb. 30: Schnittführung
① mediane Unterbauchlaparotomie mit Linksumfahrung des Nabels
② Erweiterung zum linken Rippenbogen
③ Erweiterungsschnitt zur Leberresektion bei Lebermetastasierung

☐ OP-Lagerung:
b) „Heidelberger Lage" mit gespreizten Beinen (Abb. 31) *bei posteriorer Rektumresektion nach Mason und Allgöwer*

☐ **Schnittführung**: transsphinktere Rektum-(Mason-) Resektion (Abb. 32)

☐ ______________________________

☐ ______________________________

Besonders zu beachten:

☐ **Kopflagerung** seitlich

☐ **Oberkörperlagerungspolster**

☐ **Unterarmlagerung** 120° Beugung gegen den Oberarm (Plexuszerrung, Radialis- und Ulnarisparese), glatte Auflage der Arme

☐ **Spreizung der Nates** (Gesäßbacken) durch Pflasterzug (Abb. 32)

☐ ______________________________

☐ ______________________________

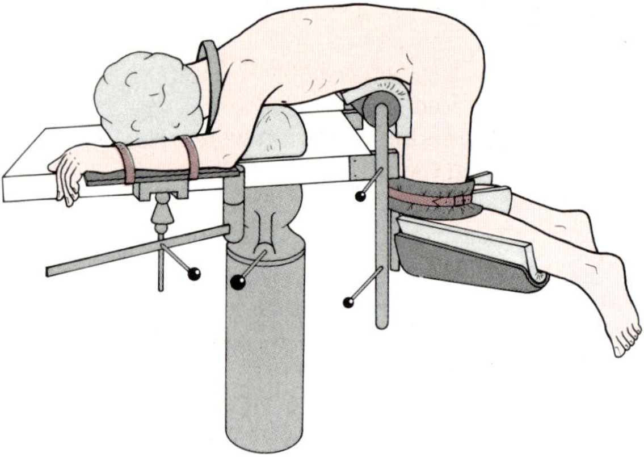

Abb. 31: „Heidelberger Lage" mit gespreizten Beinen. Der Operateur sitzt zwischen den beiden Unterschenkeln.

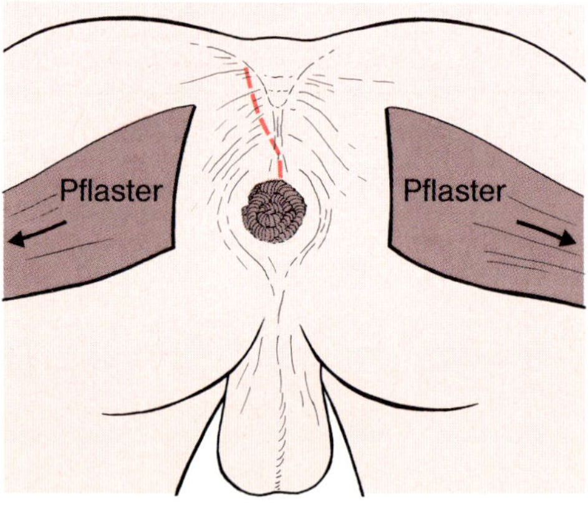

Abb. 32: Transsphinktere Rektum-(Mason-)Resektion (die Nates sind durch Heftpflasterzug gespreizt)

II. Nachbehandlung

Allgemeine postoperative Maßnahmen:

N

- ☐ **postoperatives Monitoring:** Blutdruck, Puls, Temperatur (Überwachungsbogen)
- ☐ **Thromboseprophylaxe:**
  → hohes eingriffstypisches Risiko ←
  Fortführung mit entsprechendem niedermolekularen Heparin
  Antithrombose-Strümpfe
- ☐ **Labor:**
  postop. Kontrolle: kl. BB, Elektrolyte, evtl. Blutgase
  am 1. postop. Tag: kl. BB, Elektrolyte, H-N, Kreatinin, TPZ, PTT, Gesamteiweiß, Blutzucker, evtl. Blutgase, Urinstatus
- ☐ **postoperative Infusionstherapie und Ernährung:**
  OP-Tag: Flüssigkeits- und Elektrolytsubstitution, Blut- und Eiweißsubstitution
  1. und 2. postop. Tag: Wasser- und Elektrolytsubstitution
  ab 3. postop. Tag: VPE
  Flüssigkeitszufuhr nach Ausscheidung und ZVD
- ☐ **Antibiotikatherapie:** Fortführung der perioperativen Gabe nur bei nicht vorgereinigtem Darm oder Perforation bis zum 6.–8. postop. Tag
- ☐ **Pneumonieprophylaxe:** Krankengymnastik, Atemgymnastik, Giebelrohr, Bird, evtl. *Nachbeatmung*
  medikamentös: Mukolytikum, z. B. Azetylzystein, Ambroxol
- ☐ **Streßulkusprophylaxe:** Pirenzepin 3 x 1 Amp. (Ø Ulkusanamnese), H_2-Rezeptorenblocker 2–3 x 1 Amp./Tag bei Ulkusanamnese oder bek. floridem Ulkus
- ☐ **1. Verbandswechsel** am 1. postop. Tag (Stoma, perineale Wunde)
- ☐ **Redondrainage(n)** nach 24–48 Stunden entfernen

- ☐ **Prophylaxe der Magen-Darm-Atonie**: Neostigmin/Dexpanthenol als Infusionszusatz ab 2. postop. Tag
- ☐ **Zieldrainage(n)** am 2. Tag lockern und ziehen nach ärztlicher Anordnung
- ☐ **Abführen**: bei ungestörtem Verlauf ab 5. postop. Tag mit mildem Laxans, danach Kostaufbau Irrigation des Stomas ab 4. postop. Tag
- ☐ **Ziehen der Fäden** am 10. postop. Tag

- ☐ ______________________________
- ☐ ______________________________

Wichtige Verlaufskontrollen:

- ☐ **KE** mit wasserlöslichem Kontrastmittel am 10. postop. Tag
- ☐ **Tumormarker**: CEA vor Entlassung

- ☐ ______________________________
- ☐ ______________________________

Procedere:

- **Anschlußheilbehandlung**
- Übernahme des Patienten in die **Tumornachsorge** bei Malignomen

____

____

Anus praeter – Anlage

(Dickdarmileus, Dickdarmverletzung, mehrzeitige Eingriffe am Kolon, nach Rektumamputation

I. Vorbereitung

Präoperative Diagnostik:

- ☐ **Labor**: Diff.-BB, Na, K, Ca, H-N, Kreatinin, GOT, GPT, γ-GT, Bili, Lipase, Amylase, Elpho, Cholinesterase, Urinstatus, TPZ, PTT, Blutgruppe, Blutgase
- ☐ **Röntgen**: Thorax in 2 Ebenen
  Abdomen im Stehen oder Linksseitenlage
  Gastrografin-KE
- ☐ **Sonographie**: Abdomen
- ☐ ____________________
- ☐ ____________________

Vorbereitung auf Station:

- ☐ **Aufklärung und typische Risiken** des Eingriffs:
  - Einheilungsstörung
  - Stenose und Einziehung
  - Fistel- und Abszeßbildung
  - Blutung und Stomanekrose
  - Darmvorfall und Intussuszeption
  - Innere Hernie und äußere Hernie
  - Notwendigkeit der Rückverlagerung (falls nicht endgültig)
  - Aufklärung über die Möglichkeiten der Stomaversorgung (z. B. ILCO)
- ☐ **Körperreinigung** und Nabelpflege
- ☐ **Rasur**

☐ **Anzeichnen** des Anus praeter am sitzenden, liegenden und stehenden Patienten (siehe Abb. 33)

☐ **Thromboseprophylaxe:**
→ **mittleres eingriffstypisches Risiko** ←
Beginn bis zu 2 Stunden *präoperativ* mit niedermolekularem oder unfraktioniertem Heparin
Antithrombose-Strümpfe

☐ **perioperative Antibiotikaprophylaxe** (Cephalosporin + Metronidazol)

☐ ______________________________

☐ ______________________________

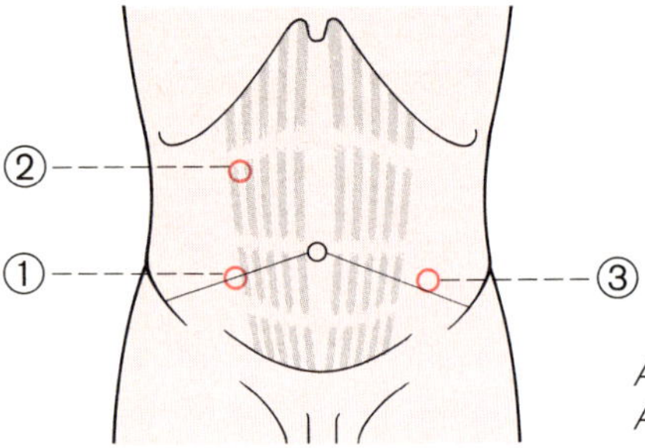

Abb. 33:
Anlagevariationen des Anus praeter
① Ileostoma
② Transversostomie
③ Sigma-Anus

Vorbereitung im OP:

OP

- ☐ **OP-Lagerung**: modifizierte Steinschnittlagerung nach Quenu (Abb. 27) bei Sigma- und Rektumresektion, bzw. Rektumamputation, sonst Standard-Rückenlagerung
- ☐ **Schnittführung**: Entsprechend der vorher angezeichneten Position des Stomas
- ☐ ______________________________
- ☐ ______________________________

II. Nachbehandlung

Allgemeine postoperative Maßnahmen:

N

- ☐ **postoperatives Monitoring**: Blutdruck, Puls, Temperatur
- ☐ **Thromboseprophylaxe**:
  → **mittleres eingriffstypisches Risiko** ←
  Fortführung mit niedermolekularem oder unfraktioniertem Heparin
  Antithrombose-Strümpfe
- ☐ **Labor**: kl. BB, Elektrolyte postoperativ
  am 1. postop. Tag: kl. BB, Elektrolyte, H-N, Kreatinin, TPZ, PTT, Gesamteiweiß, Blutzucker
- ☐ **postoperative Flüssigkeits- und Ernährungstherapie**:
  OP-Tag: Flüsssigkeits- und Elektrolytsubstitution
  1. und 2. postop. Tag: Wasser- und Elektrolytsubstitution
  ab 2. postop. Tag: Beginn des Kostaufbaus mit Tee, bei guter Toleranz und Funktion des Anus rasch aufsteigender Kostaufbau
- ☐ **Antibiotikatherapie**: Fortführung nur bei erhöhter Infektionsgefahr (Stuhlkontamination der Wunde)

- ☐ **Pneumonieprophylaxe:** Krankengymnastik, Atemgymnastik, Giebelrohr, Bird
  medikamentös: Mukolytikum, z.B. Azetylzystein, Ambroxol
- ☐ **Streßulkusprophylaxe:** Pirenzepin 3 x 1 Amp. (0 Ulkusanamnese), H_2-Rezeptorenblocker 2–3 x 1 Amp./Tag bei Ulkusanamnese oder floridem Ulkus
- ☐ **1. Verbandwechsel** am 1. postop. Tag
- ☐ **Prophylaxe der Magen-Darm-Atonie:** Neostigmin/Dexpanthenol als Infusionszusatz ab 2. postop. Tag
- ☐ **Entfernung des Reiters:** (bei doppelläufigem Anus praeter) nach 10–14 Tagen
- ☐ **Entfernung der Fäden:** unterbleibt bei Verwendung von resorbierbarem Nahtmaterial, sonst nach 10 Tagen
- ☐ **Stomaberatung und Erstausstattung** (z.B. ILCO)
- ☐ ____________________
- ☐ ____________________

Wichtige Verlaufskontrollen:

- ☐ **Kontrolle der Funktion** des Anus praeter (Stomabeutel-Inhalt)
- ☐ **tägliche Wundkontrolle** (lokale Infektion der Bauchdecke)
- ☐ ____________________
- ☐ ____________________

Anus praeter – Rückverlegung

I. Vorbereitung

Präoperative Diagnostik:

- ☐ **Labor:** kl. BB, Na, K, Ca, H-N, Cholinesterase, TPZ, PTT, Thrombozyten
- ☐ **Röntgen:** Thorax, KE mit wasserlöslichem Kontrastmittel
  oder
- ☐ **Koloskopie**
- ☐ **Tumormarker:** CEA bei Karzinomerkrankung
- ☐ ______________________________
- ☐ ______________________________

Vorbereitung auf Station:

- ☐ **Aufklärung und typische Risiken** des Eingriffs:
  - Schnitterweiterung oder Schnittwechsel (reguläre Laparotomie)
  - evtl. notwendige Darmresektion
  - Nahtinsuffizienz und Stenose, Ileus
  - Abszeß, Peritonitis
  - Narbenbruch
  - je nach Verfahren: Einlage von Drainagen, Antibiotika-Ketten, offene Wundheilung
- ☐ **Körperreinigung** und Pflege durch Duschen oder Vollbad mit antiseptischer Seifenlösung, Nabelpflege
- ☐ **Darmspülung** des oralen Schenkels per os oder über eine Magensonde, Spülung des aboralen Schenkels über das Stoma bzw. Hebe-Senk-Einlauf

- ☐ **Thromboseprophylaxe:**
  → mittleres eingriffstypisches Risiko ←
  Beginn bis zu 2 Stunden *präoperativ* mit niedermolekularem oder unfraktioniertem Heparin
  Antithrombose-Strümpfe
- ☐ **Rasur:** Stomabereich
- ☐ **perioperative Antibiotikaprophylaxe:** Cephalosporin + Metronidazol
- ☐ ______________________
- ☐ ______________________

Vorbereitung im OP:

- ☐ **OP-Lagerung:** „Standard"-Rückenlagerung *(siehe Abb. 1)*
- ☐ **Schnittführung:** sparsame Umschneidung des Stomas (Abb. 34)
- ☐ ______________________
- ☐ ______________________

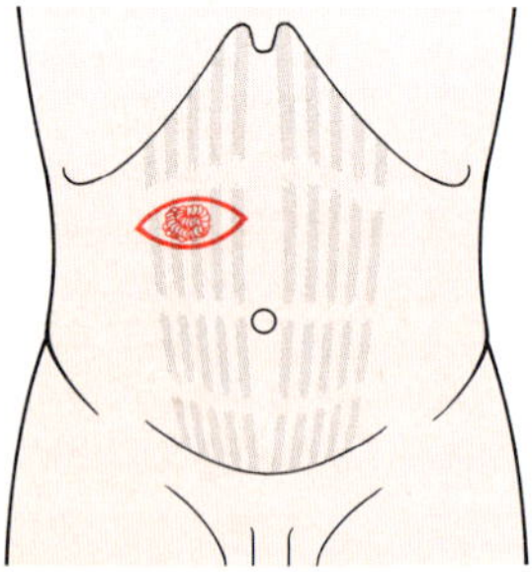

Abb. 34: Schnittführung (sparsame Umschneidung des Stomas)

II. Nachbehandlung

Allgemeine postoperative Maßnahmen:

N

- ☐ **postoperatives Monitoring:** Blutdruck, Puls, Temperatur (Überwachungsbogen)
- ☐ **Thromboseprophylaxe:**
  → mittleres eingriffstypisches Risiko ←
  Fortführung mit niedermolekularem oder unfraktioniertem Heparin
  Antithrombose-Strümpfe
- ☐ **Labor:**
  1. postop. Tag: kl. BB, Elektrolyte, H-N, Kreatinin, TPZ, PTT, BZ
- ☐ **postoperative Infusionstherapie und Ernährung:**
  OP-Tag und 1.–2. postop. Tag: Wasser- und Elektrolytsubstitution
  ab 3. postop. Tag: HPE
  ab 4. postop. Tag: Tee und weiterer Kostaufbau
- ☐ **Abführen** am 5. postop. Tag mit mildem Laxans
- ☐ **1. Verbandswechsel** am **1.** postop. Tag
- ☐ **Streßulkusprophylaxe:** Pirenzepin 3 x 1 Amp. (Ø Ulkusanamnese), H_2-Rezeptorenblocker 2–3 x 1 Amp./Tag bei Ulkusanamnese oder bek. floridem Ulkus
- ☐ **Pneumonieprophylaxe:** Krankengymnastik, Atemgymnastik, Giebelrohr, Birdtraining
  medikamentös: Mukolytikum, z. B. Azetylzystein, Ambroxol
- ☐ **Redondrainage(n)** nach 48–72 Stunden entfernen
- ☐ **Ziehen der Fäden** am 10. postop. Tag

- ☐ ________________________________
- ☐ ________________________________

OP-Vorbereitung und Nachbehandlung in der Unfallchirurgie

Obere Extremität

(Klavikula, Schulterblatt, AC-Gelenk, Ober- und Unterarm, Schulter- und Ellbogengelenk, Hand)

1. Klavikulafraktur

(Indikation: offene Fraktur, drohende Durchspießung der Haut, Gefäß- oder Plexusverletzungen, Pseudarthrose, kombinierte Frakturen von Klavikula und Skapula)

I. Vorbereitung

Präoperative Diagnostik:

- ☐ **klinische Prüfung**: lokale Inspektion der Haut, Pulse, Motorik und Sensibilität des Arms
- ☐ **Labor**: kl. BB, Elektrolyte, H-N, BZ, TPZ, PPT, Thrombozyten
- ☐ **Röntgen**: Thorax in 2 Ebenen, Klavikula p.a. und tangential
- ☐ EKG
- ☐ ______________________________
- ☐ ______________________________

Vorbereitung auf Station bzw. Ambulanz:

- ☐ **Aufklärung und typische Risiken** des Eingriffs:
  - Wund-, Knocheninfektion, verzögerte Knochenbruchheilung, Pseudarthrose
  - Einschränkung der Beweglichkeit des Schultergelenks

- Lockerung des Implantats (Platte)
- Gefäß-Nervenverletzung
  Plexus brachialis
  Arteria und Vena subclavia
- kosmetisch störende Narbenbildung
- Nachbehandlung (Ruhigstellung, Übungsbehandlung, Metallentfernung)

☐ **vorläufige Ruhigstellung**: Rucksack- oder Gilchrist-Verband

☐ **Körperreinigung** und Pflege durch Duschen oder Vollbad mit antiseptischer Seifenlösung

☐ **Rasur** im Bereich der Schnittführung

☐ **Thromboseprophylaxe**:
→ **niedriges eingriffstypisches Risiko** ←
Beginn bis zu 2 Stunden *präoperativ* mit niedermolekularem oder unfraktioniertem Heparin
Antithrombose-Strümpfe perioperativ

☐ ______________________________

☐ ______________________________

Vorbereitung im OP:

☐ **OP-Lagerung**: Kopf zur Gegenseite gedreht und rekliniert, Schulter angehoben, der Arm wird über dem Bauch liegend auf der Gegenseite fixiert (Abb. 35-A)

☐ **Schnittführung** (Abb. 35-B):
① „Säbelhieb"-Schnitt
② querverlaufender infraklavikulärer Schnitt

☐ ______________________________

☐ ______________________________

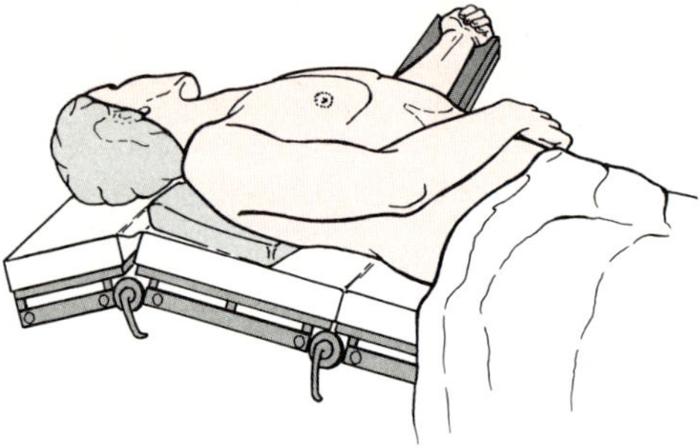

Abb. 35-A: Lagerung des Patienten

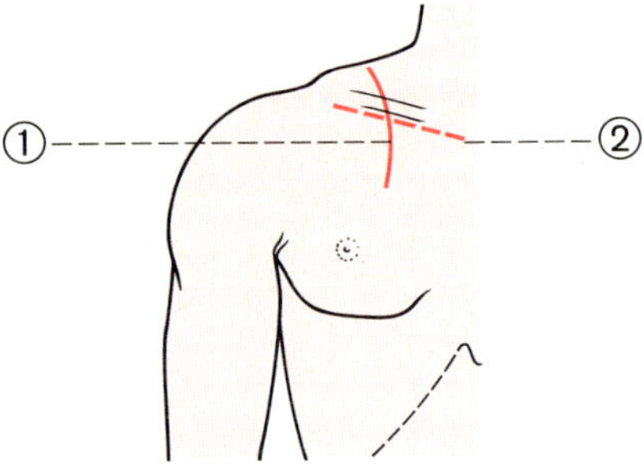

Abb. 35-B: Schnittführung
① „Säbelhieb"-Schnitt
② infraklavikuläre Schnittführung

II. Nachbehandlung

Allgemeine postoperative Maßnahmen:

N

- ☐ **klinische Prüfung**: Motorik und Sensibilität des Arms (intraop. Plexus- oder Gefäßverletzung)
- ☐ **postoperatives Monitoring**: Blutdruck, Puls und Temperatur (Überwachungsbogen für 24 Stunden)
- ☐ Thromboseprophylaxe:
  → **niedriges eingriffstypisches Risiko** ←
  Fortführung mit niedermolekularem oder unfraktioniertem Heparin bis zur Mobilisation
- ☐ **Redondrainage(n)** nach 24–48 Stunden entfernen
- ☐ **1. Verbandswechsel** am 2. postop. Tag
- ☐ **Ziehen der Fäden** am 10. postop. Tag
- ☐ **postoperative Röntgenkontrolle**: Klavikula a.p. und tangential unmittelbar postoperativ
- ☐ **Krankengymnastik**: „pendelnde" und „sägende" Bewegungsformen des Schultergelenks aus einer Mitella heraus, die bis zum Abschluß der Wundheilung (ca. 10. postop. Tag) belassen wird, danach Beginn aktiver Bewegungsübungen

- ☐ ____________________
- ☐ ____________________

Entlassungsdiagnostik:

- **Labor**: kl. BB, BKS
- **Röntgen**: Klavikula a.p.

Procedere:

- Fortführen der **Krankengymnastik**
- **Röntgenkontrolle** nach 4 und 8 Wochen
- **Belastungsbeginn** je nach Röntgenbefund zwischen 6. und 12. postop. Woche
- **Metallentfernung** nach 1 Jahr

2. Skapulafraktur

(Indikation: erheblich dislozierte Frakturen des Schulterblatts und seiner Gelenkfläche)

I. Vorbereitung

Präoperative Diagnostik:

- ☐ **klinische Prüfung:** keine Bewegungsprüfung, Neurostatus des Armes (Läsion des Plexus brachialis)
- ☐ **Röntgen:** Thorax in 2 Ebenen
  Schultergelenk a. p. und Skapula tangential
  Computertomographie
- ☐ **Labor:** kl. BB, Elektrolyte, H-N, BZ, TPZ, PPT, Thrombozyten, Blutgase (Thoraxkontusion)
- ☐ EKG
- ☐ ______________________
- ☐ ______________________

Vorbereitung auf Station:

- ☐ **Aufklärung und typische Risiken** des Eingriffs:
  - Verletzung von Gefäßen und Nerven
    N. suprascapularis und N. axillaris mit Begleitgefäßen
  - Implantatlockerung
  - Bewegungseinschränkung des Schultergelenks, Arthrose des Gelenks bei Beteiligung der Gelenkflächen
  - Nachbehandlung (Ruhigstellung, Physiotherapie, Metallentfernung)
- ☐ **vorläufige Ruhigstellung:** Gilchrist- oder Desault-Verband

- ☐ **Körperreinigung** und Pflege durch Waschung mit antiseptischer Seifenlösung
- ☐ **Rasur:** rückseitiger Schulterbereich sowie Achselhöhle (Enthaarungscreme)
- ☐ **Thromboseprophylaxe:**
  → **niedriges eingriffstypisches Risiko** ←
  Beginn bis zu 2 Stunden *präoperativ* mit niedermolekularem oder unfraktioniertem Heparin
  Antithrombose-Strümpfe perioperativ
- ☐ ____________________
- ☐ ____________________

Vorbereitung im OP:

- ☐ **OP-Lagerung:** Bauchlagerung mit Lagerung des verletzten Armes adduziert, jedoch frei beweglich
- ☐ **Schnittführung:** geschwungene Inzision entlang der Spina scapulae und der Margo medialis (Abb. 36)
- ☐ **Bildwandler**
- ☐ ____________________
- ☐ ____________________

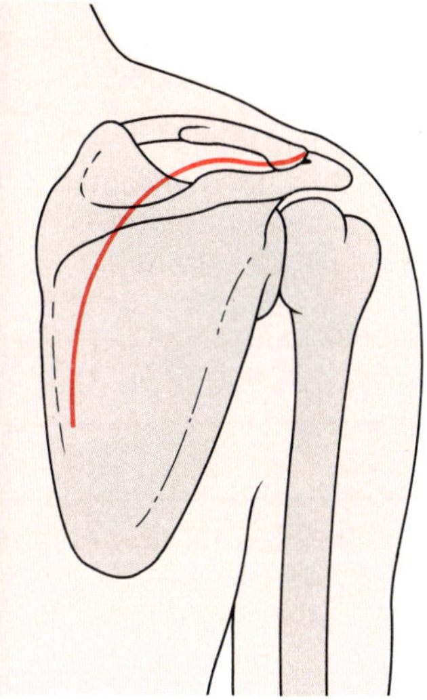

Abb. 36: Schnittführung beim dorsalen Zugang zur Skapula

II. Nachbehandlung

Allgemeine postoperative Maßnahmen:

N

- ☐ **postoperative Röntgenkontrolle:** Schulterblatt a. p. und tangential, evtl. Computertomographie
- ☐ **klinische Prüfung:** Neurostatus des Arms
- ☐ **postoperatives Monitoring:** Blutdruck, Puls und Temperatur
  bei Thoraxkontusion Intensivüberwachung

- ☐ **Thromboseprophylaxe:**
  → niedriges – mittleres eingriffstypisches Risiko ←
  Fortführung mit niedermolekularem oder unfraktioniertem Heparin
  Antithrombose-Strümpfe
- ☐ **Lagerung:** Gilchrist- oder Desault-Verband für 3–4 Tage
- ☐ **1. Verbandswechsel** am 2. postop. Tag
- ☐ **Redondrainagen** nach 24–48 Stunden entfernen
- ☐ **Krankengymnastik:** Beginn aktiver und passiver Bewegungsübungen des Schultergelenks am 3.–4. postop. Tag
- ☐ **Ziehen der Fäden** am 12. postop. Tag

- ☐ ______________________________

- ☐ ______________________________

Entlassungsdiagnostik:

- **Labor:** kl. BB, BKS
- **Röntgen:** Skapular a. p. und tangential

Procedere:

- Fortführung der **Krankengymnastik** bis zur vollen Beweglichkeit des Schultergelenks
- **Röntgenkontrollen** in 4wöchigen Abständen
- **Metallentfernung** nur bei klinischer Symptomatik (Bewegungseinschränkung) oder Komplikation (Infektion)

____

____

3. AC-Gelenk-Sprengung

(Indikation: Luxation des Gelenks entsprechend Grad III nach Tossy)

I. Vorbereitung

Präoperative Diagnostik:

D

- ☐ **klinische Prüfung:** Klaviertastenphänomen
- ☐ **Röntgen:** Schultergelenk in 2 Ebenen
  Belastungsaufnahme nach Tossy: beide AC-Gelenke auf breiter Platte mit Zug von 5 kg (Belastung der gestreckten Arme durch Tragen eines Gewichtes von 5 kg)
  Thorax in 2 Ebenen
- ☐ **Labor:** kl. BB, Elektrolyte, H-N, TPZ, PPT, Thrombozyten
- ☐ EKG
- ☐ ______________________________
- ☐ ______________________________

Vorbereitung auf Station bzw. Ambulanz:

V

- ☐ **Aufklärung und typische Risiken** des Eingriffs:
  - Wund-, Knochen- und Gelenkinfektion
  - Einschränkung der Beweglichkeit des Schultergelenks
  - Lockerung des Implantats (Schrauben, Spickdrähte)
  - kosmetisch störende Narbenbildung
  - Nachbehandlung (Ruhigstellung, Übungsbehandlung, Metallentfernung)
- ☐ **vorläufige Ruhigstellung:** Rucksack- oder Gilchrist-Verband

☐ **Körperreinigung** und Pflege durch Duschen oder Vollbad mit antiseptischer Seifenlösung

☐ **Rasur:** gesamte Schulterregion bis zum proximalen Oberarm, Mamille, Sternum

☐ **Thromboseprophylaxe:**
→ **niedriges eingriffstypisches Risiko** ←
Beginn bis zu 2 Stunden *präoperativ* mit niedermolekularem oder unfraktioniertem Heparin
Antithrombose-Strümpfe perioperativ

☐ ______________________________

☐ ______________________________

Vorbereitung im OP:

☐ **OP-Lagerung:** Kopf zur Seite gedreht und rekliniert, Schulter angehoben, der Arm wird über dem Bauch liegend auf der Gegenseite fixiert (*siehe Abb. 35-A*)

☐ **Schnittführung** „Säbelhieb"-Schnitt über dem lateralen Klavikuladrittel (Abb. 37)

☐ ______________________________

☐ ______________________________

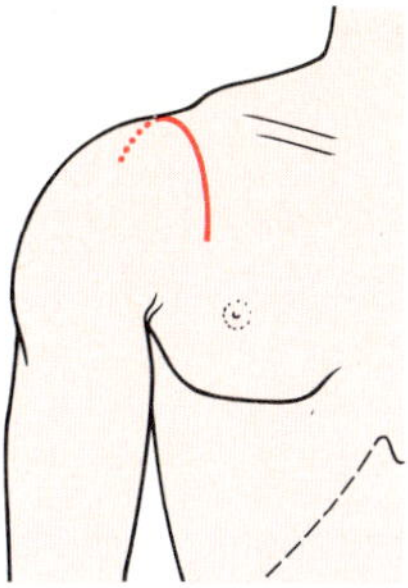

Abb. 37: Schnittführung („Säbelhieb"-Schnitt über dem lateralen Klavikuladrittel)

II. Nachbehandlung

Allgemeine postoperative Maßnahmen:

N

- ☐ **postoperatives Monitoring:** Blutdruck, Puls und Temperatur (Überwachungsbogen für 24 Stunden)
- ☐ **postoperative Röntgenkontrolle:** Schulter a.p.
- ☐ **Thromboseprophylaxe:**
  → **niedriges eingriffstypisches Risiko** ←
  Fortführung mit niedermolekularem oder unfraktioniertem Heparin bis zur Mobilisation
- ☐ **Lagerung:** Gilchrist- oder Desault-Verband für 1 Woche
- ☐ **1. Verbandswechsel** am 2. postop. Tag
- ☐ **Redondrainage(n)** nach 24–48 Stunden entfernen
- ☐ **Krankengymnastik:** sofortiger Beginn mit aktiven und passiven Bewegungsübungen („pendeln" und „sägen"), nach Abschluß der Wundheilung Abduktion des Armes bis 60° bis zum Ende der 4. Woche, dann Steigerung bis 90°
- ☐ **Ziehen der Fäden** am 10. postop. Tag

- ☐ ______________________
- ☐ ______________________

Entlassungsdiagnostik:

- **Labor:** kl. BB, BKS
- **Röntgen:** Schulter a.p.

Procedere:

- Fortführung der **Krankengymnastik,** Abduktion des Arms über 90° ab 6. postop. Woche
- **Metallentfernung** nach 6 Wochen

____

____

4. Subkapitale Humerusfraktur

(Indikation: Abriß des Tuberculum majus humeri mit Dislokation, Luxationsfraktur, dislozierte Fraktur)

I. Vorbereitung

Präoperative Diagnostik:

D

- ☐ **Röntgen:** Schultergelenk a.p. und transthorakal, Thorax
- ☐ **Labor:** kl. BB, Elektrolyte, H-N, TPZ, PPT, Thrombozyten
- ☐ EKG
- ☐ ____________________
- ☐ ____________________

Vorbereitung auf Station bzw. Ambulanz:

V

- ☐ **Aufklärung und typische Risiken** des Eingriffs:
  - Humeruskopfnekrose
  - Läsion des Plexus brachialis, N. axillaris
  - Lockerung des Implantats, Auswandern von Spickdrähten
  - kosmetisch störende Narbenbildung
  - Nachbehandlung (Ruhigstellung, Übungsbehandlung, Metallentfernung)
  - verbleibende Einschränkung der Beweglichkeit des Schultergelenks
- ☐ **vorläufige Ruhigstellung:** Gilchrist- oder Desault-Verband
- ☐ **Körperreinigung** und Pflege durch Waschung mit antiseptischer Seifenlösung
- ☐ **Rasur:** Schulterpartie und Axilla (Enthaarungscreme)

☐ Thromboseprophylaxe:
→ **niedriges eingriffstypisches Risiko** ←
Beginn bis zu 2 Stunden *präoperativ* mit niedermolekularem oder unfraktioniertem Heparin
Antithrombose-Strümpfe perioperativ

☐ ______________________________

☐ ______________________________

Vorbereitung im OP:

OP

☐ **OP-Lagerung:** Kopf zur Gegenseite gedreht und leicht rekliniert, angehobene Schulter in Rückenlage, der Arm selbst wird frei gelagert
☐ **Schnittführung:** im Verlauf des Sulkus zwischen M. deltoideus und M. pectoralis major (Abb. 38)
☐ **Bildwandler**

☐ ______________________________

☐ ______________________________

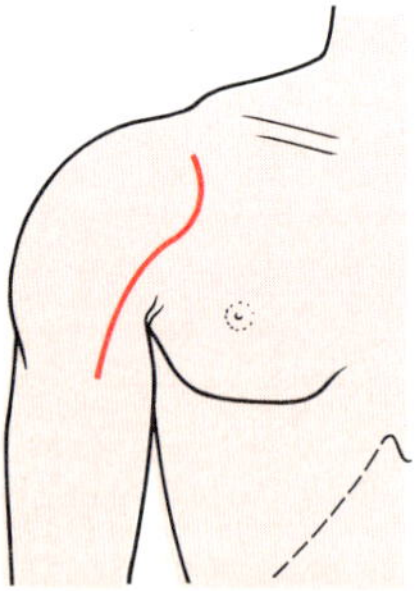

Abb. 38: Schnittführung zum Schultergelenk, Humeruskopf und proximalen Humerusdrittel

II. Nachbehandlung

Allgemeine postoperative Maßnahmen:

N

- ☐ **postoperative Röntgenkontrolle:** Schulter a.p. und transthorakal unmittelbar postoperativ
- ☐ **postoperatives Monitoring:** Blutdruck, Puls und Temperatur (Überwachungsbogen für 24 Stunden)
- ☐ **Thromboseprophylaxe:**
  → **niedriges – mittleres eingriffstypisches Risiko** ←
  Fortführung mit niedermolekularem oder unfraktioniertem Heparin bis zur Mobilisation
  Antithrombose-Strümpfe
- ☐ **Lagerung** des Armes in abduzierter Stellung auf einem Kissen, Gilchrist- oder Desault-Verband für 1 Woche beim mobilisierten Patienten
- ☐ **Redondrainage(n)** nach 24–48 Stunden entfernen
- ☐ **Verbandswechsel** am 2. postop. Tag
- ☐ **Krankengymnastik:** bei stabil versorgten Frakturen Beginn der aktiven und passiven Bewegungstherapie ab 1. postop. Tag
- ☐ **Ziehen der Fäden** am 10. postop. Tag

- ☐ ______________________________

- ☐ ______________________________

Entlassungsdiagnostik:

- **Labor:** kl. BB, BKS
- **Röntgen:** Schulter a.p. und transthorakal

Procedere:

- Fortführung der **Krankengymnastik** mit aktiven Übungen je nach Stabilität der Versorgung nach 3–6 Wochen
- **Röntgenkontrollen** nach 4 und 8 Wochen
- **Metallentfernung:**
  bei Spickdrahtosteosynthese nach 6 Wochen
  bei Hautperforation sofort
  bei Platten- und Schraubenosteosynthese nach 1 Jahr

5. Humerusschaftfraktur

(Indikation: Querfraktur, kurze Schrägfraktur mit erheblicher Dislokation, offene Fraktur, Frakturen mit Nerven- oder Gefäßbeteiligung)

I. Vorbereitung

Präoperative Diagnostik:

D

- ☐ **klinische Prüfung:** Überprüfung der Funktion des N. radialis, Radialispuls
- ☐ **Röntgen:** Oberarm in 2 Ebenen, Thorax
- ☐ **Labor:** kl. BB, Elektrolyte, H-N, BZ, TPZ, PPT, Thrombozyten
- ☐ EKG
- ☐ ______________________________
- ☐ ______________________________

Vorbereitung auf Station bzw. Ambulanz:

V

- ☐ **Aufklärung und typische Risiken** des Eingriffs:
  - Schädigung des N. radialis durch Zug oder Durchtrennung (Marknagel und Platte)
  - Algodystrophie M. Sudeck, Volkmannsche Kontraktur
  - Läsion der A. brachialis, des N. medianus
  - verbleibende Bewegungseinschränkung des Schulter- und Ellbogengelenks
  - verzögerte Knochenbruchheilung (delayed union) und Pseudarthrose
  - Nachbehandlung (Ruhigstellung, Übungsbehandlung, Metallentfernung)
- ☐ **vorläufige Ruhigstellung:** Desault-Verband
- ☐ **Körperreinigung** und Pflege durch Waschung mit antiseptischer Seifenlösung

☐ **Rasur**: ganzer Arm, Axilla und Schulterpartie (Enthaarungscreme)

☐ **Thromboseprophylaxe**:
→ **niedriges eingriffstypisches Risiko** ←
Beginn bis zu 2 Stunden *präoperativ* mit niedermolekularem oder unfraktioniertem Heparin
Antithrombose-Strümpfe perioperativ

☐ ______________________________

☐ ______________________________

Vorbereitung im OP:

OP

a) Marknagel:

☐ **OP-Lagerung**: Rückenlagerung des Patienten an den seitlichen Rand des Operationstisches mit überhängender Schulter und frei beweglichem Arm (Abb. 39)

☐ **Schnittführung**: über dem Tuberculum majus unterhalb des Akromions (Abb. 39)

☐ **Bildwandler**

☐ ______________________________

☐ ______________________________

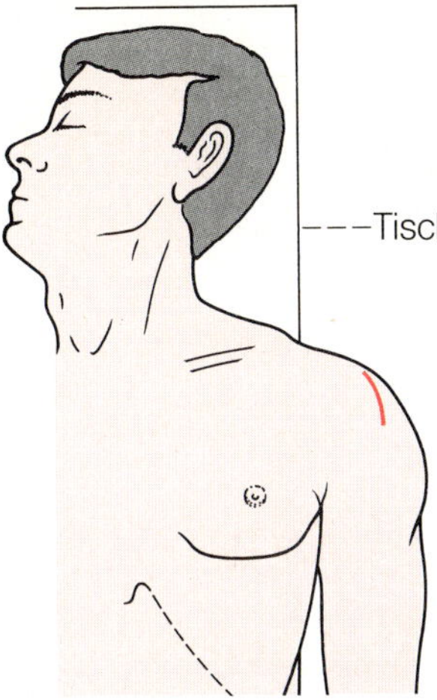

Abb. 39: Lagerung und Schnittführung bei Humerusmarknagelung

b) Plattenosteosynthese des mittleren und distalen Oberarmdrittels:

- ☐ **OP-Lagerung:** Bauchlagerung mit Auslagerung des verletzten Armes über einen gepolsterten Armtisch (Abb. 40)
- ☐ **Schnittführung:** dorsaler Längsschnitt über dem Trizepsmuskel zur Olekranonspitze (Abb. 40)
- ☐ **pneumatische Oberarmblutsperre** (distales Drittel)

☐ ____

☐ ____

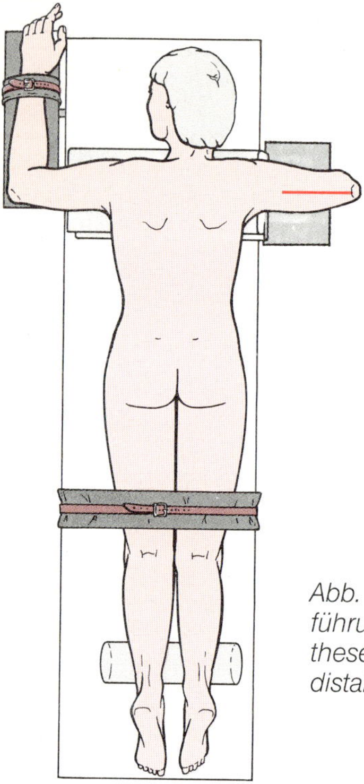

Abb. 40: Lagerung und Schnittführung bei Plattenosteosynthesen des mittleren und distalen Humerusschaftdrittels

II. Nachbehandlung

Allgemeine postoperative Maßnahmen:

N

- ☐ **postoperative Röntgenkontrolle:** Oberarm in 2 Ebenen
- ☐ **klinische Prüfung:** Funktion des N. radialis und der A. radialis
- ☐ **postoperatives Monitoring:** Blutdruck, Puls und Temperatur (Überwachungsbogen für 24 Stunden)

- ☐ **Thromboseprophylaxe:**
  → niedriges eingriffstypisches Risiko ←
  Fortführung mit niedermolekularem oder unfraktioniertem Heparin bis zur Mobilisation
- ☐ **Lagerung:** Hochlagerung des Arms auf einem Kissen
- ☐ **1. Verbandswechsel** am 2. postop. Tag
- ☐ **Redondrainage(n)** nach 24–48 Stunden entfernen
- ☐ **Krankengymnastik:** funktionelle Nachbehandlung ab dem 1. postop. Tag
- ☐ **Ziehen der Fäden** am 10. postop. Tag
- ☐ ______________________
- ☐ ______________________

Entlassungsdiagnostik:

- **Labor:** kl. BB, BKS
- **Röntgen:** Oberarm in 2 Ebenen

Procedere:

- **Röntgenkontrolle** nach 4 und 8 Wochen
- **Belastungsbeginn** erst nach radiologisch gesicherter Durchbauung der Fraktur
- **Metallentfernung:** bei erhöhtem Risiko einer N. radialis-Schädigung kann die Platte belassen werden.
  Entfernung des Marknagels nach 1/2 Jahr, bzw. bei radiologisch gesicherter Durchbauung

____

____

6. Suprakondyläre Humerusfraktur

(Indikation: Gelenkfrakturen und gelenknahe Frakturen mit Dislokation, offene Frakturen, Frakturen mit Nerven- oder Gefäßläsion)

I. Vorbereitung

Präoperative Diagnostik:

- ☐ **klinische Prüfung**: Funktion des N. ulnaris, Durchblutung
- ☐ **Röntgen**: Ellbogen in 2 Ebenen, Thorax
- ☐ **Labor**: kl. BB, Elektrolyte, H-N, BZ, TPZ, PPT, Thrombozyten
- ☐ EKG
- ☐ ____________________
- ☐ ____________________

Vorbereitung auf Station bzw. Ambulanz:

- ☐ **Aufklärung und typische Risiken** des Eingriffs:
  - Verletzung von Gefäßen und Nerven N. ulnaris, N. radialis, R. superficialis n. radialis sowie das ventrale Gefäß-Nervenbündel mit N. medianus
  - Druckschädigung durch Blutsperre/leere
  - Lockerung und Auswanderung von Implantaten
  - verbleibende Bewegungseinschränkung des Ellbogengelenks
  - Achsenfehlstellung mit Einschränkung der Drehung des Unterarms
  - Volkmann'sche Kontraktur
  - Nachbehandlung (Ruhigstellung, Übungsbehandlung, Metallentfernung)
- ☐ **vorläufige Ruhigstellung**: Oberarmgipsschiene

☐ **Körperreinigung** und Pflege durch Waschung mit antiseptischer Seifenlösung
☐ **Rasur:** Oberarm, Ellbogen, Unterarm
☐ **Thromboseprophylaxe:**
→ **niedriges eingriffstypisches Risiko** ←
Beginn bis zu 2 Stunden *präoperativ* mit niedermolekularem oder unfraktioniertem Heparin
Antithrombose-Strümpfe perioperativ

☐ ______________________________

☐ ______________________________

Vorbereitung im OP:

OP

☐ **OP-Lagerung:** Bauchlagerung mit Auslagerung des verletzten Armes über einen gepolsterten Armtisch mit Rolle *(siehe Abb. 40)*
☐ **Schnittführung** (Abb. 41):
① dorsale Hautinzision über dem Trizepsmuskel mit radialer Umfahrung des Olekranons in Bauchlage
alternativ:
② Hautinzision über der ulnaren und/oder
③ radialen Seite des Ellbogens in Rückenlage
☐ **pneumatische Oberarmblutsperre**
☐ **Bildwandler**

☐ ______________________________

☐ ______________________________

II. Nachbehandlung

Allgemeine postoperative Maßnahmen:

N

- ☐ **postoperative Röntgenkontrolle:** Ellbogen mit distalem Oberarm im Gips in 2 Ebenen unmittelbar postoperativ
- ☐ **klinische Prüfung:** Funktion des N. ulnaris und radialis
- ☐ **postoperatives Monitoring:** Blutdruck, Puls und Temperatur (Überwachungsbogen für 24 Stunden)
- ☐ **Thromboseprophylaxe:**
  → **niedriges eingriffstypisches Risiko** ←
  Fortführung mit niedermolekularem oder unfraktioniertem Heparin bis zur Mobilisation

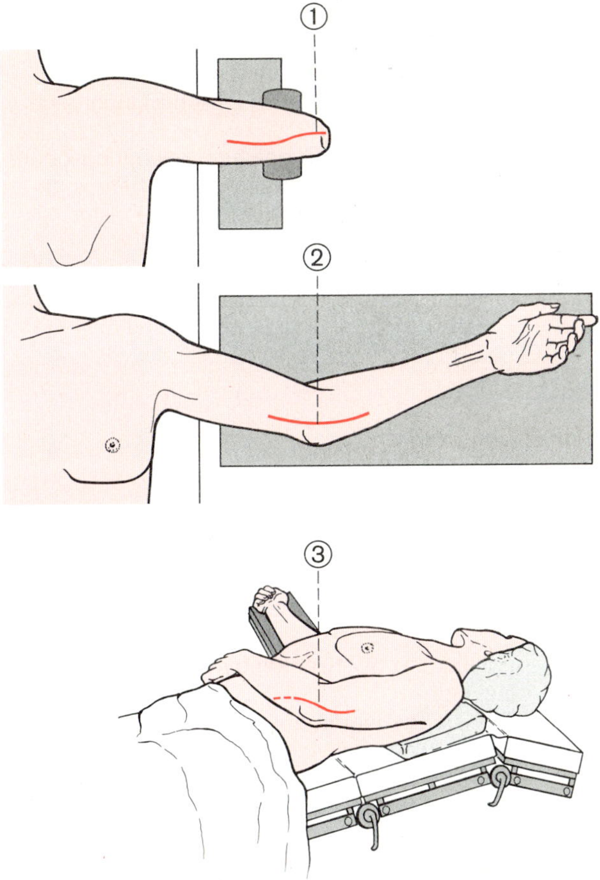

Abb. 41: Schnittführung bei suprakondylärer Humerusfraktur

① dorsale Hautinzision über dem Trizepsmuskel mit radialer Umfahrung des Olekranons in Bauchlage
② Hautinzision über der ulnaren und/oder
③ radialen Seite des Ellbogens in Rückenlage

- ☐ **Lagerung**: Oberarmgipsschiene, Hochlagerung auf Kissen
- ☐ **1. Verbandswechsel** am 2. postop. Tag
- ☐ **Redondrainage(n)** nach 24–48 Stunden entfernen
- ☐ **Krankengymnastik**: geführte Bewegungsübungen aus der Oberarmgipsschiene heraus ab dem 3. postop. Tag bei stabil versorgter Fraktur
- ☐ **Ziehen der Fäden** am 12. postop. Tag
- ☐ ______________________________
- ☐ ______________________________

Entlassungsdiagnostik:

- **Labor**: kl. BB, BKS
- **Röntgen**: Ellbogen mit distalem Oberarm in 2 Ebenen

Procedere:

- Fortführung der **Krankengymnastik** ohne Belastung
- **Belastungsbeginn** frühestens nach radiologisch dokumentierter Durchbauung der Fraktur, bei Trümmerfrakturen ab 12. postop. Woche
- **Metallentfernung** nach 6–12 Monaten

____

____

7. Radiusköpfchenfraktur
(Indikation: dislozierte Fraktur, Stufenbildung im Gelenkflächenbereich)

I. Vorbereitung

Präoperative Diagnostik:

D

- ☐ **klinische Prüfung**: Funktion des N. radialis
- ☐ **Röntgen**: Ellbogen in 2 Ebenen, Thorax in 2 Ebenen
- ☐ **Labor**: kl. BB, Elektrolyte, H-N, BZ, TPZ, PPT, Thrombozyten
- ☐ EKG
- ☐ ______________________________
- ☐ ______________________________

Vorbereitung auf Station bzw. Ambulanz:

V

- ☐ **Aufklärung und typische Risiken** des Eingriffs:
  - Verletzung von Gefäßen und Nerven R. profundus n. radialis
  - Druckschädigung durch Blutsperre/leere
  - M. Sudeck
  - Achsenfehlstellung und Bewegungseinschränkung (Unterarmdrehung und Beugung)
  - Nachbehandlung (Ruhigstellung, Physiotherapie, Metallentfernung)
- ☐ **vorläufige Ruhigstellung**: Oberarmgipsschiene
- ☐ **Körperreinigung** und Pflege durch Waschung mit antiseptischer Seifenlösung
- ☐ **Rasur**: Oberarm, Ellbogen und Unterarm

☐ **Thromboseprophylaxe:**
→ niedriges eingriffstypisches Risiko ←
Beginn bis zu 2 Stunden *präoperativ* mit niedermolekularem oder unfraktioniertem Heparin
Antithrombose-Strümpfe perioperativ

☐ ______________________________

☐ ______________________________

Vorbereitung im OP:

OP

☐ **OP-Lagerung:** Rückenlagerung (Abb. 42)
☐ **Schnittführung:** seitliche Schnittführung vom Epicondylus radialis humeri nach distal (Abb. 42)
☐ **pneumatische Oberarmblutsperre**

☐ ______________________________

☐ ______________________________

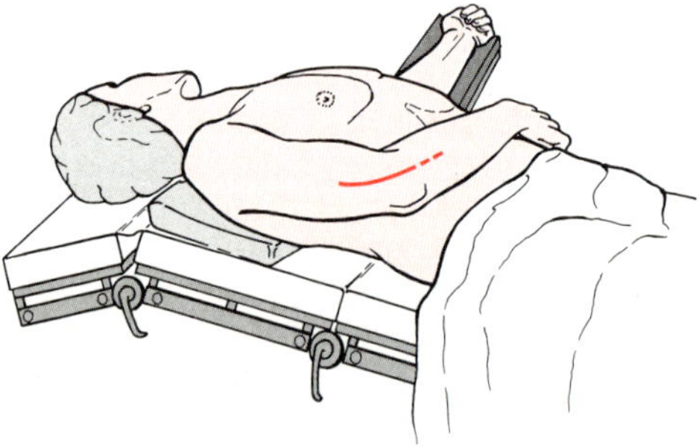

Abb. 42: Schnittführung bei Radiusköpfchenfraktur (radialer Zugang zum Ellbogengelenk)

II. Nachbehandlung

Allgemeine postoperative Maßnahmen:

N

- ☐ **klinische Prüfung**: Funktion des N. radialis
- ☐ **postoperative Röntgenkontrolle**: Ellbogen in 2 Ebenen im Gips
- ☐ **postoperatives Monitoring**: Blutdruck, Puls und Temperatur (Überwachungsbogen für 24 Stunden)
- ☐ **Thromboseprophylaxe**:
  → **niedriges – mittleres eingriffstypisches Risiko** ←
  Fortführung mit niedermolekularem oder unfraktioniertem Heparin bis zur Mobilisation
- ☐ **Lagerung**: Hochlagerung des Arms mit Oberarmgipsschiene
- ☐ **1. Verbandswechsel** am 2. postop. Tag
- ☐ **Redondrainage(n)** nach 24–48 Stunden entfernen
- ☐ **Krankengymnastik**: aktive Bewegungsübungen aus der Schiene heraus ab 3. postop. Tag

- ☐ ____________________
- ☐ ____________________

Entlassungsdiagnostik:

- **Labor**: kl. BB, BKS
- **Röntgen**: Ellbogen in 2 Ebenen *ohne* Gips

Procedere:

- **Oberarmgipsschiene** je nach Stabilität der Versorgung für 3–6 Wochen
- **Belastungsbeginn** nach 8 Wochen
- **Metallentfernung** nach 6 Monaten

8. Olekranonfraktur

(Indikation: Frakturen mit Dislokation oder Dehiszenz)

I. Vorbereitung

Präoperative Diagnostik:

- ☐ **klinische Prüfung**: z. B. Ulnarisläsion
- ☐ **Röntgen**: Ellbogen in 2 Ebenen, Thorax in 2 Ebenen
- ☐ **Labor**: kl. BB, Elektrolyte, H-N, BZ, TPZ, PPT, Thrombozyten
- ☐ EKG
- ☐ ______________________________
- ☐ ______________________________

Vorbereitung auf Station bzw. Ambulanz:

- ☐ **Aufklärung und typische Risiken** des Eingriffs:
  - Verletzung von Gefäßen und Nerven N. ulnaris
  - Druckschädigung durch Blutsperre/leere
  - Algodystrophie M. Sudeck
  - Implantatlockerung (Auswandern von Spickdrähten)
  - Bewegungseinschränkung des Ellbogengelenks
  - Nachbehandlung (Ruhigstellung, Physiotherapie, Metallentfernung)
- ☐ **vorläufige Ruhigstellung**: Oberarmgipsschiene
- ☐ **Körperreinigung** und Pflege durch Waschung mit antiseptischer Seifenlösung
- ☐ **Rasur**: Ellbogen mit distalem Ober- und proximalem Unterarm

☐ **Thromboseprophylaxe:**
→ **niedriges eingriffstypisches Risiko** ←
Beginn bis zu 2 Stunden *präoperativ* mit niedermolekularem oder unfraktioniertem Heparin
Antithrombose-Strümpfe perioperativ

☐ ______________________________

☐ ______________________________

Vorbereitung im OP:

OP

☐ **OP-Lagerung:** Rückenlagerung (Abb. 43)
☐ **Schnittführung:** dorsaler Hautschnitt über dem distalen Unterarm und dem Olekranon mit radialer Umfahrung der Olekranonspitze (Abb. 43)
☐ **pneumatische Oberarmblutsperre**
☐ **Bildwandler**

☐ ______________________________

☐ ______________________________

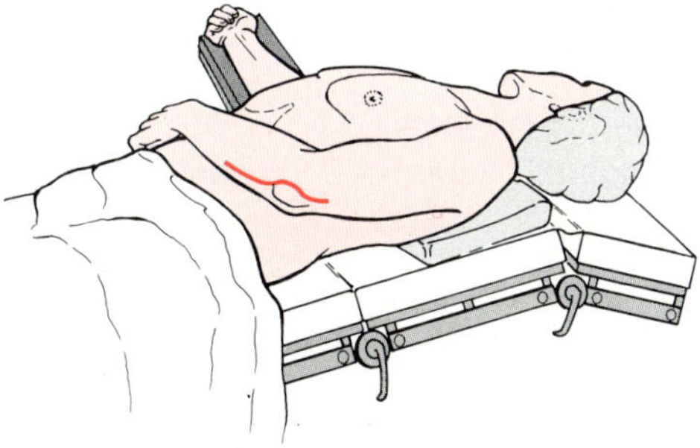

Abb. 43: Schnittführung bei Olekranonfraktur

II. Nachbehandlung

Allgemeine postoperative Maßnahmen:

N

- ☐ **postoperative Röntgenkontrolle:** Ellbogen in 2 Ebenen im Gips
- ☐ **postoperatives Monitoring:** Blutdruck, Puls und Temperatur (Überwachungsbogen für 24 Stunden)
- ☐ **Thromboseprophylaxe:**
  → **niedriges eingriffstypisches Risiko** ←
  Fortführung mit niedermolekularem oder unfraktioniertem Heparin bis zur Mobilisation
- ☐ **Lagerung:** Hochlagerung des Arms in Gips auf einem Kissen
- ☐ **Redondrainage(n)** nach 24–48 Stunden entfernen
- ☐ **Krankengymnastik:** Beginn aktiver Bewegungsübungen aus der Schiene heraus nach Abschluß der Wundheilung
- ☐ **Ziehen der Fäden** am 12. postop. Tag
- ☐ ______________________
- ☐ ______________________

Entlassungsdiagnostik:

- **Labor:** kl. BB, BKS
- **Röntgen:** Ellbogen in 2 Ebenen ohne Gips

Procedere:

- Fortführung der **Krankengymnastik**
- **Entfernung der Schiene** nach 2–3 Wochen
- **Metallentfernung** nach 6 Monaten

9. Radius-/Ulnaschaftfraktur
(Indikation: jede Schaftfraktur beim Erwachsenen)

I. Vorbereitung

Präoperative Diagnostik:

- ☐ **Röntgen:** Unterarm in 2 Ebenen, Thorax in 2 Ebenen
  bei Ulnaschaftfrakturen grundsätzlich Ellbogen in 2 Ebenen (Monteggia)
  bei Radiusschaftfrakturen grundsätzlich Handgelenk in 2 Ebenen (Galeazzi)
- ☐ **Labor:** kl. BB, Elektrolyte, H-N, BZ, TPZ, PPT, Thrombozyten
- ☐ EKG
- ☐ ______________________________
- ☐ ______________________________

Vorbereitung auf Station bzw. Ambulanz:

- ☐ **Aufklärung und typische Risiken** des Eingriffs:
  - Verletzung von Gefäßen und Nerven N. radialis (oberflächlicher und tiefer Ast), N. interosseus posterior, A. radialis und N. ulnaris
  - Druckschädigung durch Blutsperre/leere
  - Verzögerte Knochenbruchheilung und Pseudarthrose
  - Achsenfehlstellung und Bewegungseinschränkung
  - M. Sudeck
  - Nachbehandlung (Ruhigstellung, Physiotherapie, Metallentfernung)
- ☐ **vorläufige Ruhigstellung:** Oberarmgipsschiene

☐ **Körperreinigung** und Pflege durch Waschung mit antiseptischer Seifenlösung
☐ **Rasur:** Unterarm
☐ **Thromboseprophylaxe:**
→ **niedriges eingriffstypisches Risiko** ←
Beginn bis zu 2 Stunden *präoperativ* mit niedermolekularem oder unfraktioniertem Heparin
Antithrombose-Strümpfe perioperativ

☐ ______________________________

☐ ______________________________

Vorbereitung im OP:

OP

☐ **OP-Lagerung:** Rückenlagerung, verletzter Arm auf Handtisch *(siehe Abb. 47)*
☐ **Schnittführung** (Abb. 44):
bei Ulnaschaftfraktur:
① Hautschnitt über der Ulnakante
bei Radiusschaftfraktur:
② dorsoradialer Hautschnitt
☐ **pneumatische Oberarmblutsperre**

☐ ______________________________

☐ ______________________________

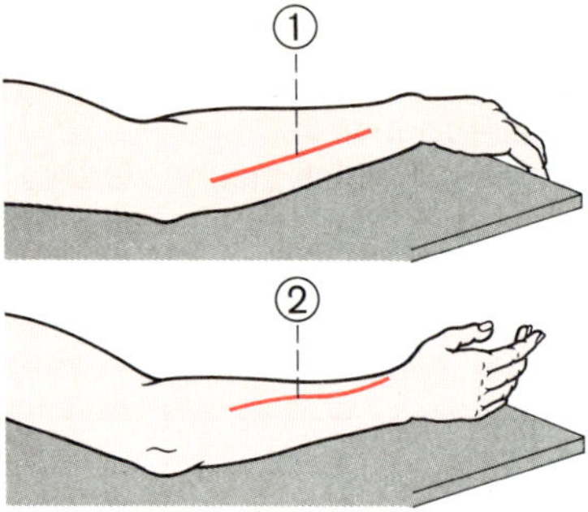

Abb. 44: Schnittführung bei Radius-/Ulnaschaftfraktur
① *lateraler Zugang zur Ulna*
② *dorsolateraler Zugang zum mittleren und distalen Radiusdrittel*

II. Nachbehandlung

Allgemeine postoperative Maßnahmen:

N

- ☐ **postoperative Röntgenkontrolle:** Unterarm in 2 Ebenen
  + Ellbogen in 2 Ebenen bei *Monteggia-Fraktur*
  + Handgelenk bei *Galeazzi-Fraktur* unmittelbar postoperativ im Gips
- ☐ **postoperatives Monitoring:** Blutdruck, Puls und Temperatur (Überwachungsbogen für 24 Stunden)
- ☐ **Thromboseprophylaxe:**
  → **niedriges eingriffstypisches Risiko** ←
  Fortführung mit niedermolekularem oder unfraktioniertem Heparin bis zur Mobilisation
- ☐ **Lagerung:** Hochlagerung des Arms im Gips auf einem Kissen oder im Handsack *(siehe Abb. 46)*

☐ **Redondrainage(n)** nach 24–48 Stunden entfernen
☐ **Krankengymnastik:** aktive Bewegungsübungen aus der Schiene heraus ab 3. postop. Tag
☐ **Ziehen der Fäden** am 10. postop. Tag

☐ ____________________

☐ ____________________

Entlassungsdiagnostik:

- **Labor:** kl. BB, BKS
- **Röntgen:** Unterarm in 2 Ebenen

Procedere:

- *bei reiner Schaftfraktur* keine weitere Ruhigstellung oder Fixation
- *bei Monteggia- und Galeazzi-Frakturen* Ruhigstellung in einer dorsalen Oberarmgipsschiene für 4 Wochen
- aufsteigende **Belastung** nach 8 Wochen
- **Vollbelastung** nach 12 Wochen
- **Metallentfernung** nach 1 Jahr

____

____

10. Distale Unterarmfraktur

(Indikation: – *primär* bei dorsaler Trümmerzone und Gelenkfraktur sowie „Smith-fracture"
– *sekundär* nach **einem** mißglückten Repositionsversuch)

I. Vorbereitung

Präoperative Diagnostik:

☐ **Labor:** kl. BB, Elektrolyte, TPZ, PPT
☐ **Röntgen:** Thorax, Handgelenk in 2 Ebenen
☐ **EKG**

☐ ______________________________

☐ ______________________________

Vorbereitung auf Station bzw. Ambulanz:

☐ **Aufklärung und typische Risiken** des Eingriffs:
- Sekundäre Dislokation des Bruches
- Bewegungseinschränkung des Handgelenks und der Drehbewegung des Unterarms
- Druckschädigung durch Blutsperre/leere
- Gefäß-, Sehnen- und Nervenverletzung
  N. medianus, A. radialis sowie Beugesehnen beim palmaren Zugang
  R. superficialis N. radialis, A. radialis und Strecksehnen beim dorsoradialen Zugang
  Hautast des N. ulnaris beim ulnaren Zugang
- Algodystrophie M. Sudeck
- Implantatlockerung (Auswandern von Spickdrähten)
- Nachbehandlung (Ruhigstellung, Physiotherapie, Metallentfernung)

☐ **Ruhigstellung** auf Unterarm-Kramerschiene

- ☐ **Körperreinigung** und Pflege durch Waschung mit antiseptischer Seifenlösung
- ☐ **Rasur:** Unterarm und Handgelenk bei offener Osteosynthese
- ☐ **Thromboseprophylaxe:**
  → niedriges eingriffstypisches Risiko ←
  Beginn bis zu 2 Stunden *präoperativ* mit niedermolekularem oder unfraktioniertem Heparin
  Antithrombose-Strümpfe perioperativ
- ☐ **Handsack** *(siehe Abb. 46)* für postop. Lagerung am Bett anbringen

- ☐ ____________________

- ☐ ____________________

Vorbereitung im OP:

OP

- ☐ **OP-Lagerung:** Rückenlagerung, verletzter Arm auf Handtisch *(siehe Abb. 47)*
- ☐ **Schnittführung** (Abb. 45):
  ① + ② mögliche Hautinzisionen beim dorsalen Zugang zum Handgelenk und distalen Unterarm
  ③ palmarer Zugang zum distalen Radiusanteil
  ④ Zugang zur distalen Ulna
- ☐ **Röntgen-Durchleuchtung**
- ☐ **pneumatische Oberarmblutsperre** bei offener Osteosynthese

- ☐ ____________________

- ☐ ____________________

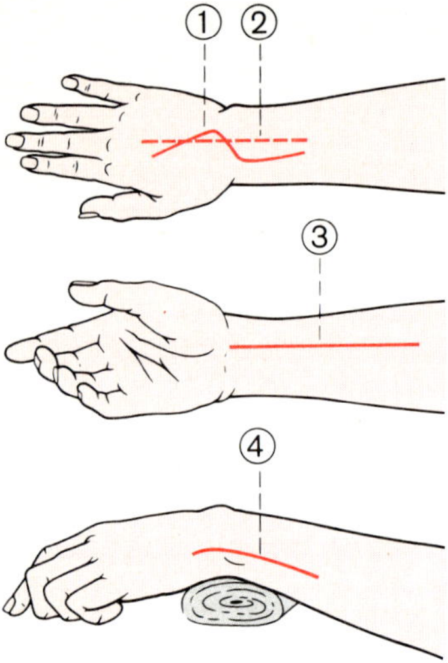

Abb. 45: Schnittführung
① + ② mögliche Hautinzisionen beim dorsalen Zugang zum Handgelenk und distalen Unterarm
③ palmarer Zugang zum distalen Radiusanteil
④ Zugang zur distalen Ulna

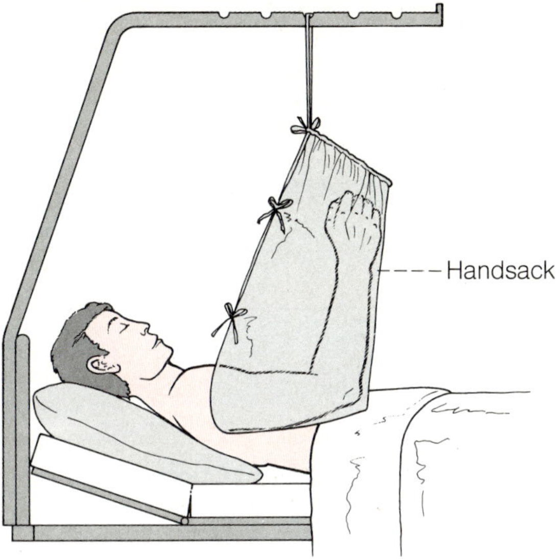

Abb. 46: Handsack für postoperative Lagerung

II. Nachbehandlung

Allgemeine postoperative Maßnahmen:

N

- ☐ **Röntgen:** Handgelenk in 2 Ebenen im Gips
- ☐ **Ruhigstellung** in der Gipsschale im Handsack (Abb. 46) (Verbandswechsel oder Gipswechsel nur unter Extension an den Fingern)
- ☐ **Thromboseprophylaxe:**
  → **niedriges eingriffstypisches Risiko** ←
  Fortführung mit niedermolekularem oder unfraktioniertem Heparin bis zur Mobilisation
- ☐ **Röntgenkontrolle** am 4., 8. und 14. postop. Tag sowie nach Gipsabnahme

☐ **zirkulärer Gips**: nach Abschwellung und reizloser Spickdrahtlage in der Regel am 3.–5. postop. Tag mit Röntgenkontrolle (s. o.)

☐ **Spezielles**:
zu lange Spickdrähte in Lokalanästhesie kürzen und zunähen
perforierte Spickdrähte sofort entfernen

☐ ______________________________

☐ ______________________________

Entlassungsdiagnostik:

- **Labor**: kl. BB, BKS
- **Röntgen**: Handgelenk in 2 Ebenen

Procedere:

- **Ruhigstellung** im Gips für 4 Wochen
- **Gipsabnahme, Röntgenkontrolle** und **Spickdrahtentfernung** nach 4 Wochen
- **elastische Binde** für eine weitere Woche
- **Krankengymnastik**

____

____

11. Handchirurgie

I. Vorbereitung

Präoperative Diagnostik:

☐ **Labor:** kl. BB, Na, K, Ca, TPZ, PTT
☐ **Röntgen:** Thorax in 2 Ebenen, Handskelett, evtl. Spezialaufnahmen von Navikulare, Handwurzelreihe
☐ EKG

☐ ____________________

☐ ____________________

Vorbereitung auf Station bzw. Ambulanz:

☐ **Aufklärung und typische Risiken** des Eingriffs:
- mögliche Erweiterung des Eingriffs je nach Befund
- Schnitterweiterung oder Schnittwechsel
- Gefäß-, Sehnen- und Nervenverletzung
- Druckschädigung durch Blutsperre/leere
- Nachbehandlung (Ruhigstellung, Übungsbehandlung, Metallentfernung)
- Algodystrophie M. Sudeck
- Risiken spezieller Eingriffe (*siehe Anhang Unfallchirurgie S. 301/302*)

☐ **Körperreinigung** und Pflege durch Duschen oder Vollbad mit antiseptischer Seifenlösung, Nagelpflege
☐ **Rasur:** bis proximales Drittel des Unterarms
☐ **perioperative Antibiotikaprophylaxe:** falls angeordnet 1 Stunde präoperativ

☐ Thromboseprophylaxe:
→ **niedriges eingriffstypisches Risiko** ←
Beginn bis zu 2 Stunden *präoperativ* mit niedermolekularem oder unfraktioniertem Heparin
Antithrombose-Strümpfe perioperativ

☐ ______________________________

☐ ______________________________

Vorbereitung im OP:

☐ **OP-Lagerung**: Rückenlagerung, verletzte Hand auf Handtisch (Abb. 47)

☐ **Schnittführung**: nach den Richtlinien der Handchirurgie *(siehe weiterführende Literatur)*

☐ **pneumatische Oberarmblutsperre**:
pneumatische Blutsperre + Auswickeln mit der Esmarch-Binde nur bei *nicht* infizierten Verletzungen, sonst ausschließlich Blutsperre

☐ **Bildwandler** (C-Bogen) bei Osteosynthesen und Fremdkörpersuche

☐ ______________________________

☐ ______________________________

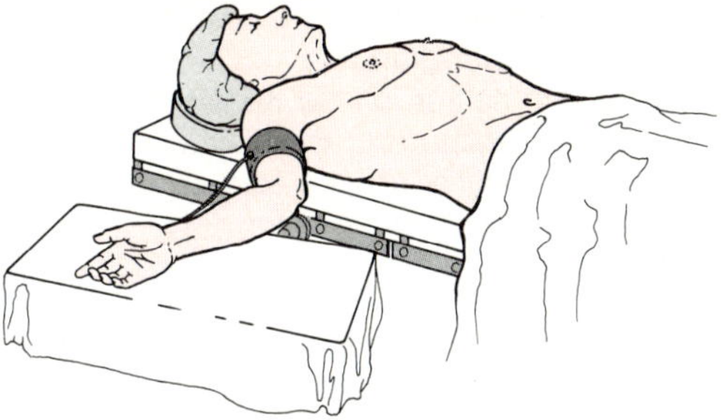

Abb. 47: Rückenlagerung mit Handtisch

II. Nachbehandlung

Allgemeine postoperative Maßnahmen:

N

- ☐ **postoperatives Monitoring:** Blutdruck, Puls und Temperatur (Überwachungsbogen für 24 Stunden)
- ☐ **postoperative Röntgenkontrolle:** Thorax nach vorausgegangener Plexusanästhesie (Kuhlenkampfblock)
  Kontrollaufnahmen nach *Osteosynthesen* und *Fremdkörperentfernung*
- ☐ **Thromboseprophylaxe:**
  → **niedriges eingriffstypisches Risiko** ←
  Fortführung mit niedermolekularem oder unfraktioniertem Heparin bis zur Mobilisation
- ☐ **Antibiotikum** (falls angeordnet)
- ☐ **Nahrungskarenz:**
  nach Vollnarkose: 6 Stunden postop. Tee
  nach Plexusanästhesie: Tee und leichte Kost nach Rückverlegung des Patienten auf Station
- ☐ **Lagerung:** Hochlagerung im Handsack *(siehe Abb. 46)* über Herzhöhe
- ☐ **Ruhigstellung** auf Gipslonguette

- ☐ **1. Verbandswechsel** am 1. postop. Tag
- ☐ **Schmerzbehandlung:**
  a) bei Schmerzen *primär* Kontrolle von Sensibilität, Durchblutung und Motorik
  Benachrichtigung des Arztes → Prophylaxe Volkmannsche Kontraktur
  b) ausreichende Schmerzmittelgabe → Prophylaxe der Sudeckschen Krankheit
- ☐ **Krankengymnastik:** gezielte Bewegungsübungen für die nicht im Verband ruhiggestellten Gelenke (Ellenbogen und Schultergelenk)
- ☐ **Drainagen** (in der Regel Gummilasche, z. B. Penrose):
  nicht infizierte Wunden:
  Entfernung nach 24–48 Stunden
  infizierte Wunden:
  Entfernung nur nach ärztlicher Anweisung
- ☐ **Miniredon:** Entfernung nach 24–48 Stunden
- ☐ **Ziehen der Fäden** am 12. postop. Tag, bei Spannung und Zustand nach Amputation evtl. fraktioniertes Ziehen der Fäden

- ☐ ______________________________

- ☐ ______________________________

Becken

(Indikation: instabile Frakturen, stark verschobene Beckenfrakturen, anhaltende Blutung, offene Frakturen, dislozierte Azetabulumfraktur mit Beteiligung des kranialen und/oder dorsalen Pfeilers)

I. Vorbereitung

Präoperative Diagnostik:

D

- ☐ **klinische Prüfung**: Überprüfung der Stabilität durch Druck auf die Beckenkämme („open book"), dosierten Zug und Druck an einem Bein (komplette Instabilität des Beckens), Außenrotation der Beine bei klaffender Symphyse („open book" Grad II), Blutung aus Harnröhre, Rektum (rektale Untersuchung) und Vagina
- ☐ **Labor**: Diff.-BB, Na, K, Ca, H-N, Kreatinin, GOT, GPT, γ-GT, Bili, Lipase, Amylase, Elpho, Cholinesterase, Urinstatus, TPZ, PTT, Blutgruppe, Blutgase
- ☐ **Röntgen**: Thorax, Beckenübersicht
  Inlet-Aufnahme (Röntgenröhre 30° kraniokaudal gekippt)
  Outlet-Aufnahme (Röntgenröhre 30° kaudokranial gekippt)
  evtl. Zielaufnahme der Symphyse, Hüftgelenk a. p. und nach Lauenstein
  spezielle Diagnostik bei Azetabulumfrakturen:
  „Obturator"-Aufnahme
  → Frakturseite um 45° angehoben
  „Ala"-Aufnahme
  → unverletzte Seite um 45° angehoben
- ☐ **Computertomographie**
- ☐ **retrograde Urethrozystographie** bei Harnsperre, perinealem Hämatom und Blutung aus der Harnröhre
- ☐ **Sonographie**

☐ **digitale Subtraktionsangiographie** der Beckengefäße und unteren Extremitäten bei klinischem oder sonographischem Verdacht auf lebensbedrohliche pelvine Blutung

☐ **EKG**

☐ ____________________

☐ ____________________

Vorbereitung auf Station bzw. Notfallraum:

a) bei Indikation zur notfallmäßigen operativen Versorgung:

☐ **Anästhesie und OP-Team** frühzeitig informieren

☐ **Stabilisierung des Kreislaufs:** falls RR < 80 mm Hg und Hb < 10 g%: 2000 ml Infusion in 5 Minuten und 4 Erythrozytenkonzentrate blutgruppengleich oder 0 Rh neg innerhalb von 10 Minuten über großlumige Verweilkanülen, weitere Erykonzentrate und Frischplasma bereitstellen

☐ **ZVK**

☐ **perioperative Antibiotikaprophylaxe** mit Breitbandpenicillin

☐ **Rasur**

☐ **Urinkatheter nach Ausschluß** einer Harnröhrenruptur, sonst suprapubische Harnableitung

☐ **umgehender Transport des Verletzten in den OP**

☐ ____________________

☐ ____________________

b) bei geplantem Selektiveingriff (innerhalb von 7 Tagen nach dem Trauma):

- ☐ **Lagerung:** flache Rückenlagerung auf geeigneter Unterlage (z.B. Duisburger Matratze) mit Ausschneiden dekubitusgefährdeter Auflageflächen, bei Azetabulumfrakturen Lagerung des Beins in einer flachen Schiene, Anlage einer suprakondylären Extension (Zug 5–10 kg)
- ☐ **Körperreinigung** und Pflege durch Waschung mit antiseptischer Seifenlösung
- ☐ **Rasur:** Beckenregion, Schambereich und proximaler Oberschenkel (Enthaarungscreme)
- ☐ **Aufklärung und typische Risiken** des Eingriffs:
  - Blutung, Nachblutung, Hämatom, Infektion
  - Fremdbluttransfusion
  - Thrombose und Embolie
  - Nachbehandlung (Ruhigstellung, Physiotherapie, Metallentfernung)

  sowie besondere Risiken

  a) bei der Stabilisierung der Symphyse:
  - Verletzung von Harnblase und Harnröhre

  b) beim hinteren Zugang zum Hüftgelenk (Azetabulumfraktur):
  - Schädigung des N. ischiadicus (6–8%)
  - Schädigung des glutealen Gefäß-Nerven-Bündels mit der Folge einer Atrophie und Schwäche der Glutealmuskulatur (Trendelenburg-Hinken)

  c) beim ilioinguinalen Zugang:
  - Schädigung des N. cutaneus femoris
  - Verletzung der A. und V. femoralis und des N. femoralis
  - Verletzung des Samenstrangs und seiner Gefäße
  - Spätkomplikation: Leistenhernie

  d) bei Fraktur des Azetabulums:
  - Femurkopfnekrose

- paraartikuläre Verkalkungen mit Bewegungseinschränkung
- posttraumatische Coxarthrose
- Läsion des N. ischiadicus

☐ **Thromboseprophylaxe:**
→ hohes eingriffs- und verletzungstypisches Risiko ←
sofortiger Beginn der Prophylaxe nach der stationären Aufnahme mit entsprechendem niedermolekularen Heparin
Antithrombose-Strümpfe

☐ **Antibiotikaprophylaxe:** sofortiger Beginn bei V.a. oder nachgewiesener Harnblasen- oder Harnröhrenverletzung mit Breitbandpenicillin

☐ **perioperative Antibiotikaprophylaxe:**
1 Stunde präoperativ mit Prämedikation

☐ ____________________

☐ ____________________

Vorbereitung im OP:

OP

a) Symphysensprengung:

- ☐ **OP-Lagerung**: „Standard"-Rückenlagerung *(siehe Abb. 1)*
- ☐ **Schnittführung**: suprasymphysärer Bogenschnitt nach Pfannenstiel (Abb. 48)
- ☐ ______________________
- ☐ ______________________

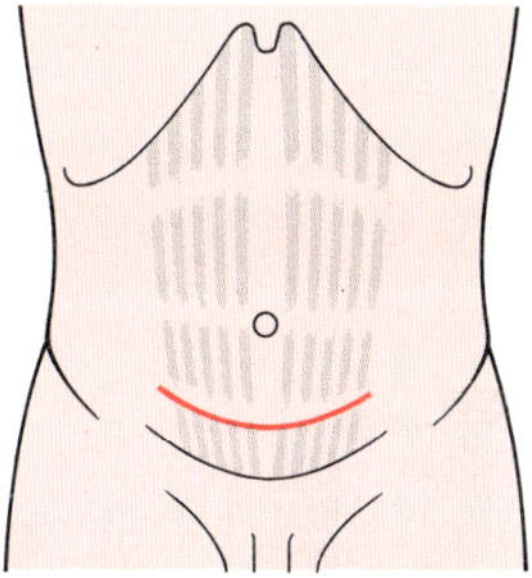

Abb. 48: Schnittführung bei Symphysensprengung (suprasymphysärer Bogenschnitt nach Pfannenstiel)

b) Hintere Pfeilerfraktur, Absprengung hinterer Pfannenrand:

- ☐ **OP-Lagerung**: Seitenlage mit 4-Punkt-Abstützung an Thorax und Becken (Abb. 49)
- ☐ **Schnittführung**: dorsaler Zugang zum Hüftgelenk (Abb. 50)
- ☐ ______________________
- ☐ ______________________

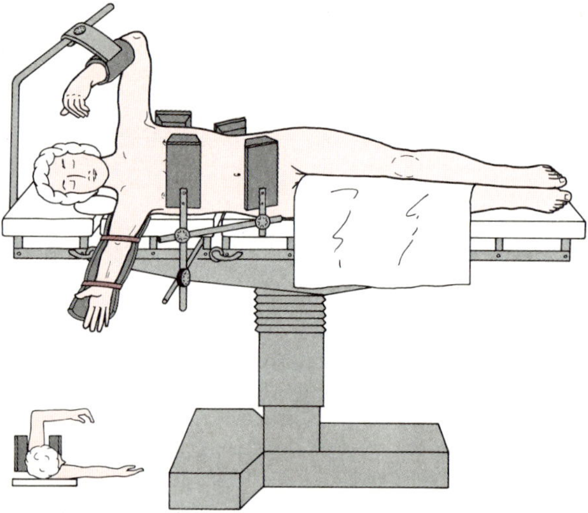

Abb. 49: Lagerung beim dorsalen Zugang zum Hüftgelenk

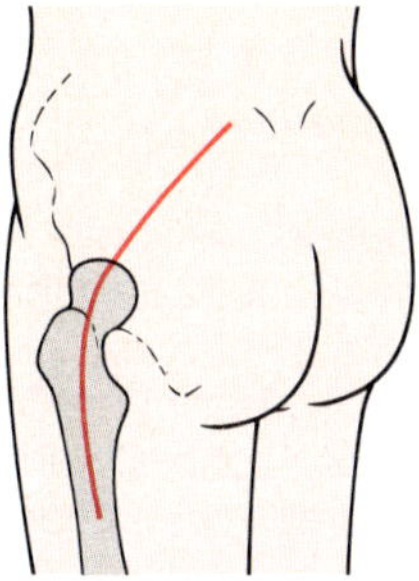

Abb. 50: Schnittführung bei hinterer Pfeilerfraktur und Absprengung des hinteren Pfannenrandes (hinterer Zugang zum Hüftgelenk)

c) Vordere Pfeilerfraktur, zentrale Hüftluxation:

☐ **OP-Lagerung**: „Standard"-Rückenlagerung *(siehe Abb. 1)*

☐ **Schnittführung**: ilioinguinaler Zugang nach Letournel (Abb. 51)

☐ ____________________

☐ ____________________

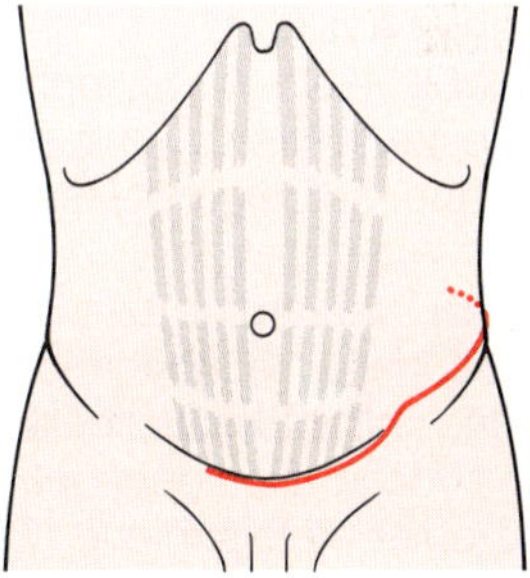

Abb. 51: Schnittführung bei vorderer Pfeilerfraktur und zentraler Hüftluxation (ilioinguinaler Zugang nach Letournel)

II. Nachbehandlung

Allgemeine postoperative Maßnahmen:

N

- ☐ **Lagerung:** Flachlagerung auf dem Rücken
- ☐ **postoperatives Monitoring:** in der Regel Überwachung auf Intensivstation
- ☐ **Labor:** Diff.-BB, Na, K, Ca, H-N, Kreatinin, GOT, GPT, γ-GT, Bili, Lipase, Amylase, Elpho, Cholinesterase, Urinstatus, TPZ, PTT, Thrombozyten, Blutgase
- ☐ **Thromboseprophylaxe:**
  → hohes eingriffs- und verletzungstypisches Risiko ←
  Fortführung mit entsprechendem niedermolekularen Heparin
  Antithrombose-Strümpfe
- ☐ **postoperative Röntgenkontrolle:** Beckenübersichtsaufnahme
- ☐ **Prophylaxe der Weichteilverkalkung:** Indometacin 3 x 50 mg/Tag oder Ibuprofen in der Dosierung 1200 mg/Tag
- ☐ **1. Verbandswechsel** am 2. postop. Tag
- ☐ **Redondrainage(n)** nach 24–48 Stunden entfernen
- ☐ **Krankengymnastik:**
  a) nach stabil versorgter Symphysensprengung (Plattenosteosynthese) und stabilem hinteren Beckenring: sofortige Belastung und Mobilisierung
  b) nach stabil versorgter Azetabulumfraktur: frühfunktionelle Nachbehandlung und Teilbelastung mit 20 kg; Vollbelastung ab 8.–10. postop. Woche (Röntgenkontrolle)
  Einsatz einer Motorschiene (CPM) mit der Einstellung: Kniegelenk-Extension-Flexion: 10–80°
  c) bei übungsstabil versorgten komplexen Beckenringfrakturen: geführte Bewegungs-

übungen nach Entfernung der Redondrainagen Mobilisation nach 6–8 Wochen im Eulenburg-Gehwagen und Gehbad unter Teilentlastung, Vollbelastung nach 12 Wochen (Röntgenkontrolle)

☐ **Motorschiene:** Extension 10° im Kniegelenk, Flexion 80° im Kniegelenk

☐ ______________________________

☐ ______________________________

Entlassungsdiagnostik:

- **Labor:** kl. BB, BKS, Leberwerte (Hepatitis-Serologie), Gerinnungsparameter, H-N, Kreatinin, Urinstatus
- **Röntgen:** Beckenübersicht, evtl. Computertomographie
- **urologische Abschlußdiagnostik** bei Verletzungen des Urogenitaltrakts: i.v. Pyelographie, Zystoskopie, Urethrographie

Procedere:

- Fortführung der **Krankengymnastik**
- **Röntgenkontrollen** nach 6, 10 und 14 Wochen, evtl. Computertomographie
- **Metallentfernung** nur bei Infektion oder störender Symptomatik

____

____

Untere Extremität

(Hüftgelenk, Femur, Kniegelenk, Unterschenkel, oberes Sprunggelenk, Fuß)

Frakturen des proximalen Femurs

(Indikation: mediale und laterale Schenkelhalsfraktur, per- und subtrochantäre Femurfrakturen)

1. Mediale Schenkelhalsfraktur

1.1 Totalendoprothese des Hüftgelenks, zementiert und zementfrei

(Indikation: mediale Schenkelhalsfraktur, Coxarthrose)

I. Vorbereitung

Präoperative Diagnostik:

☐ **Labor**: kl. BB, Elektrolyte, H-N, Kreatinin, TPZ, PTT, Cholinesterase, Urinstatus, evtl. Urikult, Blutgruppe, BKS

☐ **Röntgen**: Thorax in 2 Ebenen, Femur „lange Aufnahme" in 2 Ebenen, Beckenübersicht

☐ EKG

☐ ______________________________

☐ ______________________________

Vorbereitung auf Station bzw. Ambulanz:

☐ **Aufklärung und typische Risiken** des Eingriffs:
- Blutung, Nachblutung, Hämatom
- Verletzung von Gefäßen und Nerven

beim anterolateralen Zugang:
A. und V. iliaca, bzw. femoralis, N. cutaneus femoris, N. femoralis und N. gluteus superior
beim dorsalen Zugang:
N. ischiadicus, Schädigung des glutealen Gefäß-Nerven-Bündels mit der Folge einer Atrophie und Schwäche der Glutealmuskulatur (Trendelenburg-Hinken)
- Infektion von Gelenk und Knochen
- intraoperative Verschlechterung der Lungenfunktion durch Mikroembolisation
- Unverträglichkeitsreaktion
- Fremdbluttransfusion, Indikation zur Eigenblutspende bei Selektiveingriffen
- Thrombose und Embolie
- Luxation des Hüftgelenks, Bewegungseinschränkung
- Lockerung des Hüftgelenks, Wiederholungseingriff, Girdlestone-Situation
- Lebensdauer der Gelenkprothese 10–15 Jahre
- Nachbehandlung und Verhalten nach der Operation

☐ **Lagerung** bei Fraktur: Hochlagerung des Beins auf Braunscher Schiene
alternativ Tibiakopfdrahtextension oder Klettextension mit $^1/_7$ des Körpergewichts

☐ **Thromboseprophylaxe:**
→ hohes eingriffs- und verletzungstypisches Risiko ←
sofortiger Beginn der Prophylaxe nach der stationären Aufnahme mit entsprechendem niedermolekularen Heparin
Antithrombose-Strumpf gesundes Bein

☐ **Körperreinigung** und Pflege durch Waschung mit antiseptischer Seifenlösung

☐ **Abführen:** 1 Tag präoperativ

- ☐ **Urinkatheter** bzw. suprapubische Harnableitung grundsätzlich bei Frauen, bei Männern nur bei Inkontinenz
- ☐ **Atemgymnastik** bei Risikopatienten
- ☐ **ZVK** bei Risikopatienten
- ☐ **Rasur**: direkt präoperativ nur im Schnittbereich
- ☐ **Blutkonserven** (Anzahl 4) bereithalten
- ☐ **perioperative Antibiotikaprophylaxe**: 1 Stunde präoperativ mit der Prämedikation
- ☐ Braunsche Schiene in den OP mitgeben

- ☐ ____________________
- ☐ ____________________

Vorbereitung im OP:

- ☐ OP-Lagerung:
  - a) bei dorsalem Zugang: Seitenlage mit 4-Punkt-Abstützung an Thorax und Becken (*siehe Abb. 49*)
  - b) bei anterolateralem Zugang: Rückenlage, der Patient wird mit der zu operierenden Seite dicht an die seitliche Tischbegrenzung gelagert (Abb. 52)
- ☐ **Schnittführung**:
  - a) dorsaler Zugang zum Hüftgelenk (*siehe Abb. 50*)
  - b) anterolateraler Zugang zum Hüftgelenk (Abb. 53)
- ☐ **Bildwandler**

- ☐ ____________________
- ☐ ____________________

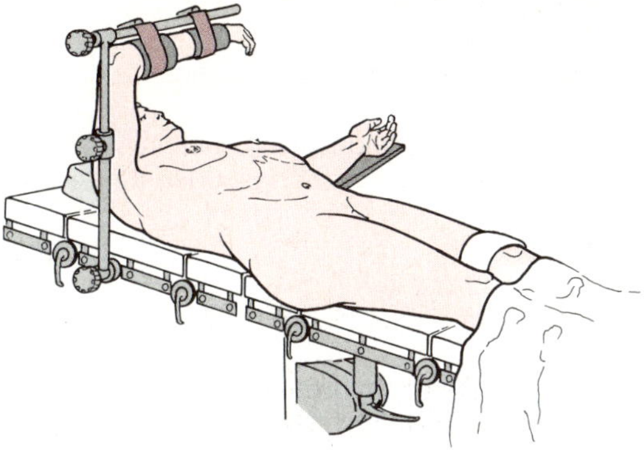

Abb. 52: Lagerung zur Totalendoprothese

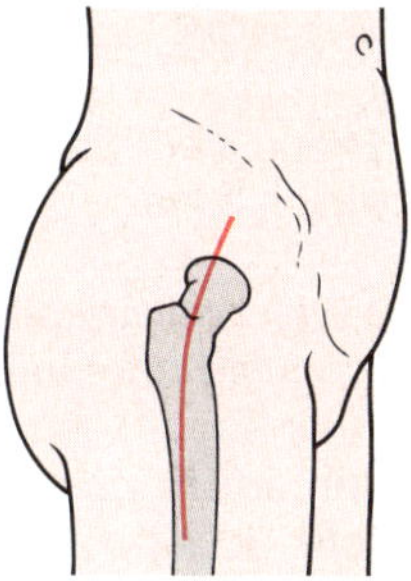

Abb. 53: Schnittführung zur Totalendoprothese (anterolateraler Zugang zum Hüftgelenk)

II. Nachbehandlung

Allgemeine postoperative Maßnahmen:

N

- ☐ **postoperatives Monitoring**: Blutdruck, Puls und Temperatur (Überwachungsbogen für 24 Stunden)
- ☐ **Labor**:
  am Abend des OP-Tages: kl. BB
  am 1. postop. Tag: kl. BB, Elektrolyte, H-N, Kreatinin, TPZ, PTT
- ☐ **Thromboseprophylaxe**:
  → **hohes eingriffstypisches Risiko** ←
  Fortführung mit entsprechendem niedermolekularen Heparin
  Antithrombose-Strumpf gesundes Bein, elastische Wickelung des operierten Beins einschließlich Hüfte bis zum 10. postop. Tag
- ☐ **Atemgymnastik**
- ☐ **Lagerung**: auf Braunscher Schiene
- ☐ **Redondrainage(n)** subfaszial am 2.–3. postop. Tag entfernen
- ☐ **Prophylaxe der Weichteilverkalkung**: Indometacin 3 x 50 mg/Tag oder Ibuprofen in der Dosierung 1200 mg/Tag
- ☐ **Ziehen der Fäden** am 10. postop. Tag
- ☐ **Krankengymnastik** ab 1. postop. Tag und Mobilisierung
- ☐ **Motorschiene** ab 3. postop. Tag
- ☐ **Röntgen**: Beckenübersicht am 1. postop. Tag

- ☐ ____________________

- ☐ ____________________

Entlassungsdiagnostik:

- **Labor**: Blutbild, BKS
- **Röntgen**: Hüfte in 2 Ebenen

Procedere:

a) bei zementfreier Totalendoprothese des Hüftgelenks:
Abrollen mit 15–20 kg Belastung bis zum Ende der 4. postop. Woche, dann Steigerung bis zur Vollbelastung bis zum Ende der 6. postop. Woche, sonst wie zementierte Hüfte

b) bei zementierter Totalendoprothese des Hüftgelenks:

- **Gehstützen** 4–6 Wochen
- **Krankengymnastik** bis hinkfreies Gangbild, evtl. Anschlußheilbehandlung
- 1x jährlich **Röntgenkontrolle** Hüfte a.p. und nach Lauenstein, BKS
- bei Auftreten eines bakteriellen Infektes (Pneumonie, Harnwegsinfekt, Zahninfekt, Panaritium etc.) **Antibiotikabehandlung** mit Keim- und Resistenztestung

1.2 Osteosynthese mit Spongiosaschrauben und/oder DHS

(*Notfallindikation:* mediale Schenkelhalsfraktur des Kindes, Jugendlichen und jüngeren Erwachsenen)

I. Vorbereitung

Präoperative Diagnostik:

- ☐ **Labor**: kl. BB, Elektrolyte, H-N, Kreatinin, TPZ, PTT, Thrombozyten, Cholinesterase, Urinstatus, Blutgruppe
- ☐ **Röntgen**: Beckenübersichtsaufnahme, Hüftgelenk in 2 Ebenen, Thorax in 2 Ebenen
- ☐ **EKG**
- ☐ ____________________
- ☐ ____________________

Vorbereitung auf Station bzw. Ambulanz:

- ☐ **Aufklärung und typische Risiken** des Eingriffs:
  - Femurkopfnekrose
  - Bewegungseinschränkung
  - Blutung, Nachblutung, Hämatom
  - Verletzung von Gefäßen und Nerven A. und V. femoralis, N. cutaneus femoris, N. femoralis und N. gluteus superior
  - Infektion von Gelenk und Knochen
  - Thrombose und Embolie
  - Nachbehandlung und Verhalten nach der Operation (lange Entlastung)
- ☐ **vorläufige Ruhigstellung**: Braunsche Schiene
- ☐ **Rasur**: Beckenkamm mit proximaler Oberschenkel-Außenseite

- ☐ Thromboseprophylaxe:
  → hohes eingriffstypisches Risiko ←
  Beginn bis zu 2 Stunden *präoperativ* mit entsprechendem niedermolekularen Heparin
  Antithrombose-Strumpf gesundes Bein
- ☐ **Blutkonserven** (Anzahl 2) bereithalten
- ☐ **perioperative Antibiotikaprophylaxe:**
  1 Stunde präoperativ mit Prämedikation
- ☐ **Urinkatheter** bzw. suprapubische Harnableitung grundsätzlich bei Frauen, bei Männern nur bei Inkontinenz

- ☐ ____________________
- ☐ ____________________

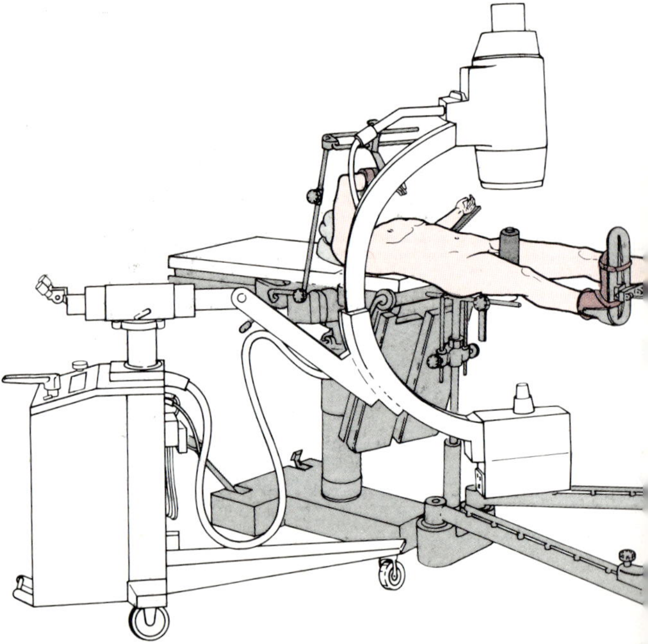

Abb. 54: Rückenlagerung auf dem Extensionstisch

Vorbereitung im OP:

OP

- ☐ **OP-Lagerung**: Rückenlagerung auf dem Extensionstisch (Abb. 54) mit leichter Abduktion und Innenrotation des Beins, Reposition präoperativ unter Bildwandlerkontrolle
- ☐ **Schnittführung**: anterolateraler Zugang zum Hüftgelenk (Abb. 55)
- ☐ **Bildwandler**
- ☐ ______________________________
- ☐ ______________________________

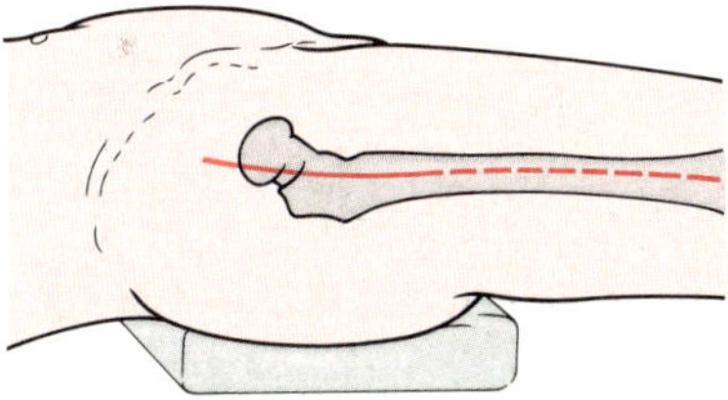

Abb. 55: Schnittführung zur Femurosteosynthese über Hüftgelenk und proximalen Oberschenkel

II. Nachbehandlung

Allgemeine postoperative Maßnahmen:

N

- ☐ **Lagerung:** auf Braunscher Schiene
- ☐ **postoperatives Monitoring:** Blutdruck, Puls und Temperatur (Überwachungsbogen für 24 Stunden)
- ☐ **Thromboseprophylaxe:**
  → **hohes eingriffstypisches Risiko** ←
  Fortführung mit entsprechendem niedermolekularen Heparin
  Antithrombose-Strumpf gesundes Bein, elastische Wickelung des operierten Beins einschließlich Hüfte bis zum 10. postop. Tag
- ☐ **postoperative Röntgenkontrolle:** Hüftgelenk in 2 Ebenen
- ☐ **Redondrainage(n)** nach 24–48 Stunden entfernen
- ☐ **1. Verbandswechsel** am 2. postop. Tag
- ☐ **Krankengymnastik:** Quadrizepstraining, unterstützte Flexions- und Extensionsübungen im Hüft- und Kniegelenk, Beginn der Mobilisierung aus dem Bett heraus ab 5. postop. Tag, Abrollen mit 10–15 kg
- ☐ **Motorschiene:** Extension 0°, Flexion 90° im Kniegelenk ab 2. postop. Tag
- ☐ **Ziehen der Fäden** am 10. postop. Tag

- ☐ ______________________________

- ☐ ______________________________

Entlassungsdiagnostik:

- **Labor**: kl. BB, BKS
- **Röntgen**: Hüftgelenk in 2 Ebenen

Procedere:

- Fortführung der **Krankengymnastik**
- **Teilbelastung** mit 20–30 kg nach 12 Wochen
- **Vollbelastung** nach 16 Wochen
- **Röntgenkontrollen** nach 4, 8 und 12–16 Wochen
- **Metallentfernung** nach 2 Jahren
- bei Verdacht auf Femurkopfnekrose Durchführung einer **Computertomographie** oder eines **NMR** des Hüftkopfes

2. Laterale Schenkelhals- und pertrochantäre Oberschenkelfraktur

2.1 DHS (dynamische Hüftschraube)

I. Vorbereitung

Präoperative Diagnostik:

D

- ☐ **Labor:** kl. BB, Elektrolyte, H-N, Kreatinin, TPZ, PTT, Cholinesterase, Urinstatus, Blutgruppe
- ☐ **Röntgen:** Thorax in 2 Ebenen, Beckenübersichtsaufnahme, Hüfte axial
- ☐ EKG
- ☐ ____________________
- ☐ ____________________

Vorbereitung auf Station bzw. Ambulanz:

V

☐ **Aufklärung und typische Risiken** des Eingriffs:
- Femurkopfnekrose
- Bewegungseinschränkung des Hüftgelenks
- Blutung, Nachblutung, Hämatom
- Verletzung von Gefäßen und Nerven (N. femoralis, N. ischiadicus)
- Wundinfektion, Infektion von Gelenk und Knochen
- Thrombose und Embolie
- Nachbehandlung und Verhalten nach der Operation, Metallentfernung
- Notwendigkeit einer Reoperation, Pseudarthrosebildung

☐ **Thromboseprophylaxe:**
→ hohes eingriffstypisches Risiko ←
sofortiger Beginn nach der stationären Aufnahme mit entsprechendem niedermolekularen Heparin Antithrombose-Strumpf gesundes Bein

☐ **Lagerung und Extension:** Tibiakopfdrahtextension mit 5–10 kg, Lagerung der verletzten Extremität auf flacher Schiene mit Spitzfußprophylaxe

☐ **Körperreinigung** und Pflege durch Waschung mit antiseptischer Seifenlösung

☐ **Atemgymnastik** bei Risikopatienten

☐ **Rasur:** direkt präoperativ im Schnittbereich

☐ **Abführen:** 1 Tag präoperativ

☐ **Urinkatheter** bzw. suprapubische Harnableitung grundsätzlich bei Frauen, bei Männern nur bei Inkontinenz

☐ **perioperative Antibiotikaprophylaxe:**
1 Stunde präoperativ mit Prämedikation

☐ **Blutkonserven** (Anzahl 2) bereithalten

☐ **ZVK** bei Risikopatienten

☐ ______________________________

☐ ______________________________

Vorbereitung im OP:

OP

☐ **OP-Lagerung:** Rückenlagerung auf dem Extensionstisch *(siehe Abb. 54),* Reposition präoperativ unter Bildwandlerkontrolle

☐ **Schnittführung:** handbreit distal des Trochanter major nach distal (Abb. 56)

☐ **Bildwandler**

☐ ______________________________

☐ ______________________________

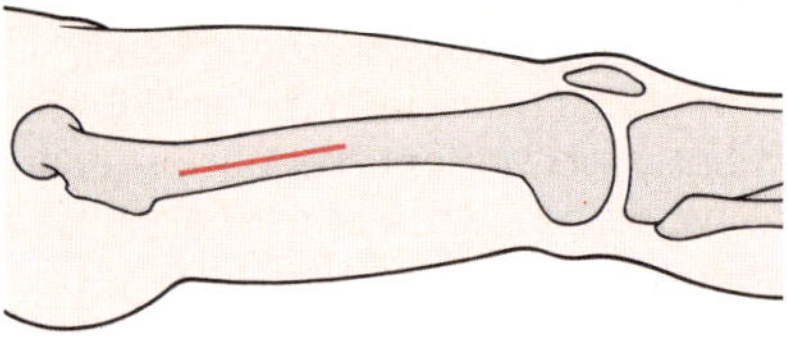

Abb. 56: Schnittführung zur DHS (dynamische Hüftschraube)

II. Nachbehandlung

Allgemeine postoperative Maßnahmen:

N

- ☐ **postoperatives Monitoring**: Blutdruck, Puls und Temperatur (Überwachungsbogen für 24 Stunden)
- ☐ **Thromboseprophylaxe**:
  → **hohes eingriffstypisches Risiko** ←
  Fortführung mit entsprechendem niedermolekularen Heparin
  Antithrombose-Strumpf gesundes Bein, elastische Wickelung des operierten Beins einschließlich Hüfte bis zum 10. postop. Tag
- ☐ **Lagerung**: auf Braunscher Schiene
- ☐ **Atemgymnastik**
- ☐ **Labor**:
  am Abend des OP-Tages: kl. BB
  am 1. postop. Tag: kl. BB, Elektrolyte, H-N, Kreatinin, TPZ, PTT
- ☐ **Redondrainage(n)** nach 24–48 Stunden entfernen
- ☐ **Röntgen**: Hüfte in 2 Ebenen postop. im OP, dann alle 14 Tage

- ☐ **Krankengymnastik**: Mobilisierung bei stabil versorgten Frakturen mit sofortiger Belastung, bei instabilen Frakturen ab 4. postop. Woche
- ☐ **Motorschiene** ab 3. postop. Tag
- ☐ ______________________________
- ☐ ______________________________

Entlassungsdiagnostik:

- **Labor**: kl. BB, BKS
- **Röntgen**: Hüfte in 2 Ebenen

Procedere:

- **Belastung** je nach Frakturtyp
- **Gehstützen** und **Krankengymnastik** bis hinkfreies Gangbild, evtl. Anschlußheilbehandlung
- **Röntgenkontrollen** nach 4, 8 und 12–16 Wochen
- **Metallentfernung** nach 1½–2 Jahren (bei sehr alten Patienten keine Metallentfernung)

____

____

3. Subtrochantäre Oberschenkelfraktur

3.1 Federnagelung nach Ender/Gamma-Verriegelungsnagel

I. Vorbereitung

Präoperative Diagnostik:

☐ **Labor**: kl. BB, Elektrolyte, H-N, Kreatinin, TPZ, PTT, Cholinesterase, Urinstatus, Blutgruppe
☐ **Röntgen**: Thorax in 2 Ebenen, Beckenübersichtsaufnahme, Hüfte axial
☐ EKG

☐ ______________________________

☐ ______________________________

Vorbereitung auf Station bzw. Ambulanz:

☐ **Aufklärung und typische Risiken** des Eingriffs:
- Femurkopfnekrose
- Bewegungseinschränkung des Hüftgelenks
- Bewegungseinschränkung des Kniegelenks (Endernagelung)
- Drehfehler des Oberschenkels (Endernagelung)
- Blutung, Nachblutung, Hämatom
- Verletzung von Gefäßen und Nerven
- Lagerungsschaden d. N. peroneus d. gesunden Beins (Gamma-Verriegelungsnagel)
- Nekrosen und passagere Gefühlsstörungen an den Genitalien (lagerungsbedingt)
- Infektion von Gelenk und Knochen
- Möglichkeit der Spongiosaentnahme (Beckenkamm) (*siehe Anhang Unfallchirurgie, S. 301/302*)

- Thrombose und Embolie
- Nachbehandlung und Verhalten nach der Operation, Metallentfernung

☐ **Thromboseprophylaxe:**
→ **hohes eingriffstypisches Risiko** ←
sofortiger Beginn nach der stationären Aufnahme mit entsprechendem niedermolekularen Heparin
Antithrombose-Strumpf gesundes Bein

☐ **Lagerung und Extension:** Tibiakopfdrahtextension mit 5–10 kg, Lagerung der verletzten Extremität auf flacher Schiene mit Spitzfußprophylaxe

☐ **Körperreinigung** und Pflege durch Waschung mit antiseptischer Seifenlösung

☐ **Atemgymnastik** bei alten Patienten

☐ **Abführen:** 1 Tag präoperativ

☐ **Urinkatheter** bzw. suprapubische Harnableitung grundsätzlich bei Frauen, bei Männern nur bei Inkontinenz

☐ **perioperative Antibiotikaprophylaxe:**
1 Stunde präoperativ mit Prämedikation

☐ **Blutkonserven** (Anzahl 2) bereithalten

☐ **ZVK** bei Risikopatienten

☐ ______________________________

☐ ______________________________

Vorbereitung im OP:

OP

a) Federnagelung nach Ender:

☐ **OP-Lagerung:** Rückenlagerung auf dem Extensionstisch *(siehe Abb. 54)*, Reposition präoperativ unter Bildwandlerkontrolle

☐ **Schnittführung:** Innenseite Oberschenkel ca. 5 cm ober- und unterhalb der Patellaspitze (Abb. 57)

☐ **Bildwandler**

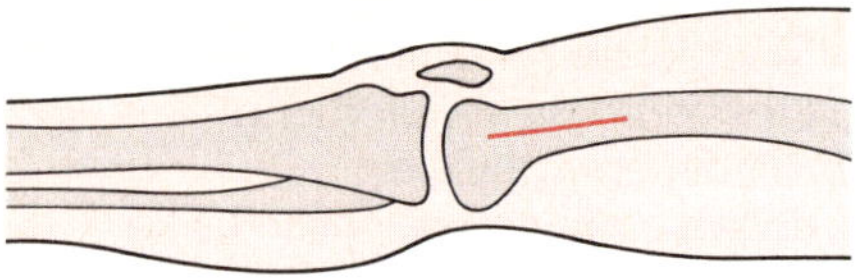

Abb. 57: Schnittführung am distalen Oberschenkel medial zur Endernagelung

b) Gamma-Verriegelungsnagel:

☐ **OP-Lagerung**: Rückenlage auf Extensionstisch unter Adduktion des verletzten Beins, „Umschießen" der Tibiakopfextension unter Bildwandlerkontrolle in eine distale suprakondyläre Femurextension, Lagerung des gesunden Beins in Abduktion und Flexion in einer Unterschenkelschale (*siehe Abb. 59*)
präoperative Reposition der Fraktur

☐ **Schnittführung**: 8 cm langer, gerader Hautschnitt von der Spitze des Trochanter major nach proximal, ein weiterer etwa 4 cm langer Hautschnitt an der Oberschenkelaußenseite unterhalb des Trochanter major sowie weitere zwei Hautinzisionen distal zur Verriegelung (Abb. 58)

☐ **Bildwandler**

☐ ____________________

☐ ____________________

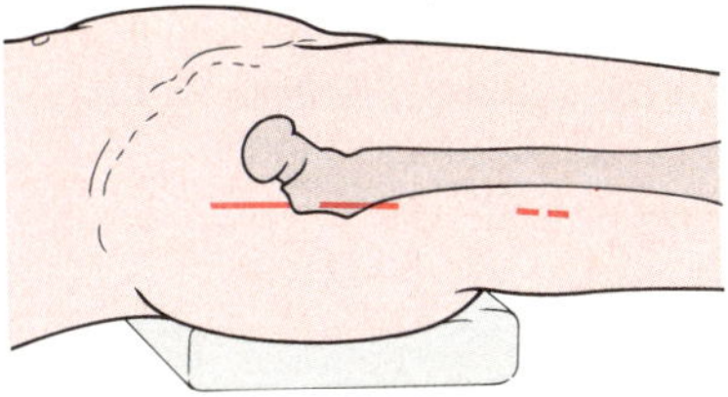

Abb. 58: Schnittführung bei Anwendung des Gamma-Verriegelungsnagels

II. Nachbehandlung

Allgemeine postoperative Maßnahmen:

N

- ☐ **postoperatives Monitoring**: Blutdruck, Puls und Temperatur (Überwachungsbogen für 24 Stunden)
- ☐ **Thromboseprophylaxe**:
  → **hohes eingriffstypisches Risiko** ←
  Fortführung mit entsprechendem niedermolekularen Heparin
  Antithrombose-Strumpf gesundes Bein, elastische Wickelung des operierten Beins einschließlich Hüfte bis zum 10. postop. Tag
- ☐ **Atemgymnastik** bei Risikopatienten
- ☐ **Lagerung**: auf Braunscher Schiene
- ☐ **Labor**:
  am Abend des OP-Tages: kl. BB
  am 1. postop. Tag: kl. BB, Elektrolyte, H-N, Kreatinin, TPZ, PTT

- ☐ **Redondrainage(n)** nach 24–48 Stunden entfernen
- ☐ **Röntgen**: Hüfte in 2 Ebenen unmittelbar postoperativ im OP, dann nach 14 Tagen
- ☐ **Krankengymnastik**: Mobilisierung bei stabil versorgten Frakturen mit sofortiger Belastung, bei instabilen Frakturen ab 4. postop. Woche
- ☐ **Motorschiene** ab 3. postop. Tag

- ☐ ______________________________

- ☐ ______________________________

Entlassungsdiagnostik:

- **Labor**: kl. BB, BKS
- **Röntgen**: Hüfte in 2 Ebenen

Procedere:

- **Belastung** je nach Frakturtyp
- Gehstützen und Krankengymnastik bis hinkfreies Gangbild, evtl. Anschlußheilbehandlung
- **Röntgenkontrollen** nach 4, 8 und 12–16 Wochen
- **Metallentfernung** nach 1½–2 Jahren (bei sehr alten Patienten keine Metallentfernung)

____

____

4. Femurschaftfraktur

4.1 Verriegelungsnagelung

(Indikation: Femurschaftfraktur des Erwachsenen)

I. Vorbereitung

Präoperative Diagnostik:

D

☐ **Labor:** kl. BB, Elektrolyte, H-N, Kreatinin, TPZ, PTT, Cholinesterase, Urinstatus, Blutgruppe
☐ **Röntgen:** Thorax in 2 Ebenen, Beckenübersicht, Femur „lange Aufnahme" in 2 Ebenen
☐ EKG

☐ ______________________________

☐ ______________________________

Vorbereitung auf Station bzw. Ambulanz:

V

☐ **Aufklärung und typische Risiken** des Eingriffs:
- Bewegungseinschränkung des Hüft- und Kniegelenks
- verbleibende Achsen- und Drehfehlstellung
- Blutung, Nachblutung, Hämatom
- Verletzung von Gefäßen und Nerven
- Lagerungsschäden: N. peroneus gesundes Bein, Nekrosen und Gefühlsstörungen im Genitalbereich
- Infektion (Markraumphlegmone)
- verzögerte Knochenbruchheilung und Pseudarthrose
- Thrombose und Embolie
- Nachbehandlung und Verhalten nach der Operation, Metallentfernung

- ☐ **Thromboseprophylaxe:**
  → hohes eingriffs- und verletzungstypisches Risiko ←
  sofortiger Beginn nach der stationären Aufnahme mit entsprechendem niedermolekularen Heparin
  Antithrombose-Strumpf gesundes Bein
- ☐ **Lagerung und Extension:** Tibiakopfdrahtextension mit 5–10 kg, Lagerung der verletzten Extremität in 90°-Beugestellung von Hüft- und Kniegelenk
- ☐ **vorläufige Ruhigstellung:** Tibiakopfdrahtextension und Rechtwinkelschiene (Knie-Hüft-Beugung 90°)
- ☐ **Körperreinigung** und Pflege durch Waschung mit antiseptischer Seifenlösung
- ☐ **Rasur:** direkt präoperativ proximal und distal des Trochanter major sowie proximal des lateralen Femurkondylus
- ☐ **Urinkatheter** bzw. suprapubische Harnableitung grundsätzlich bei Frauen, bei Männern nur bei Inkontinenz
- ☐ **Blutkonserven** (Anzahl 4) bereithalten
- ☐ **ZVK** bei Risikopatienten
- ☐ **perioperative Antibiotikaprophylaxe:**
  1 Stunde präoperativ mit Prämedikation

- ☐ ____________________
- ☐ ____________________

Vorbereitung im OP:

OP

- ☐ **OP-Lagerung**: Rückenlage auf Extensionstisch unter Adduktion des verletzten Beins, „Umschießen" der Tibiakopfextension unter Bildwandlerkontrolle in eine distale suprakondyläre Femurextension, Lagerung des gesunden Beins in Abduktion und Flexion in einer Unterschenkelschale (Abb. 59)
- ☐ **Reposition** unter Bildwandlerkontrolle
- ☐ **Schnittführung** (Abb. 60):
  ① Hautschnitt über der Trochanterspitze sowie
  ② distaler Oberschenkel lateral
- ☐ **Bildwandler**
- ☐ ______________________________
- ☐ ______________________________

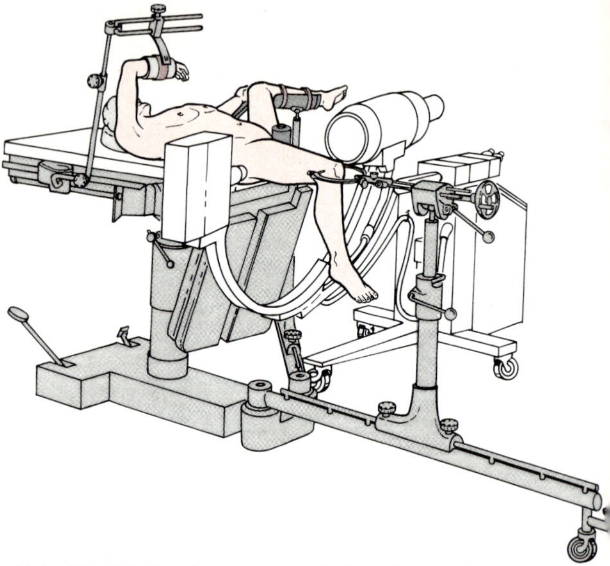

Abb. 59: Rückenlagerung auf dem Extensionstisch bei Verwendung des Gamma-Verriegelungsnagels und Femur-Verriegelungsnagels

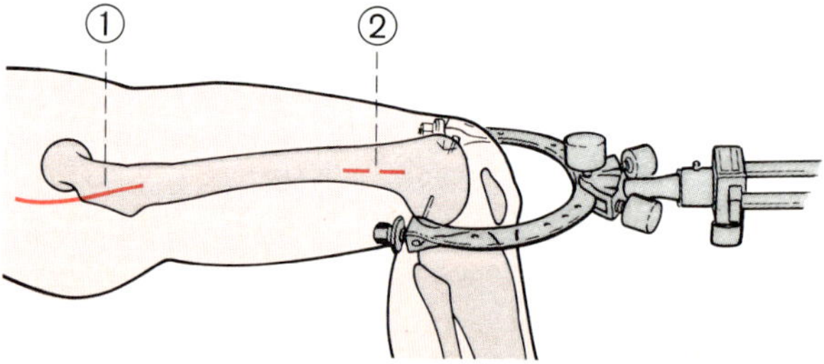

Abb. 60: Schnittführung zur Femur-Verriegelungsnagelung
① Hautschnitt über der Trochanterspitze sowie
② distaler Oberschenkel lateral

II. Nachbehandlung

Allgemeine postoperative Maßnahmen:

N

- ☐ **postoperatives Monitoring**: Blutdruck, Puls und Temperatur (Überwachungsbogen für 24 Stunden)
- ☐ **Lagerung**: auf Rechtwinkelschiene
- ☐ **postoperative Röntgenkontrolle**: Oberschenkel „lange Aufnahme“ in 2 Ebenen
- ☐ **Labor**:
  am Abend des OP-Tages: kl. BB
  am 1. postop. Tag: kl. BB, Elektrolyte, H-N, Kreatinin, TPZ, PTT
- ☐ **Thromboseprophylaxe**:
  → **hohes eingriffs- und verletzungstypisches Risiko** ←
  Fortführung mit entsprechendem niedermolekularen Heparin
  Antithrombose-Strumpf gesundes Bein, elastische Wickelung des operierten Beins einschließlich Hüfte für 3 Tage, dann Kompressionsstrumpf Kl. I
- ☐ **Redondrainage(n)** nach 48 Stunden entfernen
- ☐ **Krankengymnastik**:
  Mobilisierung *bei dynamischer Verriegelung:* unter rasch aufsteigender Belastung nach 2–3 Tagen
  bei statischer Verriegelung:
  nur Abrollen entsprechend 10–15 kg Belastung
- ☐ **Ziehen der Fäden** am 10. postop. Tag

- ☐ ______________________________

- ☐ ______________________________

Entlassungsdiagnostik:

- **Labor**: kl. BB, BKS
- **Röntgen**: Femur „lange Aufnahme" in 2 Ebenen

Procedere:

- **Röntgenkontrollen**: bis zur Frakturheilung alle 4 Wochen
- **Belastung**:
  bei dynamischer Verriegelung: Gehen ohne Gehstützen meist nach 4–6 Wochen
  bei statischer Verriegelung: Abrollen bis zur 10. postop. Woche, dann Dynamisierung (1 Tag stationär, Entfernung in Lokalanästhesie) und aufsteigende Belastung
- **Metallentfernung** nach 1½–2 Jahren

4.2 Plattenosteosynthese, Kondylenplatte und DCS

(Indikation: Torsions- und Drehkeilbrüche des Femurschafts, supra- bzw. transkondyläre distale Femurfrakturen)

I. Vorbereitung

Präoperative Diagnostik:

- ☐ **Labor:** kl. BB, Elektrolyte, H-N, Kreatinin, TPZ, PTT, Cholinesterase, Urinstatus, Blutgruppe
- ☐ **Röntgen:** Thorax in 2 Ebenen, Beckenübersicht, Femur mit Kniegelenk „lange Aufnahme" in 2 Ebenen
- ☐ EKG
- ☐ ________________________________
- ☐ ________________________________

Vorbereitung auf Station bzw. Ambulanz:

☐ **Aufklärung und typische Risiken** des Eingriffs:

- Bewegungseinschränkung des Hüft- und Kniegelenks
- Achsen- und Drehfehlstellung
- Blutung, Nachblutung, Hämatom
- Verletzung von Gefäßen und Nerven
- Möglichkeit der Spongiosaentnahme (Beckenkamm) (*siehe Anhang Unfallchirurgie, S. 301/302*)
- Infektion
- verzögerte Knochenbruchheilung und Pseudarthrose
- Thrombose und Embolie
- Nachbehandlung und Verhalten nach der Operation, Metallentfernung

☐ **Thromboseprophylaxe:**
→ **hohes eingriffs- und verletzungstypisches Risiko** ←
sofortiger Beginn nach der stationären Aufnahme mit entsprechendem niedermolekularen Heparin
Antithrombose-Strumpf gesundes Bein

☐ **Lagerung und Extension:** Tibiakopfdrahtextension mit 5–10 kg, Lagerung der verletzten Extremität in 90°-Beugestellung von Hüft- und Kniegelenk

☐ **Körperreinigung** und Pflege durch Waschung mit antiseptischer Seifenlösung

☐ **Rasur:** Oberschenkel von der Leiste bis zum Kniegelenk bzw. bis Mitte Unterschenkel, evtl. gleichseitig über Beckenkamm (bei Spongiosaentnahme)

☐ **Urinkatheter** bzw. suprapubische Harnableitung grundsätzlich bei Frauen, bei Männern nur bei Inkontinenz

☐ **Blutkonserven** (Anzahl 4) bereithalten

☐ **ZVK** bei Risikopatienten

☐ **perioperative Antibiotikaprophylaxe:**
1 Stunde präoperativ mit Prämedikation

☐ ____________________

☐ ____________________

Vorbereitung im OP:

☐ **OP-Lagerung:** Rückenlagerung, verletzte Seite leicht angehoben, *alternativ* Extensionstisch

☐ **Schnittführung** (Abb. 61):
① Längsinzision auf der Oberschenkelaußenseite
② mit Verlängerungsmöglichkeit nach distal

☐ **Bildwandler**

☐ ______________________________

☐ ______________________________

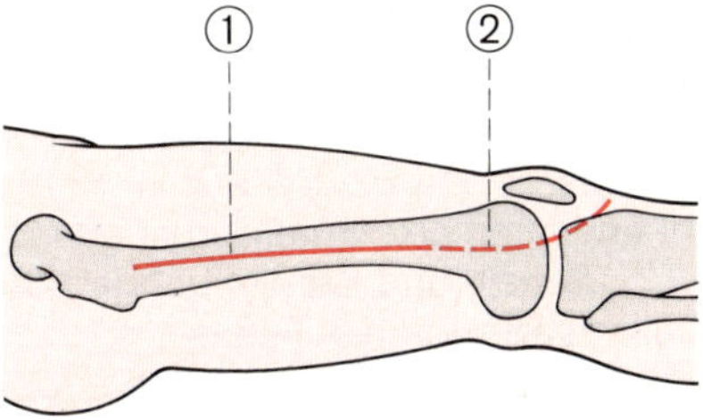

Abb. 61: Schnittführung
① Längsinzision auf der Oberschenkelaußenseite
② mit Verlängerungsmöglichkeit nach distal

II. Nachbehandlung

Allgemeine postoperative Maßnahmen:

N

- ☐ **Lagerung:** Rechtwinkelschiene für 5–6 Tage in 90° Knie-Hüft-Flexion
- ☐ **Thromboseprophylaxe:**
  → hohes eingriffs- und verletzungstypisches Risiko ←
  Fortführung mit entsprechendem niedermolekularen Heparin
  Antithrombose-Strumpf gesundes Bein, elastische Wickelung des operierten Beins einschließlich Hüfte für 3 Tage, dann Kompressionsstrumpf Kl. I
- ☐ **postoperative Röntgenkontrolle:** Femur mit Kniegelenk „lange Aufnahme" in 2 Ebenen
- ☐ **postoperatives Monitoring:** Blutdruck, Puls und Temperatur (Überwachungsbogen für 24 Stunden)

☐ **Labor:**
am Abend des OP-Tages: kl. BB
am 1. postop. Tag: kl. BB, Elektrolyte, H-N, Kreatinin, TPZ, PTT, Thrombozyten, Gesamteiweiß
☐ **Redondrainage(n)** nach 24–48 Stunden entfernen
☐ **1. Verbandswechsel** am 2. postop. Tag
☐ **Motorschiene:** ab 3. postop. Tag, beginnend mit Extension 20° und Flexion 90° im Kniegelenk
☐ **Krankengymnastik:** Quadrizepsübungen, geführte Streck- und Beugeübungen des Kniegelenks, Dorsalflexion des Fußes
bei Plattenosteosynthese: Aufstehen ab 5.–7. Tag mit Abrollen
bei Kondylenplatte und DCS: Aufstehen ab 5.–7. Tag ohne jede Belastung
☐ **Ziehen der Fäden** am 12. postop. Tag

☐ ____________________

☐ ____________________

Entlassungsdiagnostik:

– **Labor:** kl. BB, BKS
– **Röntgen:** Femur mit Kniegelenk in 2 Ebenen

Procedere:

- Fortführung der **Krankengymnastik**
- **Belastungsbeginn:**
  Plattenosteosynthese und DCS (Schaftfraktur) stabil: nach 6–10 Wochen
  Plattenosteosynthese und DCS (Schaftfraktur) instabil: nach 12–16 Wochen
  mit Kondylenplatte oder DCS versorgte supra- und/oder diakondyläre Fraktur: nach 12–16 Wochen ansteigend bis zur Vollbelastung
- **Röntgenkontrollen** nach 6, 10, 14–16 und 18–20 Wochen
- **Metallentfernung** nach 2 Jahren

5. Unterschenkelfrakturen

5.1 Tibiakopfosteosynthese

(Indikation: sämtliche Gelenkfrakturen, insbesondere mit Impression der Gelenkfläche)

I. Vorbereitung

Präoperative Diagnostik:

- ☐ **Labor**: kl. BB, Elektrolyte, H-N, Kreatinin, TPZ, PTT, Cholinesterase, Urinstatus, Blutgruppe
- ☐ **Röntgen**: Thorax in 2 Ebenen, Kniegelenk in 2 Ebenen *und* Schrägaufnahmen von lateral und medial, Tomographie des Schienbeinkopfes
- ☐ **CT/NMR** zur weiteren Abklärung des Kniebinnenbefundes
- ☐ **EKG**
- ☐ ______________________________
- ☐ ______________________________

Vorbereitung auf Station bzw. Ambulanz:

- ☐ **Aufklärung und typische Risiken** des Eingriffs:
  - Aufklärung über gleichzeitige Arthroskopie
  - Druckschädigung durch Blutsperre/leere
  - Bewegungseinschränkung des Kniegelenks, Früharthrose
  - Blutung, Nachblutung, Hämatom
  - Verletzung von Gefäßen und Nerven N. peroneus, A. und V. poplitea, N. tibialis, R. infrapatellaris n. sapheni
  - Kompartmentsyndrom, Algodystrophie M. Sudeck
  - Infektion von Kniegelenk und Knochen

- Durchführung einer der Spongiosaplastik (Beckenkamm)
- Thrombose und Embolie
- Nachbehandlung und Verhalten nach der Operation, Metallentfernung

☐ **Körperreinigung** und Pflege durch Waschung mit antiseptischer Seifenlösung

☐ **Rasur**: Knie ventral im Schnittbereich, evtl. gleichseitig über Beckenkamm (bei Spongiosaentnahme)

☐ **vorläufige Ruhigstellung**: Gipstutorschale 30° im Kniegelenk gebeugt

☐ **Thromboseprophylaxe**:
→ **hohes eingriffs- und verletzungstypisches Risiko** ←
sofortiger Beginn nach der stationären Aufnahme mit entsprechendem niedermolekularen Heparin
Antithrombose-Strumpf gesundes Bein

☐ **perioperative Antibiotikaprophylaxe**:
1 Stunde präoperativ mit Prämedikation

☐ ____________________

☐ ____________________

Vorbereitung im OP:

OP

☐ **OP-Lagerung**: Rückenlagerung, verletztes Bein gegenüber gesundem Bein leicht angehoben

☐ **Arthroskopie-Instrumentarium vorbereiten**

☐ **Schnittführung** (Abb. 62):
① gerade Längsinzision in der Medianlinie
② gebogene Inzision als Zugang zum lateralen Tibiaplateau
(+ evtl. Inzision über dem Beckenkamm → Spongiosaentnahme)

☐ **pneumatische Oberschenkelblutsperre**

☐ Bildwandler

☐ ______________________________

☐ ______________________________

II. Nachbehandlung

Allgemeine postoperative Maßnahmen:

N

☐ **postoperatives Monitoring:** Blutdruck, Puls und Temperatur (Überwachungsbogen für 24 Stunden)

☐ **Lagerung:** in 30° Oberschenkel-Tutorschale auf Braunscher Schiene

☐ **postoperative Röntgenkontrolle:** Kniegelenk in 2 Ebenen im Gips unmittelbar postoperativ

☐ **Thromboseprophylaxe:**
→ **hohes eingriffstypisches Risiko** ←
Fortführung mit entsprechendem niedermolekularen Heparin
Antithrombose-Strumpf gesundes Bein, elastische Wickelung des operierten Beins bis zum Oberschenkel

☐ **Redondrainagen:** Gelenkredon (8 Charrière) nach 24 Stunden entfernen, subfasziale und subkutane Redon nach 48 Stunden entfernen

☐ **Krankengymnastik:**
Aufstehen ab 3. postop. Tag mit Gehhilfen
bei Tibiakopffrakturen ohne Bandverletzung:
Entfernung der Gipsschale, passive Bewegungsübungen auf **Motorschiene,** Krankengymnastik, Abrollen
bei Tibiakopffrakturen mit Bandverletzung:
zunächst 2 Wochen absolute Ruhigstellung in der Gipsschale, isometrisches Muskeltraining, Mobilisieren mit Krankengymnastik

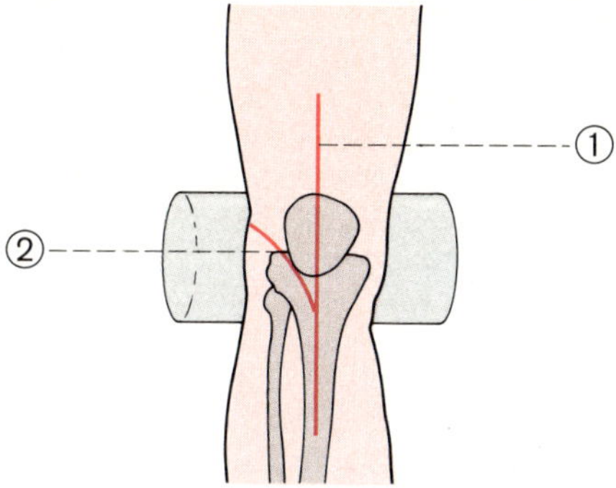

Abb. 62: Schnittführung und Lagerung zur Tibiakopfosteosynthese
① gerade Längsinzision
② Zugang zum lateralen Tibiaplateau

☐ **Ziehen der Fäden** am 10. postop. Tag

☐ ______________________________

☐ ______________________________

Entlassungsdiagnostik:

- **Labor**: kl. BB, BKS
- **Röntgen**: Unterschenkel mit Kniegelenk in 2 Ebenen

Procedere:

- Belastungssteigerung:
  1) Impressionsfrakturen:
  12 Wochen nur Abrollen, langsam aufsteigende Belastung bis zur 16. Woche
  2) Depressionsfrakturen:
  8 Wochen nur Abrollen, bis zur 12. Woche langsam aufsteigende Belastung
  3) Frakturen mit Verletzung der Kollateralbänder:
  3. bis einschließlich 6. Woche Bewegungsübungen aus der Tutorschale heraus zwischen 30° und 60° Kniebeugung unter krankengymnastischer Anleitung und auf **Motorschiene** ab 7. Woche wie Punkt 1) bzw. 2)
  4) Frakturen mit Kreuzbandverletzung:
  wie Punkt 3), ab der 7. Woche wie Punkt 1)
- **Röntgenkontrollen** nach 6, 10, 14 und 20 Wochen
- **Metallentfernung** nach 1½–2 Jahren

6. Unterschenkelschaftfraktur

6.1 Plattenosteosynthese und Einzelfragmentverschraubung

(Indikation: geschlossene oder I.-gradig offene Unterschenkelschaftfraktur)

I. Vorbereitung

Präoperative Diagnostik:

D

- ☐ **Labor:** kl. BB, Elektrolyte, H-N, Kreatinin, TPZ, PTT, Cholinesterase, Urinstatus, Blutgruppe
- ☐ **Röntgen:** Thorax in 2 Ebenen, Unterschenkel „lange Aufnahme" in 2 Ebenen
- ☐ EKG
- ☐ ______
- ☐ ______

Vorbereitung auf Station bzw. Ambulanz:

V

- ☐ **Aufklärung und typische Risiken** des Eingriffs:
  - verzögerte Knochenbruchheilung und Pseudarthrose
  - Blutung, Nachblutung, Hämatom
  - Verletzung von Gefäßen und Nerven N. saphenus, V. saphena magna
  - Möglichkeit der Spongiosaentnahme (Beckenkamm) (*siehe Anhang Unfallchirurgie, S. 301/302*)
  - Kompartmentsyndrom, Algodystrophie M. Sudeck
  - Infektion
  - Druckschädigung durch Blutsperre/leere
  - Thrombose und Embolie

- Nachbehandlung und Verhalten nach der Operation, Metallentfernung

☐ **Thromboseprophylaxe:**
→ hohes eingriffs- und verletzungstypisches Risiko ←
sofortiger Beginn nach der stationären Aufnahme mit entsprechendem niedermolekularen Heparin
Antithrombose-Strumpf gesundes Bein

☐ **Lagerung** auf Braunscher Schiene, Ruhigstellung durch gesp. Oberschenkelliegegips in Kombination mit Calcaneus-Drahtextension, Zug 2–4 kg

☐ **Körperreinigung** und Pflege durch Waschung mit antiseptischer Seifenlösung

☐ **Rasur:** Unterschenkel

☐ **perioperative Antibiotikaprophylaxe:**
1 Stunde präoperativ mit Prämedikation

☐ ______________________________

☐ ______________________________

Vorbereitung im OP:

OP

☐ **OP-Lagerung**: „Standard"-Rückenlagerung *(siehe Abb. 1)*

☐ **Schnittführung**: Hautschnitt lateral der Tibiakante bogenförmig zum Innenknöchel auslaufend (Abb. 63)

☐ **Bildwandler**

☐ ______________________________

☐ ______________________________

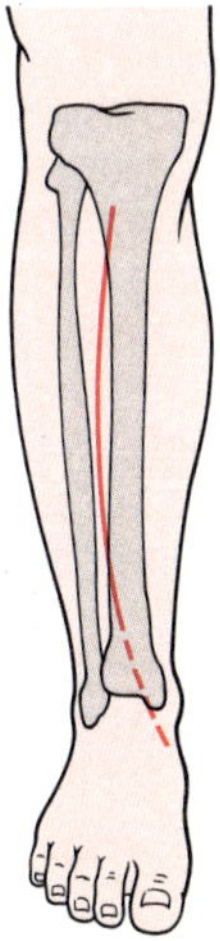

Abb. 63: Schnittführung zur Platten- und Schraubenosteosynthese des Tibiaschafts und distaler Tibia (Hautschnitt lateral der Tibiakante bogenförmig zum Innenknöchel auslaufend)

II. Nachbehandlung

Allgemeine postoperative Maßnahmen:

N

- ☐ **postoperatives Monitoring**: Blutdruck, Puls und Temperatur (Überwachungsbogen für 24 Stunden)
- ☐ **vorläufige Ruhigstellung**: Hochlagerung auf Braunscher Schiene, keine äußere Fixation (Schiene etc.)
- ☐ **Thromboseprophylaxe**:
  → **hohes eingriffstypisches Risiko** ←
  Fortführung mit entsprechendem niedermolekularen Heparin
  Antithrombose-Strumpf gesundes Bein, elastische Wickelung des operierten Beins über das Kniegelenk
- ☐ **postoperative Röntgenkontrolle**: Unterschenkel in 2 Ebenen
- ☐ **Redondrainage(n)** nach 24–48 Stunden entfernen
- ☐ **1. Verbandswechsel** am 2. postop. Tag
- ☐ **Krankengymnastik**: Aufstehen an Gehstützen am 5. postop. Tag bei unauffälligen Weichteilen, Abrollen mit 15 kg
- ☐ **Ziehen der Fäden** am 10.–12. postop. Tag je nach Hautspannung und Weichteilverhältnissen

- ☐ ____________________
- ☐ ____________________

Entlassungsdiagnostik:

- **Labor**: kl. BB, BKS
- **Röntgen**: Unterschenkel „lange Aufnahme" in 2 Ebenen

Procedere:

- Steigerung der **Belastung**:
  bei Schraubenosteosynthese:
  je nach Röntgenkontrolle nach 6 Wochen
  bei Plattenosteosynthese stabil:
  nach 6–8 Wochen
  bei Plattenosteosynthese (Mehrfragmentfraktur/ Spongiosaplastik):
  nach 6–12 Wochen (Röntgenkontrolle)
- **Röntgenkontrollen** nach 6, 10 und 16 Wochen
- **Metallentfernung** nach 2 Jahren

6.2 Tibiaverriegelungsnagel

(Indikation: geschlossene Unterschenkelschaftfrakturen)

I. Vorbereitung

Präoperative Diagnostik:

- ☐ **Labor**: kl. BB, Elektrolyte, H-N, Kreatinin, TPZ, PTT, Cholinesterase, Urinstatus, Blutgruppe
- ☐ **Röntgen**: Thorax in 2 Ebenen, Unterschenkel „lange Aufnahme" in 2 Ebenen
- ☐ EKG
- ☐ ______________________________
- ☐ ______________________________

Vorbereitung auf Station bzw. Ambulanz:

- ☐ **Aufklärung und typische Risiken** des Eingriffs:
  - verzögerte Knochenbruchheilung und Pseudarthrose
  - Schädigung der Patellarsehne, versehentliche Eröffnung des Kniegelenks
  - Bewegungseinschränkung des Kniegelenks
  - Blutung, Nachblutung, Hämatom
  - Verletzung von Gefäßen und Nerven
  - Kompartmentsyndrom, Algodystrophie M. Sudeck
  - Infektion Weichteile und Knochen (Kniegelenk)
  - Thrombose und Embolie
  - Nachbehandlung und Verhalten nach der Operation, Metallentfernung

- ☐ **Thromboseprophylaxe:**
  → hohes eingriffs- und verletzungstypisches Risiko ←
  sofortiger Beginn nach der stationären Aufnahme mit entsprechendem niedermolekularen Heparin
  Antithrombose-Strumpf gesundes Bein
- ☐ **Lagerung** auf Braunscher Schiene, Ruhigstellung durch gesp. Oberschenkelliegegips in Kombination mit Calcaneus-Drahtextension, Zug 2–4 kg
- ☐ **Körperreinigung** und Pflege durch Waschung mit antiseptischer Seifenlösung
- ☐ **Rasur:** dicht über der Patellarsehne und Patella, Tibiakopf ventral und medial, proximal des Innenknöchels
- ☐ **perioperative Antibiotikaprophylaxe:**
  1 Stunde präoperativ mit Prämedikation

- ☐ ______________________________

- ☐ ______________________________

Vorbereitung im OP:

OP

- ☐ **OP-Lagerung**: Rückenlage auf dem Extensionstisch, verletztes Bein 90°/90° in Hüfte und Kniegelenk flektiert, gesundes Bein maximal flektiert und abduziert (Abb. 64)
- ☐ **Schnittführung** (Abb. 65):
  - ① Inzision über dem Ligamentum patellae
  - ② distal-mediale Inzision (Verriegelungsbolzen)
  - ③ Kalkaneusdrahtextension
- ☐ **Bildwandler**

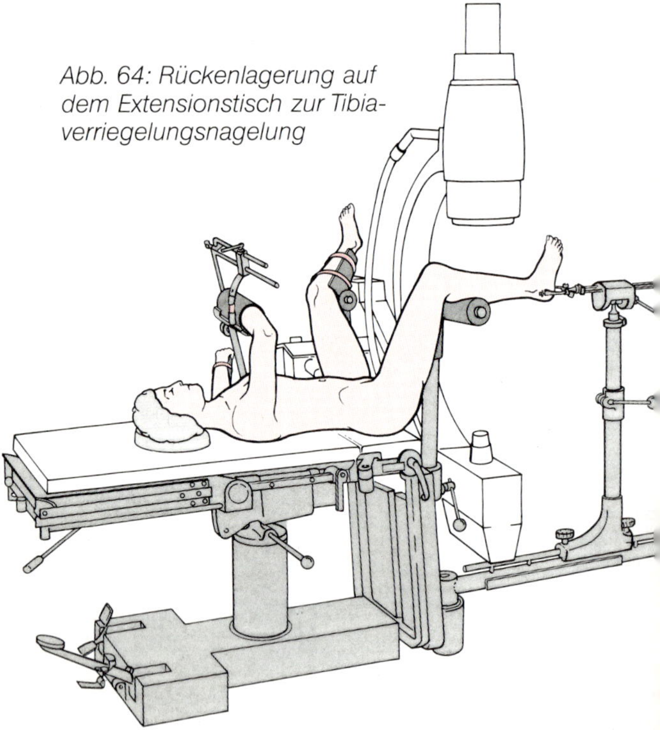

Abb. 64: Rückenlagerung auf dem Extensionstisch zur Tibiaverriegelungsnagelung

☐ ____________________

☐ ____________________

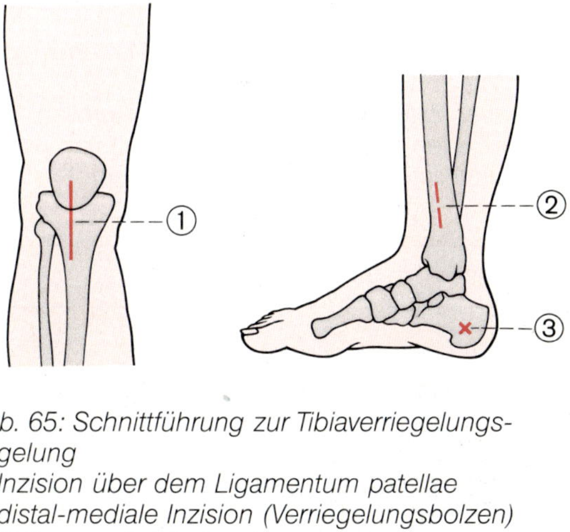

Abb. 65: Schnittführung zur Tibiaverriegelungsnagelung
① Inzision über dem Ligamentum patellae
② distal-mediale Inzision (Verriegelungsbolzen)
③ Kalkaneusdrahtextension

II. Nachbehandlung

Allgemeine postoperative Maßnahmen:

N

- ☐ **Lagerung**: Hochlagerung auf Braunscher Schiene, keine äußere Fixation (Schiene etc.)
- ☐ **Thromboseprophylaxe**:
  → **hohes eingriffstypisches Risiko** ←
  Fortführung mit entsprechendem niedermolekularen Heparin
  Antithrombose-Strumpf gesundes Bein, elastische Wickelung des operierten Beins bis über das Kniegelenk
- ☐ **postoperative Röntgenkontrolle**: Unterschenkel „lange Aufnahme" in 2 Ebenen
- ☐ **Labor**: kl. BB am 1. postop. Tag
- ☐ **1. Verbandswechsel** am 2. postop. Tag
- ☐ **Redondrainage(n)** nach 24–48 Stunden entfernen
- ☐ **Krankengymnastik**: Beginn nach dem Ziehen der Redondrainagen
  Mobilisieren *bei dynamischer Verriegelung* unter rasch aufsteigender Belastung
  bei statischer Verriegelung nur Abrollen
- ☐ **Ziehen der Fäden** am 12. postop. Tag über der Patellarsehne, sonst 10. postop. Tag

☐ ____________________

☐ ____________________

Entlassungsdiagnostik:

- **Labor**: kl. BB, BKS
- **Röntgen**: Unterschenkel „lange Aufnahme" in 2 Ebenen

Procedere:

- Belastung:
  bei dynamischer Verriegelung:
  Gehen ohne Gehstützen nach 4–6 Wochen
  bei statischer Verriegelung:
  Abrollen bis zur 10. postop. Woche, dann Dynamisierung (in Lokalanästhesie, 1 Tag stationär) und aufsteigende Belastung
- **Röntgenkontrollen** alle 4 Wochen bis zur Frakturheilung
- **Metallentfernung** nach 1½–2 Jahren

7. Osteosynthese des Pilon tibial

(Indikation: dislozierte Frakturen der tragenden Tibia-Gelenkfläche)

I. Vorbereitung

Präoperative Diagnostik:

- ☐ **Labor:** kl. BB, Elektrolyte, H-N, Kreatinin, TPZ, PTT, Thrombozyten, Cholinesterase, Blutgruppe
- ☐ **Röntgen:** Unterschenkel mit oberem Sprunggelenk in 2 Ebenen, evtl. mit zusätzlichen Schrägaufnahmen, Thorax in 2 Ebenen
- ☐ EKG
- ☐ ____________________
- ☐ ____________________

Vorbereitung auf Station bzw. Ambulanz:

☐ **Aufklärung und typische Risiken** des Eingriffs:
- Bewegungseinschränkung des oberen Sprunggelenks, Frühartrhrose
- Blutung, Nachblutung, Hämatom
- Verletzung von Gefäßen, Sehnen und Nerven Äste des N. saphenus, A. tibialis posterior und dorsalis pedis, N. tibialis, N. peroneus superf. und prof.
- Durchführung einer Spongiosaplastik (Beckenkamm)
- Druckschädigung durch Blutsperre/leere
- Kompartmentsyndrom, Algodystrophie
- Infektion von oberem Sprunggelenk und Knochen
- Thrombose und Embolie

- Nachbehandlung und Verhalten nach der Operation, Metallentfernung

☐ **vorläufige Ruhigstellung**: dorsale Oberschenkelgipsschiene mit Sohle

☐ **Thromboseprophylaxe**:
→ **hohes eingriffs- und verletzungstypisches Risiko** ←
sofortiger Beginn nach der stationären Aufnahme mit entsprechendem niedermolekularen Heparin
Antithrombose-Strumpf gesundes Bein

☐ **Körperreinigung** und Pflege durch Waschung mit antiseptischer Seifenlösung

☐ **Rasur**: Unterschenkel und Fuß, gleichseitig über Beckenkamm (Spongiosaplastik)

☐ **perioperative Antibiotikaprophylaxe**:
1 Stunde präoperativ mit Prämedikation

☐ ______________________________

☐ ______________________________

Vorbereitung im OP:

OP

☐ **OP-Lagerung**: „Standard“-Rückenlagerung *(siehe Abb. 1)*

☐ **Schnittführung**: Hautschnitt lateral der distalen Tibiakante (Abb. 66)

☐ **pneumatische Oberschenkelblutsperre**

☐ **Bildwandler**

☐ ______________________________

☐ ______________________________

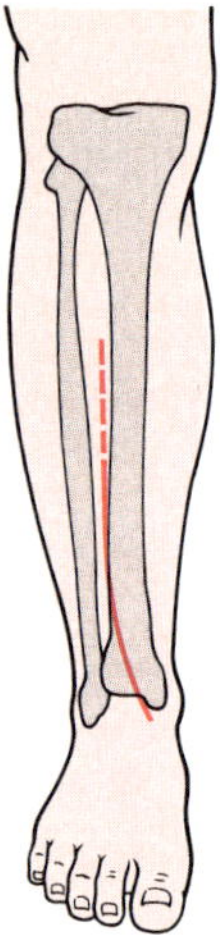

Abb. 66: Schnittführung zur Osteosynthese des Pilon tibial lateral der distalen Tibiakante

II. Nachbehandlung

Allgemeine postoperative Maßnahmen:

N

- ☐ **Lagerung:** Unterschenkelschiene mit Sohle, Hochlagerung auf Braunscher Schiene
- ☐ **Thromboseprophylaxe:**
  → **hohes eingriffstypisches Risiko** ←
  Fortführung mit entsprechendem niedermolekularen Heparin
  Antithrombose-Strumpf gesundes Bein, elastische Wickelung des operierten Beins bis zum Kniegelenk
- ☐ **postoperative Röntgenkontrolle:** Unterschenkel mit oberem Sprunggelenk in 2 Ebenen im Gips

- ☐ **Redondrainage(n)** nach 24–48 Stunden entfernen
- ☐ **1. Verbandswechsel** am 2. postop. Tag
- ☐ **Krankengymnastik:** aktive Bewegungsübungen von Hüftgelenk, Knie und Zehen ab 2. postop. Tag, Aufstehen nach 1. Woche
- ☐ **Ziehen der Fäden** am 10.–12. postop. Tag (Hautspannung)

- ☐ ______________________________

- ☐ ______________________________

Entlassungsdiagnostik:

- **Labor:** kl. BB, BKS
- **Röntgen:** Unterschenkel in 2 Ebenen ohne Gips

Procedere:

- Fortführung der **Krankengymnastik** aus der Gipsschiene heraus
- Unterschenkel-**Gipsschiene** für insgesamt 4–6 Wochen (bei unsicheren und ängstlichen Patienten auch länger)
- **Belastungsbeginn:** Abrollen ab 4.–6. Woche, Teilbelastung ab 10–14 Wochen, Vollbelastung ab 16 Wochen
- **Röntgenkontrollen** nach 6, 10, 14 und 20 Wochen
- **Metallentfernung** nach 1½–2 Jahren

____

____

8. Kniegelenksverletzungen

8.1 Patella

(Indikation: dislozierte oder offene Patellafraktur)

I. Vorbereitung

Präoperative Diagnostik:

☐ **Labor:** kl. BB, Elektrolyte, H-N, BZ, TPZ, PTT, Thrombozyten
☐ **Röntgen:** Kniegelenk in 2 Ebenen, tangentiale Patellaaufnahme, Thorax in 2 Ebenen
☐ EKG

☐ ______________________________

☐ ______________________________

Vorbereitung auf Station bzw. Ambulanz:

☐ **Aufklärung und typische Risiken** des Eingriffs:
- Aufklärung über evtl. erforderliche Arthroskopie des Kniegelenks
- Bewegungseinschränkung des Kniegelenks, Früharthrose
- Blutung, Nachblutung, Hämatom
- Verletzung von Gefäßen und Nerven R. infrapatellaris n. sapheni
- Druckschädigung durch Blutsperre/leere
- Infektion von Kniegelenk und Knochen
- Thrombose und Embolie
- Nachbehandlung und Verhalten nach der Operation, Metallentfernung

☐ **vorläufige Ruhigstellung:** Oberschenkelgipstutorschiene

- ☐ **Thromboseprophylaxe:**
  → hohes eingriffs- und verletzungstypisches Risiko ←
  sofortiger Beginn nach der stationären Aufnahme mit entsprechendem niedermolekularen Heparin
  Antithrombose-Strumpf gesundes Bein
- ☐ **Körperreinigung** und Pflege durch Waschung mit antiseptischer Seifenlösung
- ☐ **Rasur:** Vorderseite des Kniegelenks
- ☐ **perioperative Antibiotikaprophylaxe** bei offenen Frakturen

- ☐ ______________________________

- ☐ ______________________________

Vorbereitung im OP:

- ☐ **OP-Lagerung:** „Standard"-Rückenlagerung *(siehe Abb. 1)*
- ☐ **Schnittführung** (Abb. 67):
  ① laterale parapatellare Hautinzision
  ② quere Hautinzision über der Patella
- ☐ **pneumatische Oberschenkelblutsperre**

- ☐ ______________________________

- ☐ ______________________________

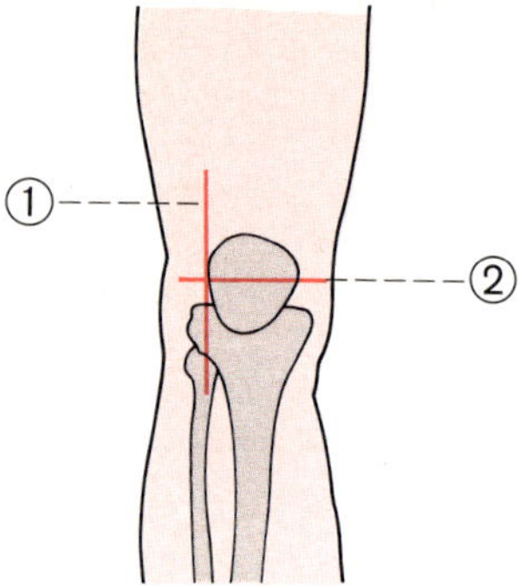

Abb. 67: Schnittführung zur Patellaosteosynthese
① laterale parapatellare Hautinzision
② quere Hautinzision über der Patella

II. Nachbehandlung

Allgemeine postoperative Maßnahmen:

N

- ☐ **Lagerung:** Hochlagerung auf Braunscher Schiene
- ☐ **postoperatives Monitoring:** Blutdruck, Puls und Temperatur (Überwachungsbogen für 24 Stunden)
- ☐ **Thromboseprophylaxe:**
  → **hohes eingriffstypisches Risiko** ←
  Fortführung mit entsprechendem niedermolekularen Heparin
  Antithrombose-Strumpf gesundes Bein, elastische Wickelung des operierten Beins bis zum Oberschenkel
- ☐ **postoperative Röntgenkontrolle:** Kniegelenk in 2 Ebenen

- ☐ **Redondrainagen**: Entfernung der intraartikulären Redondrainage nach 24 Stunden, sonstige Redondrainagen nach 24–48 Stunden
- ☐ **1. Verbandswechsel** am 2. postop. Tag
- ☐ **Krankengymnastik**: Beginn mit Quadrizepsübungen und vorsichtiger Flexion im Kniegelenk nach Entfernung der Redondrainagen, Aufstehen ab 3. postop. Tag mit Abrollen
- ☐ **Ziehen der Fäden** am 10. postop. Tag
- ☐ ____________________
- ☐ ____________________

Entlassungsdiagnostik:

- **Labor**: kl. BB, BKS
- **Röntgen**: Kniegelenk in 2 Ebenen

Procedere:

- Fortführung der **Krankengymnastik**
- **Teilbelastung** mit 20–30 kg ab 4. Woche bei gestrecktem Knie
- **Vollbelastung** ab 8. Woche
- **Röntgenkontrollen** nach 6, 10 und 14 Wochen
- **Metallentfernung** nach 8–12 Monaten

____

____

8.2 Weitere Eingriffe am Kniegelenk (ohne Arthroskopie)

I. Vorbereitung

Präoperative Diagnostik:

D

- ☐ **klinische Prüfung**: Bandstabilität, Meniskuszeichen, Erguß
- ☐ **Labor**: kl. BB, Elektrolyte, H-N, BZ, TPZ, PTT, Thrombozyten, evtl. Rheumafaktoren (ASL, RF, CRP), Harnsäure
- ☐ **Röntgen**: Kniegelenk in 2 Ebenen, evtl. Patella-Tangentialaufnahme, evtl. Tunnel-Aufnahme nach Frick, Tomographie
- ☐ **Sonographie**
- ☐ **Computertomographie**
- ☐ **NMR**
- ☐ **EKG**

- ☐ ______________________________

- ☐ ______________________________

Vorbereitung auf Station bzw. Ambulanz:

V

- ☐ **Aufklärung und typische Risiken** des Eingriffs:
  - Risiko spezieller Eingriffe (*siehe Anhang Unfallchirurgie, S. 301/302*)
  - Aufklärung über gleichzeitige Arthroskopie
  - Bewegungseinschränkung des Kniegelenks, Frühharthrose
  - Blutung, Nachblutung, Hämatom
  - Verletzung von Gefäßen und Nerven N. peroneus, A. und V. poplitea, N. tibialis, R. infrapatellaris n. sapheni
  - Druckschädigung durch Blutsperre/leere

- Kompartmentsyndrom
- Infektion von Kniegelenk und Knochen
- Thrombose und Embolie
- Nachbehandlung und Verhalten nach der Operation, Metallentfernung

☐ **vorläufige Ruhigstellung**: Gipstutor in 30° Beugestellung des Kniegelenks bei Erguß und Verdacht auf Kapselbandläsion

☐ **Thromboseprophylaxe**:
→ **hohes eingriffs- und verletzungstypisches Risiko** ←
sofortiger Beginn mit der stationären Aufnahme mit entsprechendem niedermolekularen Heparin
Antithrombose-Strumpf gesundes Bein

☐ **Körperreinigung** und Pflege durch Duschen oder Vollbad mit antiseptischer Seifenlösung

☐ **Rasur**: distaler Oberschenkel, Knie und Kniekehle (Enthaarungscreme), proximaler Unterschenkel

☐ **perioperative Antibiotikaprophylaxe**:
1 Stunde präoperativ mit Prämedikation

☐ ____________________

☐ ____________________

Vorbereitung im OP:

OP

☐ **OP-Lagerung**:
„Standard"-Rückenlagerung *(siehe Abb. 1)* → anteromediale Instabilität, Meniskus, Seitenbänder
Bauchlagerung mit Lagerungspolster unter dem Brustkorb → Bakerzyste, ossärer tibialer Ausriß des hinteren Kreuzbands

☐ **Schnittführung** (Abb. 68):
① parapatellar medial (nach Payr)
② parapatellar lateral

③ *getrennte Schnittführung:*
Inzision medial tibial, Gegeninzision über dem lateralen Femurkondylus (transossäre Refixation bzw. Augmentation des vorderen Kreuzbands)

④ dorsaler Zugang nach Trickey → Bakerzyste, hinteres Kreuzband

☐ **pneumatische Oberschenkelblutsperre**

☐ ______________________________

☐ ______________________________

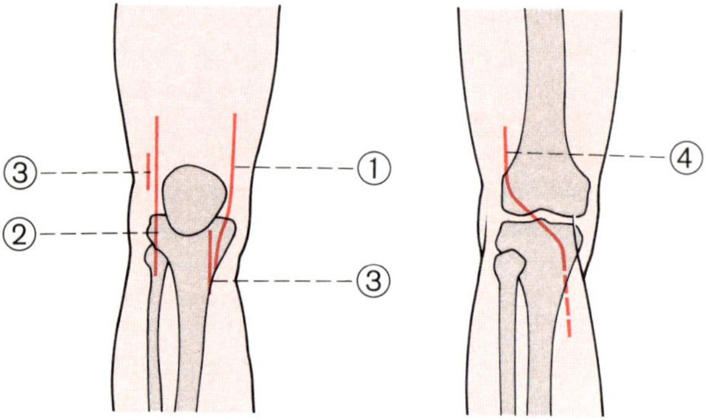

Abb. 68: Schnittführung zur Arthrotomie des Kniegelenks
① *parapatellare mediale Inzision nach Payr*
② *parapatellare laterale Inzision*
③ *Inzision medial tibial, Gegeninzision über dem lateralen Femurkondylus*
④ *dorsaler Zugang nach Trickey (Ansicht von dorsal)*

II. Nachbehandlung

Allgemeine postoperative Maßnahmen:

N

- ☐ **klinische Prüfung**: Fußpulse, Sensomotorik (N. tibialis, N. peronaeus)
- ☐ **Lagerung**: Gipstutor in 20–30 Grad Beugestellung des Kniegelenks bei allen rekonstruktiven Eingriffen am Kapsel-Band-Apparat (Kreuzbänder, Seitenbänder, Bakerzyste)
- ☐ **Thromboseprophylaxe**:
  → **hohes eingriffstypisches Risiko** ←
  Fortführung mit entsprechendem niedermolekularen Heparin
  Antithrombose-Strumpf gesundes Bein, elastische Wickelung des operierten Beins bis zum Oberschenkel
- ☐ **postoperatives Monitoring**: Blutdruck, Puls und Temperatur (Überwachungsbogen für 24 Stunden)
- ☐ **Labor**: kl. BB, Elektrolyte, TPZ, PTT am 1. postop. Tag
- ☐ **Redondrainage(n)**: intraartikuläre Redondrainage (8 Charrière) nach 24 Stunden entfernen, subfasziale und subkutane Redondrainage nach 48 Stunden entfernen
- ☐ **Krankengymnastik**: Quadrizepstraining in der Tutorschale, isometrisches Training, *Mobilisation* der Patella (Verhinderung von Verklebungen des oberen Rezessus) ab 2. postop. Tag nach Entfernung der Redondrainagen,
  weitere Krankengymnastik, Belastung und Mobilisierung je nach intraoperativem Befund und erfolgter Therapie *(siehe Tab. 7, Seite 296/297)*
- ☐ **Ziehen der Fäden** am 10. postop. Tag

☐ ____________________

☐ ____________________

Entlassungsdiagnostik:

- **Wundkontrolle,** Ergußbildung, Infektzeichen
- **Labor:** kl. BB, BKS

Procedere:

- je nach Befund und operativer Therapie *(siehe auch Tab. 7, Seite 296/297)*

9. Achillessehne

(Indikation: Achillessehnenruptur)

I. Vorbereitung

Präoperative Diagnostik:

- ☐ **klinische Prüfung**: Sehnenlücke, aufgehobene Plantarflexion gegen Widerstand
- ☐ **Labor**: kl. BB, Elektrolyte, H-N, Kreatinin, TPZ, PTT, Cholinesterase, Urinstatus
- ☐ **Röntgen**: Thorax, oberes Sprunggelenk in 2 Ebenen
- ☐ **Weichteilsonographie**
- ☐ EKG
- ☐ ______________________________
- ☐ ______________________________

Vorbereitung auf Station bzw. Ambulanz:

- ☐ **Aufklärung und typische Risiken** des Eingriffs:
  - Bewegungseinschränkung des Sprunggelenks
  - Neurom des N. suralis, Läsion des N. cutaneus dorsalis intermedius
  - Narbenkelloid und Adhäsionen zwischen Sehne und umgebendem Gewebe
  - Thrombose und Embolie
  - Atrophie der Wade
  - Algodystrophie M. Sudeck
  - Reruptur
- ☐ **vorläufige Ruhigstellung**: ventrale Oberschenkelgipsschale (Knie 30° gebeugt, oberes Sprunggelenk 110° Spitzfußstellung) mit Loch am Fußende zum Aufhängen

- ☐ **Thromboseprophylaxe:**
  → **hohes eingriffs- und verletzungstypisches Risiko** ←
  sofortiger Beginn nach der stationären Aufnahme mit entsprechendem niedermolekularen Heparin Antithrombose-Strumpf gesundes Bein
- ☐ **Körperreinigung** und Pflege durch Waschung mit antiseptischer Seifenlösung
- ☐ **Rasur:** Fersenbein bis einschließlich Wade
- ☐ **Sonstiges:** kurze Extensionsstange am Fußende am Bett montieren als Aufhängevorrichtung
- ☐ ______________________________
- ☐ ______________________________

Vorbereitung im OP:

OP

- ☐ **OP-Lagerung:** Bauchlagerung mit Lagerungskissen, Gummirolle unter zu operierenden Fuß (Abb. 69)
- ☐ **Schnittführung** (Abb. 70):
  ① dorsomedialer Längsschnitt
  ② Erweiterungsschnitt zur Umkipp-Plastik
- ☐ **pneumatische Oberschenkelblutsperre**
- ☐ ______________________________
- ☐ ______________________________

II. Nachbehandlung

Allgemeine postoperative Maßnahmen:

N

- ☐ **Lagerung:** das in der ventralen Oberschenkelgipslonguette ruhiggestellte operierte Bein wird schwebend über einer Braunschen Schiene aufgehängt

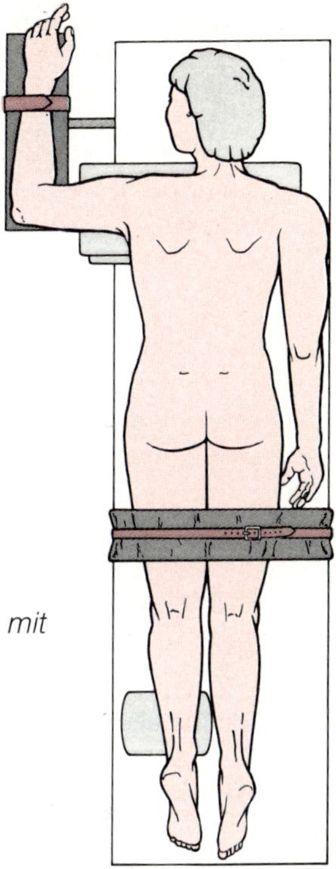

Abb. 69: Bauchlagerung mit Lagerungskissen und Gummirolle unter das verletzte Bein

- ☐ **Thromboseprophylaxe:**
  → **hohes eingriffstypisches Risiko** ←
  Fortführung mit entsprechendem niedermolekularen Heparin
  Antithrombose-Strumpf gesundes Bein, elastische Wickelung des operierten Beins bis zum Knie
- ☐ **1. Verbandswechsel** am 2. postop. Tag
- ☐ **Redondrainage(n)** nach 24–48 Stunden entfernen
- ☐ **Ziehen der Fäden** am 10. postop. Tag

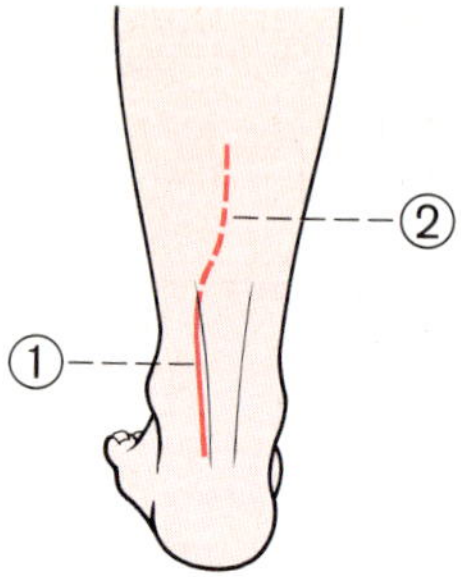

Abb. 70: Schnittführung Achillessehnennaht
① dorsomedialer Längsschnitt
② Erweiterungsschnitt für Umkipp-Plastik

☐ __________

☐ __________

Procedere:

- **Ruhigstellung** für 2 Wochen in der ventralen Oberschenkelgipsschale
- **ab 3. Woche:** dorsale Unterschenkelgipsschale in 100–110° Spitzfußstellung und aktive Bewegungsübungen aus der Schale heraus unter krankengymnastischer Anleitung
- **ab 4. Woche:** dorsale Unterschenkelgipsschale in 90–100° Spitzfußstellung
- **Gipsabnahme** nach 6 Wochen und **Abrollen** bis zum Ende der 8. Woche mit Absatzerhöhung 1,5 cm beidseits
- **ab 9. Woche:** aufsteigende Belastung
- nach 12 Wochen Absatzerhöhung entfernen

10. Verletzungen des oberen Sprunggelenks

10.1 Fibulare Bandruptur

(Indikation: frisches Trauma mit deutlicher Aufklappbarkeit und tibio-talarer Schublade, chronische Instabilität)

I. Vorbereitung

Präoperative Diagnostik:

D

- ☐ **Labor**: kl. BB, Elektrolyte, H-N, Kreatinin, TPZ, PTT, Cholinesterase
- ☐ **Röntgen**: oberes Sprunggelenk in 2 Ebenen, Aufnahmen im Drucksupport unter Supinationsstreß, Thorax
- ☐ EKG
- ☐ ______
- ☐ ______

Vorbereitung auf Station bzw. Ambulanz:

V

- ☐ **Aufklärung und typische Risiken** des Eingriffs:
  - Verletzung der Peronealsehnen bzw. des Retinaculums (Peronealsehnenluxation)
  - Verletzung des N. cutaneus dorsalis intermedius, Parästhesie
  - Druckschädigung durch Blutsperre/leere
  - Gelenkinfektion
  - Instabilität und/oder Bewegungseinschränkung des oberen Sprunggelenks
  - Algodystrophie M. Sudeck
  - Narbenkelloid
  - Nachbehandlung und Verhalten nach der Operation, Metallentfernung, falls transossäre Fixation eines Bandes

☐ **Unterschenkelgipslonguette** dorsal
☐ **Rasur**: Außenknöchelbereich
☐ **Körperreinigung** und Pflege durch Waschung mit antiseptischer Seifenlösung
☐ **Thromboseprophylaxe**:
→ **mittleres eingriffs- und verletzungstypisches Risiko** ←
sofortiger Beginn mit der Immobilisierung des Unterschenkels mit niedermolekularem oder unfraktioniertem Heparin
Antithrombose-Strumpf gesundes Bein

☐ ______________________________

☐ ______________________________

Vorbereitung im OP:

OP

☐ **OP-Lagerung**: Rückenlagerung, Kissen unter das Gesäß der verletzten Seite
☐ **Schnittführung** (Abb. 71):
① gerade Inzision für fibulare Bandnaht
② mit Erweiterungsschnitt bei Peronaeus-Plastik
③ bogenförmige Inzision
☐ **pneumatische Oberschenkelblutsperre**

☐ ______________________________

☐ ______________________________

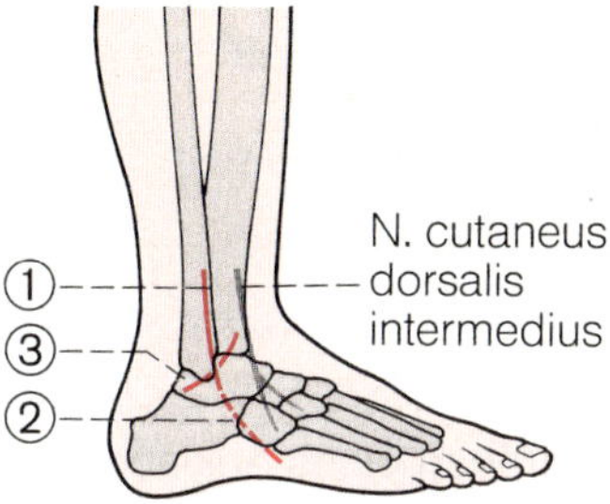

Abb. 71: Schnittführung bei fibularer Bandruptur des oberen Sprunggelenks
① gerade Schnittführung für fibulare Bandnaht
② mit Erweiterungsschnitt bei Peronaeus-Plastik
③ bogenförmige Inzision

II. Nachbehandlung

Allgemeine postoperative Maßnahmen:

N

- ☐ **Lagerung:** Hochlagerung auf Braunscher Schiene
- ☐ **Ruhigstellung** in Unterschenkelgipslonguette bis 10. postop. Tag
- ☐ **Thromboseprophylaxe:**
  → **mittleres eingriffstypisches Risiko** ←
  Fortführung mit niedermolekularem oder unfraktioniertem Heparin
  Antithrombose-Strumpf gesundes Bein, elastische Wickelung des operierten Beins bis zum Knie
- ☐ **1. Verbandswechsel** am 2. postop. Tag
- ☐ **Redondrainage** nach 24–48 Stunden entfernen
- ☐ **Ziehen der Fäden** am 10. postop. Tag
- ☐ **Anklebrace** (Knöchelschiene): Anfertigung am 10. postop. Tag

☐ ____________________

☐ ____________________

Procedere:

– nach Fadenzug bis zum Ende der 6. postop. Woche **Tragen eines Anklebrace** (Knöchelschiene) bei voller Belastung
bei Bandplastik: Unterschenkelgehgips bis zum Ende der 3. postop. Woche, dann Anklebrace bis zum Ende der 6. postop. Woche

____

____

10.2 Sprunggelenksosteosynthese

(Indikation: Luxationsfrakturen, Maisonneuve-Frakturen, Weber-B- und -C-Frakturen, Aussprengung hinteres Volkmannsches Dreieck)

I. Vorbereitung

Präoperative Diagnostik:

D

- ☐ **Labor:** kl. BB, Elektrolyte, H-N, Kreatinin, TPZ, PTT, Cholinesterase, Urinstatus
- ☐ **Röntgen:** Thorax, oberes Sprunggelenk in 2 Ebenen + evtl. proximaler Unterschenkel mit Kniegelenk in 2 Ebenen (Maisonneuve-Fraktur)
- ☐ EKG
- ☐ ______________________________
- ☐ ______________________________

Vorbereitung auf Station bzw. Ambulanz:

V

- ☐ **Aufklärung und typische Risiken** des Eingriffs:
  - Bewegungseinschränkung des oberen Sprunggelenks, Früharthrose
  - Blutung, Nachblutung, Hämatom
  - Verletzung von Gefäßen, Sehnen und Nerven Äste des N. saphenus, A. tibialis posterior und dorsalis pedis, N. tibialis, N. peroneus superf. und prof.
  - Durchführung einer Spongiosaplastik (Beckenkamm)
  - Druckschädigung durch Blutsperre/leere
  - Kompartmentsyndrom, Algodystrophie
  - Infektion von oberem Sprunggelenk und Knochen
  - Thrombose und Embolie

- Nachbehandlung und Verhalten nach der Operation, Metallentfernung

☐ **Körperreinigung** und Pflege durch Waschung mit antiseptischer Seifenlösung

☐ **vorläufige Ruhigstellung:** Unterschenkelgipslonguette

☐ **Thromboseprophylaxe:**
→ hohes eingriffs- und verletzungstypisches Risiko ←
sofortiger Beginn nach der stationären Aufnahme mit entsprechendem niedermolekularen Heparin
Antithrombose-Strumpf gesundes Bein

☐ **Rasur:** Innen- und Außenknöchel bis Unterschenkelmitte

☐ ____________________

☐ ____________________

Vorbereitung im OP:

☐ **OP-Lagerung:** Rückenlagerung, Kissen unter das Gesäß des verletzten Beins

☐ **Schnittführung** (Abb. 72):
① bogenförmiger Schnitt vor oder
② hinter dem Innenknöchel
③ kurze Längsinzision über dem Außenknöchel

☐ **Bildwandler**

☐ **pneumatische Oberschenkelblutsperre**

☐ ____________________

☐ ____________________

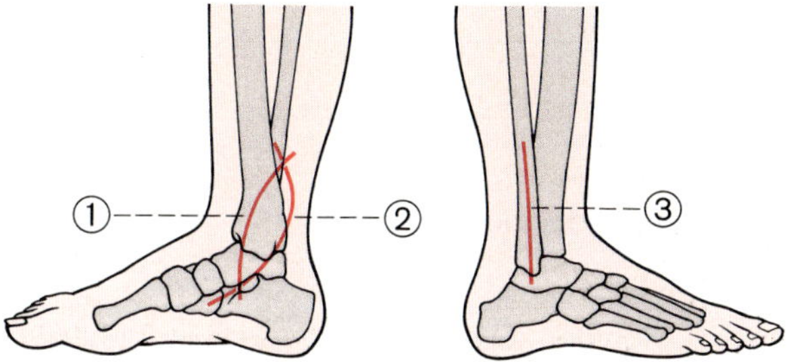

Abb. 72: Schnittführung
① bogenförmiger Schnitt vor oder
② hinter dem Innenknöchel
③ kurze Längsinzision über dem Außenknöchel

II. Nachbehandlung

Allgemeine postoperative Maßnahmen:

N

- ☐ **Lagerung** in Unterschenkelgipslonguette auf Braunscher Schiene
- ☐ **postoperative Röntgenkontrolle:** oberes Sprunggelenk in 2 Ebenen mit Gipslonguette
- ☐ **Thromboseprophylaxe:**
  → **hohes eingriffstypisches Risiko** ←
  Fortführung mit entsprechendem niedermolekularen Heparin
  Antithrombose-Strumpf gesundes Bein, elastische Wickelung des operierten Beins bis zum Kniegelenk
- ☐ **1. Verbandswechsel** am 2. postop. Tag
- ☐ **Redondrainage(n)** nach 48 Stunden entfernen
- ☐ **Ziehen der Fäden** am 10. postop. Tag

☐ ________________________________

☐ ________________________________

Entlassungsdiagnostik:

- **Labor**: kl. BB, BKS
- **Röntgen**: oberes Sprunggelenk in 2 Ebenen

Procedere:

- 1) OSG-Frakturen *ohne* Syndesmosenverletzung: nach Entfernung der Redondrainagen *Bewegungsübungen in allen Ebenen,* tags Schiene abwickeln, nachts anwickeln
  Belastung: Mobilisieren mit zwei Gehhilfen mit *Abrollen* des operierten Beins (ca. 10 kg Belastung), ab 7. postop. Woche rasch aufsteigende Belastung
- 2) OSG-Frakturen *mit* Syndesmosenverletzung: nach Entfernung der Redondrainagen *Bewegungsübungen* in der aufgewickelten Schiene, nur *Dorsalflexion*
  Belastung: Mobilisieren mit 2 Gehstützen und angelegter Gipsschale, *kein* Abrollen, Entfernung der *Stellschraube* nach 6 Wochen und langsam aufsteigende Belastung
- 3) OSG-Frakturen mit Aussprengung eines hinteren Volkmannschen Dreiecks:
  Belastung: aufsteigende Belastung erst 8 Wochen postoperativ, sonst wie Punkt 1) bzw. 2)
- **geschlossene Gipsbehandlung** nur bei instabilen Osteosynthesen oder unkooperativen Patienten

- **Röntgenkontrollen** nach 2, 6, 10 und 14 Wochen
- **Metallentfernung** nach 6 Monaten

11. Fußskelett

(Indikation: dislozierte Fußwurzel-, Mittelfuß- und Großzehenfrakturen)

I. Vorbereitung

Präoperative Diagnostik:

D

- ☐ Röntgen:
  z. B. Fersenbeinfraktur: Fersenbein seitlich und axial, Tomographie des Fersenbeins, CT, NMR
  z. B. Talusfraktur: Fußwurzel in 2 Ebenen, sonst wie Fersenbein, CT
  z. B. Mittelfußfraktur: Mittelfuß in 2 Ebenen, evtl. zusätzliche Schrägaufnahmen
  z. B. Zehenfraktur: Zehe in 2 Ebenen
- ☐ **Labor**: kl. BB, Elektrolyte, H-N, BZ, TPZ, PTT, Thrombozyten
- ☐ EKG
- ☐ ______________________________
- ☐ ______________________________

Vorbereitung auf Station bzw. Ambulanz:

V

- ☐ **Aufklärung und typische Risiken** des Eingriffs:
  - Wund- und Knocheninfektion
  - Verletzung von Gefäßen, Sehnen und Nerven
  - Untergang von Knochengewebe (Talusnekrose)
  - Durchführung einer Spongiosaplastik (Beckenkamm)
  - Schmerzen, Bewegungseinschränkung, Frühartrose
  - Kompartmentsyndrom des Fußes, Algodystrophie M. Sudeck
  - Druckschädigung durch Blutsperre/leere

  - Narbenkelloid, Thrombose und Embolie
  - Nachbehandlung (Ruhigstellung und lange Entlastung, Übungsbehandlung, Metallentfernung)

- ☐ **vorläufige Ruhigstellung**: Unterschenkelgipsschiene mit Sohle
- ☐ **Thromboseprophylaxe**:
  → **hohes eingriffs- und verletzungstypisches Risiko** ←
  sofortiger Beginn nach der stationären Aufnahme bzw. Immobilisation mit entsprechendem niedermolekularen Heparin
  Antithrombose-Strumpf gesundes Bein
- ☐ **Körperreinigung** und Pflege durch Waschung mit antiseptischer Seifenlösung
- ☐ ______________________________
- ☐ ______________________________

Vorbereitung im OP:

- ☐ **OP-Lagerung**: Rückenlagerung, Unterpolsterung und Höherlagerung des zu operierenden Fußes
- ☐ **Schnittführung** (Abb. 73):
  Fersenbein:
  ① laterale Hautinzision zwischen Apophyse des 5. Metatarsale und lateraler Insertion der Achillessehne
  Talus:
  ② Talushals → bogenförmiger Schnitt vor dem Malleolus medialis
  ③ Taluskorpus → dorsolateraler Zugang neben der Achillessehne
  ④ laterale Taluskante → gerader Hautschnitt über dem Malleolus lateralis mit bogenförmigem Auslaufen nach ventral

Mittelfußfraktur:
⑤ gerader dorsaler Hautschnitt über dem Strahl

- ☐ **pneumatische Oberschenkelblutsperre**
- ☐ **Bildwandler** bei Osteosynthesen und Fremdkörpersuche

- ☐ ______________________________

- ☐ ______________________________

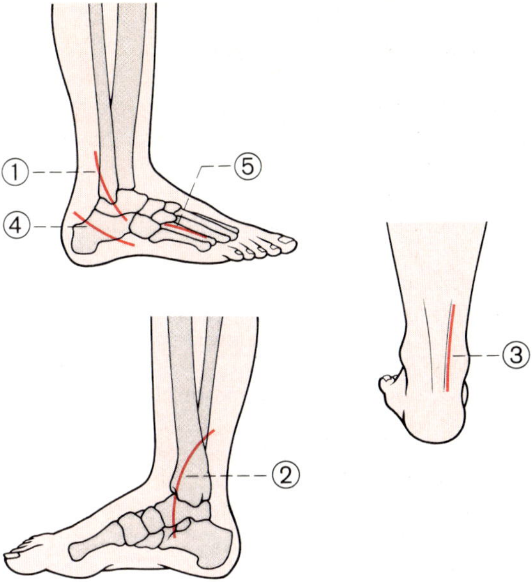

Abb. 73: Schnittführung bei Fußskelettfrakturen

① laterale Hautinzision zwischen Apophyse des 5. Metatarsale und lateraler Insertion der Achillessehne

② bogenförmiger Schnitt vor dem Malleolus medialis

③ dorsolateraler Zugang neben der Achillessehne

④ gerader Hautschnitt über dem Malleolus lateralis mit bogenförmigem Auslaufen nach ventral

⑤ gerader dorsaler Hautschnitt über dem Strahl

II. Nachbehandlung

Allgemeine postoperative Maßnahmen:

N

- ☐ **Lagerung**: Hochlagerung auf Braunscher Schiene, Ruhigstellung in Unterschenkelgipslonguette mit Sohle
- ☐ **Thromboseprophylaxe**:
  → **hohes eingriffstypisches Risiko** ←
  Fortführung mit entsprechendem niedermolekularen Heparin
  Antithrombose-Strumpf gesundes Bein, elastische Wickelung des operierten Beins bis zum Unterschenkel
- ☐ **postoperative Röntgenkontrolle**: Fußwurzel, Mittelfuß oder Vorfuß in 2 Ebenen ohne Gips (ausreichende Stabilität vorausgesetzt)
- ☐ **Antibiotikum**: falls angeordnet
- ☐ **Redondrainage(n)** nach 24–48 Stunden entfernen
- ☐ **Gummilaschen** (Penrose):
  bei nicht infizierten Wunden:
  Entfernung nach 24–48 Stunden
  bei infizierten Wunden:
  Entfernung nur nach Rücksprache mit Operateur
- ☐ **1. Verbandswechsel** am 2. postop. Tag
- ☐ **Krankengymnastik**: Aufstehen am 5.–7. Tag mit Gehstützen und Unterschenkelschiene, Bewegungsübungen Hüft- und Kniegelenk
- ☐ **Ziehen der Fäden** am 10.–12. Tag je nach Hautspannung und Wundheilung, evtl. fraktioniertes Ziehen der Fäden

- ☐ ____________________
- ☐ ____________________

Entlassungsdiagnostik:

- **Labor**: kl. BB, BKS
- evtl. Röntgenkontrolle

Procedere:

- weitere Krankengymnastik und Belastungsbeginn je nach versorgter Fraktur
- frühzeitig an die Anfertigung von Einlagen nach Maß oder orthopädischem Schuhwerk denken!

12. Arthroskopie großer Gelenke
(Schulter-, Ellbogen- und Handgelenk, Hüft-, Knie- und Sprunggelenk)

I. Vorbereitung

Allgemeine präoperative Diagnostik:

D

☐ **Labor**: kl. BB, Elektrolyte, H-N, Kreatinin, TPZ, PTT, Cholinesterase, Urinstatus, evtl. Rheumafaktoren (ASL, RF, CRP) und Harnsäure (Anamnese!)
☐ **Röntgen**: Thorax in 2 Ebenen, *weiteres siehe spezielle Abschnitte*
☐ **EKG**
☐ **Sonographie** des Gelenks, z. B. Gelenkerguß, Ganglion, Meniskusläsion, Weichteil-Diagnostik
☐ **Untersuchungen** des Punktats:
Zytologie → Rheumadiagnostik (Rhagozyten), Ausschluß eines malignen Ergusses
Bakteriologie → Ausstrich, Gramfärbung, Kultur, Leukozytennachweis, Harnsäurebestimmung

☐ ____________________

☐ ____________________

12.1 Arthroskopie des Schultergelenks

(Indikation: V.a. Rotatorenmanschettenruptur, Ruptur der langen Bizepssehne, Impingementsyndrom, habituelle Schulterluxation, Schmerzen, Schultersteife u.a.)

I. Vorbereitung:

Spezielle präoperative Diagnostik

D

- ☐ **Labor**: kl. BB, Elektrolyte, H-N, Kreatinin, TPZ, PTT, Cholinesterase, Urinstatus, evtl. Rheumafaktoren (ASL, RF, CRP) und Harnsäure (Anamnese!)
- ☐ **klinische Prüfung**: Funktionstests und Stabilitätsprüfung
- ☐ **Röntgen**: Schultergelenk in 2 Ebenen
  Akromion-Tangentialaufnahme
  evtl. Arthrographie
- ☐ Sonographie
- ☐ Computertomographie/
  Doppelkontrast-Computertomographie
- ☐ NMR
- ☐ ____________________
- ☐ ____________________

Vorbereitung auf Station:

V

- ☐ **Aufklärung und typische Risiken** des Eingriffs:
  - Infektion
  - Gefäß- und Nervenschaden (N. axillaris, N. suprascapularis, N. musculocutaneus)
  - Plexusschäden bei Distraktion
  - spezifische Komplikationen bei arthroskopischen Operationen
  - Nachblutung

   - Nachbehandlung und Verhalten nach der Operation, evtl. Metallentfernung

☐ **Körperreinigung** und Pflege durch Duschen oder Vollbad mit antiseptischer Seifenlösung

☐ **Rasur:** gesamter Schulterbereich ventral und dorsal sowie Achselhöhle (Enthaarungscreme)

☐ **vorläufige Ruhigstellung:** in der Regel keine Ruhigstellung
Ausnahme frisches Trauma: Ruhigstellung im Desault- oder Gilchrist-Verband zur Schmerzlinderung

☐ **Thromboseprophylaxe:**
→ **niedriges eingriffstypisches Risiko** ←
Beginn bis zu 2 Stunden *präoperativ* mit niedermolekularem oder unfraktioniertem Heparin
Antithrombose-Strümpfe perioperativ

☐ ____________________

☐ ____________________

Vorbereitung im OP:

☐ **OP-Lagerung:** Seitenlagerung (Abb. 74)
Beach-chair Position

☐ **Zugänge** (Abb. 75):
① dorsaler Standardzugang zum Schultergelenk und Bursa subacromialis
② ventraler Zugang
③ zentraler Zugang

☐ **Technische Voraussetzungen:**
Videokette
Schulterhalter

☐ ____________________

☐ ____________________

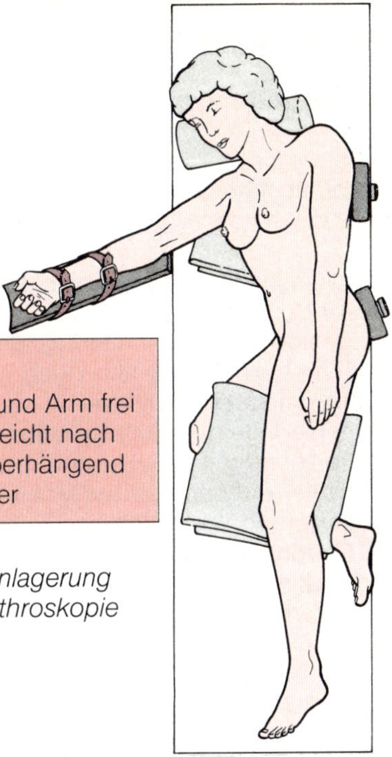

Wichtig:
- Schulter und Arm frei
- Schulter leicht nach dorsal überhängend
- Kniepolster

Abb. 74: Seitenlagerung zur Schulterarthroskopie

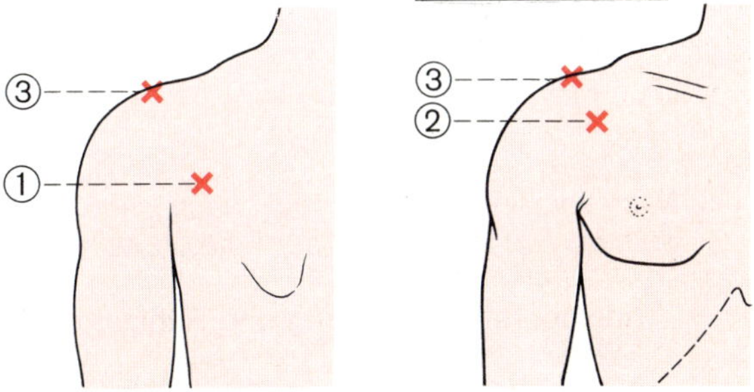

Abb. 75: Zugänge
① dorsaler Standardzugang (und subacromialer Zugang)
② ventraler Zugang
③ zentraler Zugang

II. Nachbehandlung

Allgemeine postoperative Maßnahmen:

Nach diagnostischer Schultergelenksarthroskopie und kleinen arthroskopischen Eingriffen an der Schulter (freier Gelenkkörper u.ä.):

N

- ☐ **klinische Prüfung:** Pulsstatus, Sensomotorik des Arms, Plexusschaden
- ☐ **postoperatives Monitoring:** Blutdruck, Puls und Temperatur (Überwachungsbogen für 24 Stunden)
- ☐ **Thromboseprophylaxe:**
  → **niedriges eingriffstypisches Risiko** ←
  Fortführung mit niedermolekularem oder unfraktioniertem Heparin bis zur Mobilisation
- ☐ **Lagerung und vorläufige Ruhigstellung:** keine
- ☐ **Redondrainage:** Entfernen einer intraartikulären Redondrainage nach 24 Stunden
- ☐ **1. Verbandswechsel:** am 2. postop. Tag
- ☐ **Krankengymnastik:** sofortiger Beginn mit Belastung
- ☐ **Ziehen der Fäden** 10.–14. Tag

- ☐ ______________________________

- ☐ ______________________________

Nach vorderer Akromioplastik nach Neer (Impingement-Syndrom), Naht der Rotatorenmanschette:

- ☐ **postoperative Lagerung und Ruhigstellung:** keine
  Ausnahme: nach Naht großer, spannungsgefährdeter Defekte Lagerung des Arms für 14 Tage auf Thoraxabduktionskissen oder -schiene

☐ **Röntgenkontrolle:** Akromion-Tangentialaufnahme nach vorderer Akromioplastik

☐ **Krankengymnastik:**
nach Naht der Rotatorenmanschette: 1. und 2. postoperative Woche:
Umkehrbewegungen des Unterarms (PNF), Schulter-Motorschiene zwischen 30° und 60° Abduktion und Flexion, ab 3. Woche Steigerung der passiven Bewegung bis 75°, nach 6 Wochen Freigabe des Gelenks
nach Akromioplastik: 1. und 2. postop. Woche: aktive und passive Bewegungsübungen bis 60° Abduktion und 90° Flexion, Schulter-Motorschiene in der Einstellung 60° Abduktion und 90° Flexion, Steigerung in der 2. postop. Woche, ab 3. postop. Woche Steigerung auf volle Beweglichkeit

Nach Eingriffen zur Beseitigung einer Instabilität:

a) OP nach Bankart und Neersche Kapselplastik:

☐ **postoperative Lagerung und Ruhigstellung:** Gilchrist-Verband für 4 Wochen

☐ **Röntgenkontrolle:** Schultergelenk a.p. nur nach Einbringen eines Implantats

☐ **Krankengymnastik:** ab 2. postop. Woche Abduktion 60–70° passiv, Flexion langsam bis auf 80° steigern, keine Motorschiene
ab 3. postop. Woche aktive Abduktion bis 90°, weitere Steigerung der Flexion
ab 6. postop. Woche Steigerung der aktiven Flexion bis 140° und der Abduktion auf 90°, während des gesamten Zeitraums müssen Drehbewegungen (Außenrotation) vermieden werden

b) Rotationsosteotomie nach Weber:

☐ **postoperative Lagerung und Ruhigstellung:** 1. bis 3. postop. Tag: Ruhigstellung im Gilchrist-Verband

- ☐ **postoperative Röntgenkontrolle:** Schultergelenk in 2 Ebenen
- ☐ **Krankengymnastik:**
  1. bis 2. postop. Woche: Abduktion bis 60°, Flexion bis 80° passiv in Rückenlage
  ab 3. postop. Woche: Abduktion bis 90°, Flexion bis 80°
  ab 6. postop. Woche: Steigerung bis zur vollen Beweglichkeit, Schwimmen und isolierte Außen- und Innenrotation ab der 8. postop. Woche

12.2 Arthroskopie des Ellbogengelenks

(Indikation: V.a. freien Gelenkkörper, Blockaden- und Schnapp-Phänomene, Instabilität, erfolglose nicht-invasive Diagnostik u.a.)

I. Vorbereitung

Spezielle präoperative Diagnostik:

D

- ☐ **Labor**: kl. BB, Elektrolyte, H-N, Kreatinin, TPZ, PTT, Cholinesterase, Urinstatus, evtl. Rheumafaktoren (ASL, RF, CRP) und Harnsäure (Anamnese!)
- ☐ **klinische Prüfung**: Stabilitätsprüfung
- ☐ **Röntgen**: Ellbogengelenk in zwei Ebenen
- ☐ **Computertomographie/NMR**
- ☐ ______________________
- ☐ ______________________

Vorbereitung auf Station:

V

- ☐ **Aufklärung und typische Risiken** des Eingriffs:
  - Infektion
  - Druckschädigung durch Blutsperre
  - Gefäß- und Nervenschaden (N. radialis, N. medianus)
  - Nachblutung
- ☐ **Körperreinigung** und Pflege durch Duschen oder Vollbad mit antiseptischer Seifenlösung
- ☐ **Rasur**: distaler Oberarm, Ellbogengelenk, proximaler Unterarm
- ☐ **vorläufige Ruhigstellung**: keine

☐ Thromboseprophylaxe:
→ **niedriges eingriffstypisches Risiko** ←
Beginn bis zu 2 Stunden *präoperativ* mit niedermolekularem oder unfraktioniertem Heparin
Antithrombose-Strümpfe perioperativ

☐ ______

☐ ______

Vorbereitung im OP:

☐ OP-Lagerung:
Rückenlagerung (Abb. 76)
Bauchlagerung (Abb. 77)
☐ Zugänge (Abb. 78)
① dorsoradialer Zugang
② ventroradialer Zugang
③ ventroulnarer Zugang (Fremdkörper-, Gelenkkörpersuche)
☐ Videokette
☐ pneumatische Oberarmblutsperre

☐ ______

☐ ______

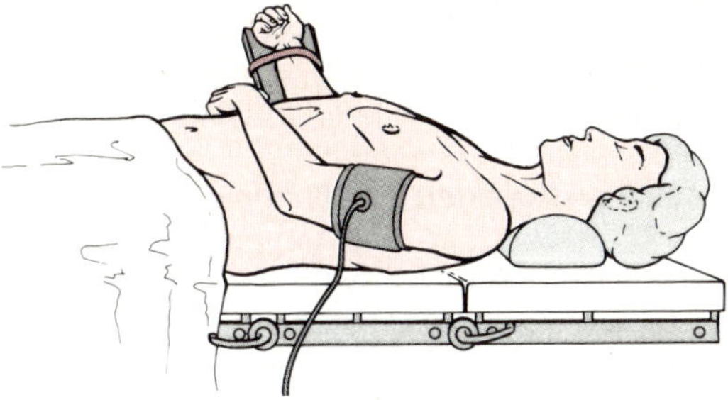

Abb. 76: Lagerung zur Arthroskopie des Ellbogengelenks, Rückenlage

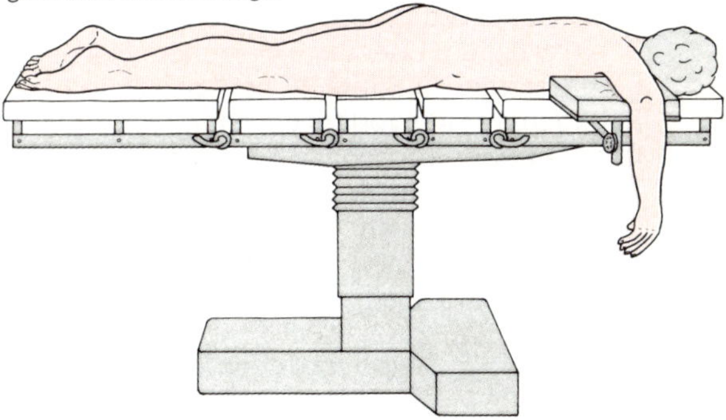

Abb. 77: Lagerung zur Arthroskopie des Ellbogengelenks, Bauchlage

Abb. 78: Zugangswege zum Ellbogengelenk
① dorsoradial
② ventroradial
③ ventroulnar

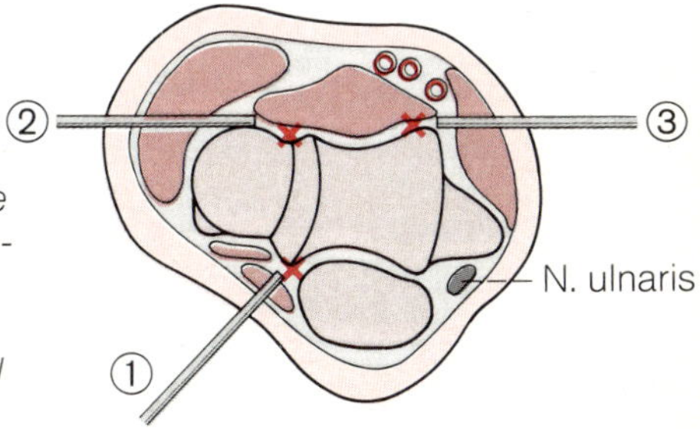

II. Nachbehandlung

Nach diagnostischer Arthroskopie des Ellbogens und kleineren Eingriffen:

Allgemeine postoperative Maßnahmen:

N

- ☐ **klinische Prüfung:** (Sensomotorik des Unterarm und der Hand), Pulsstatus
- ☐ **postoperatives Monitoring:** Blutdruck, Puls und Temperatur (Überwachungsbogen für 24 Stunden)
- ☐ **Thromboseprophylaxe:**
  → **niedriges eingriffstypisches Risiko** ←
  Beginn bis zu 2 Stunden *präoperativ* mit niedermolekularem oder unfraktioniertem Heparin
  Antithrombose-Strümpfe perioperativ
- ☐ **Lagerung und vorläufige Ruhigstellung:** keine
- ☐ **1. Verbandswechsel:** 2. postop. Tag
- ☐ **Krankengymnastik:** ab 1. postop. Tag
- ☐ **Belastungsbeginn:** bei Schmerzfreiheit
- ☐ **Ziehen der Fäden:** 10.–14. postop. Tag

- ☐ ____________________
- ☐ ____________________

12.3 Arthroskopie des Handgelenks

(Indikation: Nach erfolgloser nicht-invasiver Diagnostik, Diskusdiagnostik, interkarpale Instabilitäten, V.a. freien Gelenkkörper u.a.)

I. Vorbereitung

Spezielle präoperative Diagnostik:

- ☐ **Labor**: kl. BB, Elektrolyte, H-N, Kreatinin, TPZ, PTT, Cholinesterase, Urinstatus, evtl. Rheumafaktoren (ASL, RF, CRP) und Harnsäure (Anamnese!)
- ☐ **klinische Prüfung**
- ☐ **Röntgen**: Handgelenk in 2 Ebenen, Piso-Triquetralgelenk
- ☐ **Sonographie**
- ☐ **Computertomographie/NMR**
- ☐ ______________________________
- ☐ ______________________________

Vorbereitung auf Station:

- ☐ **Aufklärung über typische Risiken** des Eingriffs:
  - Infektion
  - Druckschädigung durch Blutsperre/leere
  - Nerven- und Gefäßschaden
  - Nachblutung
  - Bewegungseinschränkung
- ☐ **Körperreinigung** und Pflege durch Duschen oder Vollbad mit antiseptischer Seifenlösung
- ☐ **Rasur**: Unterarm und Handgelenk

☐ **Thromboseprophylaxe:**
→ **niedriges eingriffstypisches Risiko** ←
Beginn bis zu 2 Stunden *präoperativ* mit niedermolekularem oder unfraktioniertem Heparin
Antithrombose-Strümpfe perioperativ

☐ ______________________

☐ ______________________

Vorbereitung im OP:

☐ **OP-Lagerung:** Rückenlage mit Extension der Hand. Zuggewicht bis 6 kg (Abb. 79)
☐ **Zugänge** (Abb. 80):
① dorsoradial
② dorsoulnar
☐ **Videokette**
☐ **pneumatische Oberarmblutsperre**

☐ ______________________

☐ ______________________

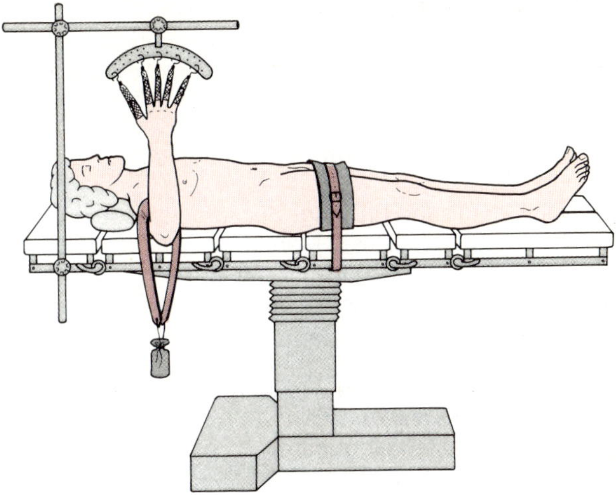

Abb. 79: Lagerung zur Arthroskopie des Handgelenks

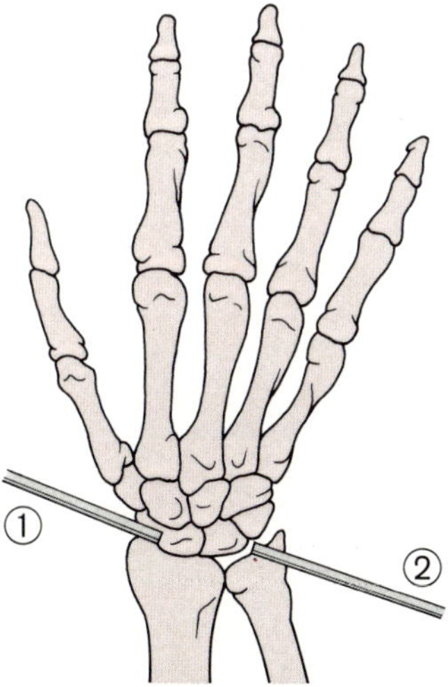

Abb. 80: Zugangswege zum Handgelenk
① dorsoradial
② dorsoulnar

II. Nachbehandlung

Nach diagnostischer Arthroskopie des Handgelenks und kleineren Eingriffen:

Allgemeine postoperative Maßnahmen:

N

- ☐ **klinische Prüfung:** Sensomotorik der Hand
- ☐ **postoperatives Monitoring** (nach Vollnarkose)
- ☐ **Thromboseprophylaxe:**
  → **niedriges eingriffstypisches Risiko** ←
  Fortführung mit niedermolekularem oder unfraktioniertem Heparin bis zur Mobilisation
- ☐ **Lagerung und vorläufige Ruhigstellung:** keine
- ☐ **Krankengymnastik:** ab 1. postop. Tag
- ☐ **Belastungsbeginn:** bei Beschwerdefreiheit
- ☐ **Ziehen der Fäden:** am 10.–14. postop. Tag
- ☐ ______________________________
- ☐ ______________________________

12.4 Arthroskopie des Hüftgelenks

(Indikation: nach erfolgloser nicht-invasiver Diagnostik, V.a. freien Gelenkkörper und Knorpelschaden u.a.)

I. Vorbereitung

Spezielle präoperative Diagnostik:

- ☐ **Labor:** kl. BB, Elektrolyte, H-N, Kreatinin, TPZ, PTT, Cholinesterase, Urinstatus, evtl. Rheumafaktoren (ASL, RF, CRP) und Harnsäure (Anamnese!)
- ☐ **klinische Prüfung:** Funktions- und Belastungstest
- ☐ **Röntgen:** Hüftgelenk a.p. und nach Lauenstein, evtl. konventionelle Tomographie
- ☐ **Sonographie**
- ☐ **Computertomographie/NMR** (immer vor einer Arthroskopie)
- ☐ ______________________________
- ☐ ______________________________

Vorbereitung auf Station:

- ☐ **Aufklärung und typische Risiken** des Eingriffs:
  - Nerven- und Gefäßschaden (N. femoralis, femorale Gefäße, N. ischiadicus)
  - lagerungsbedingte Nekrosen an den Genitalien
  - passagere Sensibilitätsausfälle in diesem Bereich
  - Nachblutung
  - Thrombose und Embolie
  - Nachbehandlung und Verhalten nach der Operation
- ☐ **Körperreinigung** und Pflege durch Duschen oder Vollbad mit antiseptischer Seifenlösung

☐ **Rasur**: vordere Hüftregion mit zugehöriger Schambehaarung

☐ **Thromboseprophylaxe**:
→ **mittleres eingriffstypisches Risiko** ←
Beginn bis zu 2 Stunden *präoperativ* mit entsprechendem niedermolekularen oder unfraktionierten Heparin
Antithrombose-Strümpfe perioperativ

☐ ____________________

☐ ____________________

Vorbereitung im OP:

☐ **OP-Lagerung**: Extensionstisch, Zug mit ca. 20–30 kp (Abb. 81)

☐ **Zugänge** (Abb. 82):
① lateraler Zugang
② ventrolateraler Zugang
③ dorsolateraler Zugang

☐ **Videokette**

☐ **Extensionstisch**

☐ ____________________

☐ ____________________

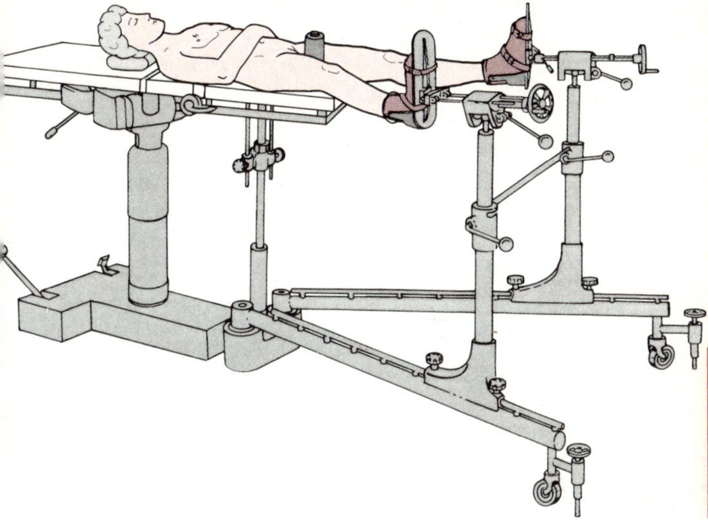

Abb. 81: Lagerung zur Arthroskopie des Hüftgelenks

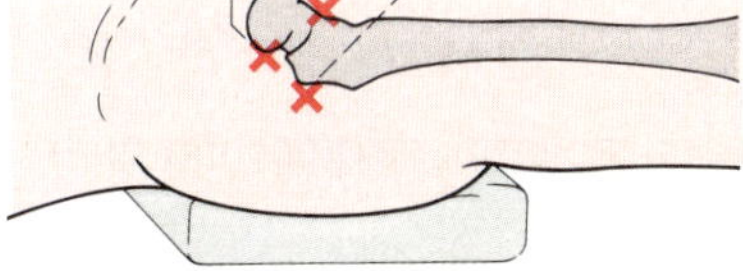

Abb. 82: Zugänge zur Arthroskopie des Hüftgelenks
① *lateraler Zugang*
② *ventrolateraler Zugang*
③ *dorsolateraler Zugang*

II. Nachbehandlung

Nach diagnostischer Arthroskopie des Hüftgelenks und kleineren Eingriffen:

Allgemeine postoperative Maßnahmen:

N

- ☐ **klinische Prüfung:** Gefäß- und Nervenstatus
- ☐ **postoperatives Monitoring:** Blutdruck, Puls und Temperatur (Überwachungsbogen für 24 Stunden)
- ☐ **Thromboseprophylaxe:**
  → **hohes eingriffstypisches Risiko** ←
  Fortführung mit entsprechendem niedermolekularen Heparin bis zur weitgehenden Mobilität des Patienten
- ☐ **Lagerung** auf Schaumstoffschiene, sofortige Funktion
- ☐ **1. Verbandswechsel** am 2. postop. Tag
- ☐ **Krankengymnastik:** sofortiger Beginn mit vollem Bewegungsumfang
- ☐ **Belastungsbeginn:** 1. postop. Tag
- ☐ **Ziehen der Fäden:** 10.–14. Tag

- ☐ ____________________

- ☐ ____________________

Nach arthroskopischen Operationen:

Nachbehandlung entsprechend dem Eingriff

12.5 Arthroskopie des Kniegelenks

(Indikation: nach erfolgloser nicht-invasiver Diagnostik, Meniskus-Kreuzbanddiagnostik, Gelenkkörper u. a., arthroskopische Operationen)

I. Vorbereitung

Spezielle präoperative Diagnostik:

- ☐ **Labor**: kl. BB, Elektrolyte, H-N, Kreatinin, TPZ, PTT, Cholinesterase, Urinstatus, evtl. Rheumafaktoren (ASL, RF, CRP) und Harnsäure (Anamnese!)
- ☐ **klinische Prüfung**: Instabilität, Meniskuszeichen, Erguß
- ☐ **Punktion**: keine Punktion aus diagnostischen Gründen vor der Arthroskopie (gesteigertes Risiko der Gelenkinfektion), die Indikation zur Arthroskopie ist aufgrund der klinischen Prüfung und der radiologischen Diagnostik zu stellen
- ☐ **Röntgen**: Kniegelenk in 2 Ebenen, Patella tangential
- ☐ **Sonograpie**
- ☐ **Computertomographie/NMR**
- ☐ ______________________________
- ☐ ______________________________

Vorbereitung auf Station:

- ☐ **Aufklärung über typische Risiken** des Eingriffs:
  - Infektion
  - Nerven- und Gefäßschäden (popliteales Gefäß-Nervenbündel, N. peroneus)
  - Schmerzen und Sensibilitätsstörung (R. infrapatellaris n. sapheni)
  - Instrumentenbruch

- Thrombose und Embolie
- Druckschädigung durch Blutsperre/leere
- Infektion von Kniegelenk und Knochen
- Thrombose und Embolie
- Nachbehandlung und Verhalten nach der Operation

☐ **vorläufige Ruhigstellung:** Gipstutorschiene oder Klett-Tutor bei jedem Verdacht oder nachgewiesener Kapsel-Bandläsion in 20–30° Beugestellung des Kniegelenks

☐ **Thromboseprophylaxe:**
→ hohes eingriffs- und verletzungstypisches Risiko ←
sofortiger Beginn nach der stationären Aufnahme mit entsprechendem niedermolekularen Heparin
Antithrombose-Strumpf gesundes Bein

☐ **Körperreinigung** und Pflege durch Duschen oder Vollbad mit antiseptischer Seifenlösung

☐ **Rasur:** distaler Oberschenkel, Knie und Kniekehle (Enthaarungscreme), proximaler Unterschenkel

☐ ______________________________

☐ ______________________________

Vorbereitung im OP:

☐ OP-Lagerung:
a) Rückenlagerung mit Lagerungsrolle und Seitstütze (Abb. 83)
b) Rückenlagerung mit Beinhalter (Abb. 84)

☐ **Standardzugänge** (Abb. 85):
① anterolateral
② anteromedial
③ parapatellar lateral
④ parapatellar medial
sowie bei entsprechender Fragestellung: posterolateral und -medial

- ☐ **Videokette, flüssiges oder gasförmiges Medium**
- ☐ **pneumatische Oberschenkelblutsperre,** meist in Kombination mit Beinhalter

- ☐ ____________________

- ☐ ____________________

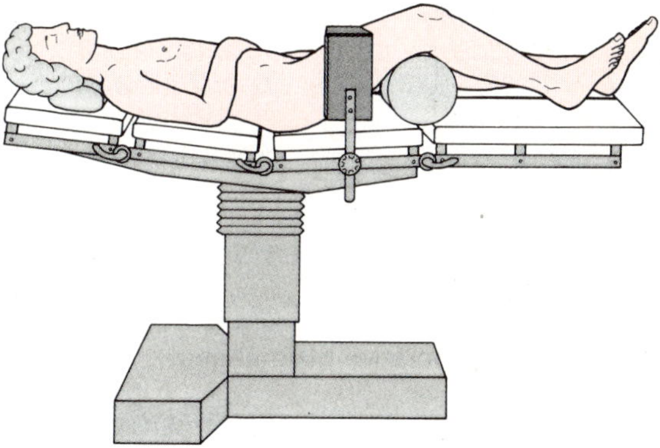

Abb. 83: Lagerung zur Kniegelenksarthroskopie mit Lagerungsrolle und Seitstütze

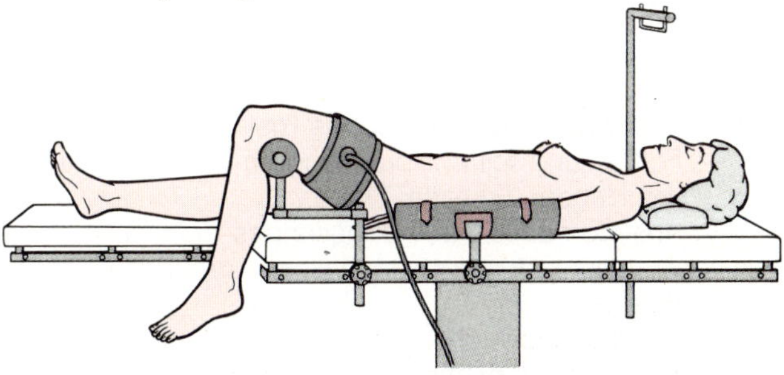

Abb. 84: Lagerung zur Kniegelenksarthroskopie mit Beinhalter

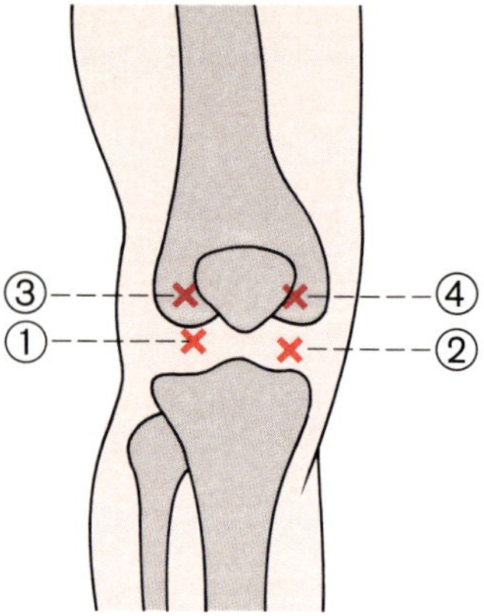

Abb. 85: Zugänge zum Kniegelenk
① anterolateral
② anteromedial
③ parapatellar lateral
④ parapatellar medial

II. Nachbehandlung

Allgemeine postoperative Maßnahmen:

Nach diagnostischer Arthroskopie des Kniegelenks:

N

- ☐ **klinische Prüfung**: Nerven- und Gefäßstatus des Beins
- ☐ **postoperatives Monitoring**: Blutdruck, Puls und Temperatur (Überwachungsbogen für 24 Stunden)
- ☐ **Thromboseprophylaxe**:
  → **hohes eingriffstypisches Risiko** ←
  Fortführung mit entsprechendem niedermolekularen Heparin für etwa 7 Tage
  Antithrombose-Strumpf gesundes Bein, elastische Wickelung des operierten Beins über das Kniegelenk
- ☐ **1. Verbandswechsel** am 2. postop. Tag
- ☐ **Krankengymnastik**: sofortiger Beginn
- ☐ **Belastungsbeginn**: sofort

- ☐ **Ziehen der Fäden:** 10.–14. Tag
- ☐ ______
- ☐ ______

Nach Meniskusresektion:

- ☐ **postoperative Lagerung und Ruhigstellung:** keine
- ☐ **intraartikuläre Redondrainage:** falls vorhanden nach 24 Stunden entfernen
- ☐ **Krankengymnastik:** Beginn am 1. postop. Tag mit Quadrizepsübungen (Anspannen des Quadrizeps, Heben des gestreckten Beins, Adduktion gegen Widerstand zur Stärkung des M. vastus medialis, Abspreizen des Beins in Seitlage)
- ☐ **Belastungsbeginn:** sofort (nach Entfernung der intraart. Redondrainage), Belastung je nach Ergußbildung dosieren
- ☐ ______
- ☐ ______

Nach Meniskusnaht:

a) Naht des Außenmeniskus:

- ☐ **postoperative Lagerung und Ruhigstellung:** Tutorschiene oder Klett-Tutor für 6 Wochen
- ☐ **Krankengymnastik:** isometrisches Quadrizepstraining
- ☐ **Belastungsbeginn:** Entlastung für 6 Wochen, aufsteigende Belastung nach 6 Wochen

b) Naht des Innenmeniskus:

- ☐ **postoperative Lagerung und Ruhigstellung**: Tutorschiene oder Klett-Tutor für 6 Wochen
- ☐ **Krankengymnastik**: isometrisches Quadrizepstraining
- ☐ **Belastungsbeginn**: nach Entfernung einer intraartikulären Redondrainage 24 Stunden postoperativ kann mit der Belastung begonnen werden

- ☐ ____________________
- ☐ ____________________

Nach arthroskopischer Kreuzbandplastik:

- ☐ **postoperative Lagerung**: Ruhigstellung, Krankengymnastik und Belastungsbeginn siehe Behandlungsschema bei Plastik des vorderen Kreuzbands – Patellarsehnentransplantat (*siehe Tab. 7, S. 296/297*)

- ☐ ____________________
- ☐ ____________________

12.6 Arthroskopie des oberen Sprunggelenks

(Indikation bei erfolgloser nicht-invasiver Diagnostik, Arthrosediagnostik, Gelenkkörper und Blockaden u.a. arthroskopische Operationen)

I. Vorbereitung

Spezielle präoperative Diagnostik:

- ☐ **klinische Prüfung**: Stabilitätsprüfung
- ☐ **Röntgen**: oberes Sprunggelenk in 2 Ebenen sowie Aufnahmen des oberen Sprunggelenks im a.p. Strahlengang in Extension und Flexion
- ☐ **Sonographie**
- ☐ **Computertomographie/NMR**
- ☐ ______________________________
- ☐ ______________________________

Vorbereitung auf Station:

- ☐ **Aufklärung und typische Risiken** des Eingriffs:
  - Infektion
  - Gefäß- und Nervenschaden
  - Druckschädigung durch Blutsperre
  - Bandschäden bei Distraktion
  - spezifische Komplikationen bei arthroskopischen Operationen
  - Nachblutung
- ☐ **Körperreinigung** und Pflege durch Duschen oder Vollbad mit antiseptischer Seifenlösung
- ☐ **Rasur**: distaler Unterschenkel und Fuß
- ☐ **vorläufige Ruhigstellung**: keine

Nachbehandlungsschema nach vorder
(Bedingung: isometrische Plazier

	↓ OP 2. 4. 6.	8. 10. 12.
Bewegungsausmaß (Knieschiene)	30°	0–20-
eigenständige Bewegungsübungen		Erl Quadriz
Krankengymnastik	passive Mobilisation des Knieg	
Motorschiene		0–20-
Belastung	Entlastung	Belastung r Körperg

Tab. 7: Behandlungsschema für die anteromediale Knieinstak

ndplastik – Patellarsehnentransplantat
abile Fixierung des Transplantats)

	3. Woche – 6. Woche	7.–9. Woche
	0–10–90°	Freigabe der Bewegung mit Knieschiene
d Durchführung von schiocruralmuskeltraining		
d der Patella (Eisbehandlung)		
	0–10–90°	
	zunehmende Vollbelastung	Gehen ohne Stützen, leichtes Lauftraining

zbandnaht oder -ersatz)

☐ **Thromboseprophylaxe:**
→ mittleres bis hohes Risiko ←
sofortiger Beginn nach der stationären Aufnahme mit entsprechendem niedermolekularen Heparin Antithrombose-Strumpf gesundes Bein

☐ ______________________________

☐ ______________________________

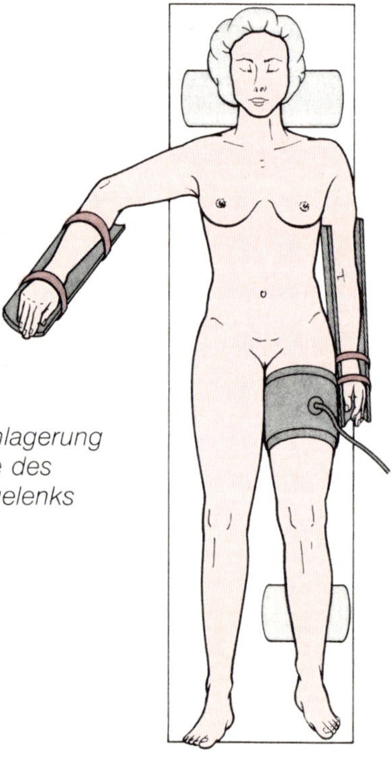

Abb. 86: Rückenlagerung zur Arthroskopie des oberen Sprunggelenks

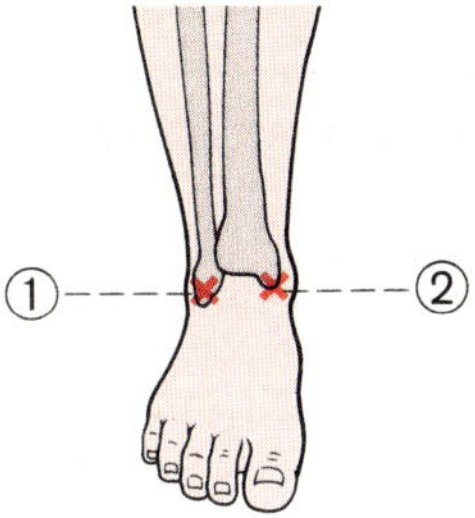

Abb. 87: Zugänge zum oberen Sprunggelenk
① anterolateral
② anteromedial
③ posterolateral (nicht dargestellt)

Vorbereitung im OP:

OP

- ☐ **OP-Lagerung:** Rückenlagerung, Sprunggelenk durch Tuch oder Rolle leicht erhöht (Abb. 86)
- ☐ **Zugänge** (Abb. 87)
  ① anterolateral
  ② anteromedial
  ③ posterolateral (nicht dargestellt)
- ☐ **Videokette**
- ☐ **pneumatische Oberschenkelblutsperre**

☐ ______________________________

☐ ______________________________

II. Nachbehandlung

Nach diagnostischer Arthroskopie des oberen Sprunggelenks und kleineren Eingriffen:

Allgemeine postoperative Maßnahmen:

N

- ☐ **klinische Prüfung**: Sensomotorik des Fußes
- ☐ **Thromboseprophylaxe**:
  → **mittleres – hohes eingriffstypisches Risiko** ←
  Fortführung mit entsprechendem niedermolekularen Heparin
  Antithrombose-Strumpf gesundes Bein
- ☐ **1. Verbandswechsel** am 2. postop. Tag
- ☐ **Krankengymnastik**: sofortiger Beginn
- ☐ **Belastungsbeginn**: sofort
- ☐ **Ziehen der Fäden**: am 10.–14. postop. Tag

☐ ______________________________

☐ ______________________________

Nach arthroskopischen Operationen (z. B. Bandnaht, Arthrodese):

Nachbehandlung entsprechend den offenen Verfahren

13. Anhang: Eingriffsspezifische Risiken in der Unfallchirurgie

Eingriff	Risiko
Arthrolyse	– weiterbestehende Bewegungseinschränkung – Gelenkinfektion
Synovektomie	– Einschränkung der Beweglichkeit – Instabilität des Gelenks – Gelenkinfektion
Gelenkersatz (alloplastisch)	– Einschränkung der Beweglichkeit – Lockerung und Bruch des Gelenks mit der Folge eines erneuten Eingriffs (erneuter Gelenkersatz oder Versteifung des Gelenks) – Infektion des künstlichen Gelenks – Einschränkung der Belastungsfähigkeit des Gelenks
Arthrodese	– verzögerter oder fehlender knöcherner Durchbau der Arthrodese – Infektion
Bandersatz an Gelenken	– ungenügende Stabilität des Gelenks – Lockerung des Bandersatzes – Schwächung von Bändern bei deren partieller Verwendung zur Bandplastik (Lig. patellae → Kreuzbandersatz)

Eingriff	Risiko
Operation an Sehnen	– Entstehung von Verwachsungen zwischen Sehne und umgebendem Gewebe → Schmerzen, Bewegungseinschränkung – Riß der genähten oder verlagerten Sehne – Unverträglichkeitsreaktion gegenüber Implantaten (Draht, Kunststoff
Neurolyse	– vorübergehende Verschlechterung der Nervenfunktion – Verletzung oder Durchtrennung des Nerven – erneute Vernarbung
Dekompression eines Nerven	– Gefäß-, Sehnen- und Nervenläsion – weiterbestehende Gefühlsminderung/-ausfall, Schmerzen und motorische Störungen – Narbenbildung
Spongiosaplastik autolog	– Infektion an Entnahmestelle und Implantationsort – Stabilitätsminderung im Bereich der Entnahme – Nachblutung
Spongiosaplastik homolog (unbehandelt)	– Restrisiko der Übertragung von Krankheitserregern (Hepatitis/AIDS u. a.) – immunologische Reaktion – verzögerte Einheilung und Infektion

OP-Vorbereitung und Nachbehandlung bei Hals- und Thoraxeingriffen

Schilddrüse

(subtotale Resektion, Thyreoidektomie)

I. Vorbereitung

Präoperative Diagnostik:

- ☐ **Labor:** kl. BB, Na, K, Ca, H-N, Cholinesterase, Urinstatus, TPZ, PTT, Thrombozyten, Blutgruppe, T_3, T_4, FT_4, TRH-Test
- ☐ **Röntgen:** Thorax in 2 Ebenen, Trachealserie mit Saug-Preß-Versuch, Ösophagusbreischluck (fakultativ)
- ☐ **EKG**
- ☐ **Schilddrüsen-Sonographie**
- ☐ **Schilddrüsenszintigramm**
- ☐ **HNO-Status:** präoperative Stimmbandfunktion

☐ ____________________

☐ ____________________

Weitere zusätzliche spezielle Untersuchungen:

- ☐ *bei kaltem Knoten:*
  ultraschallgezielte Punktion und Zytologie
- ☐ *bei Struma diffusa (parenchymatosa):*
  Schilddrüsen-Antikörper (IF, mikrosomale AK, thyreoidale AK)
- ☐ *bei V.a. Hyperthyreose:*
  – Bestimmung der effektiven Thyroxin-Ratio
- ☐ *bei V.a. Malignität:*
  – Tumormarker (Kalzitonin, CEA, Thyreoglobulin)
  – Punktionszytologie
  – Computertomographie
- ☐ ______________________
- ☐ ______________________

Vorbereitung auf Station:

☐ **Aufklärung und typische Risiken** des Eingriffs:

- Letalität < 1%
- Rezidivhyperthyreose und Strumarezidivquote (bei adäquater Substitution < 5%)
- Läsion des N. recurrens (subtotale Resektion 1–3%, totale Resektion 5–10%, Struma maligna und Rezidivstruma bis 20%)
- postoperative Rückbildung der Rekurrensparese in bis zu 50%
- bei beidseitiger Rekurrensparese Ateminsuffizienz und erforderliche Tracheotomie
- Blutung, Nachblutung, Serom, Fadenfistel (selten), Narbenkelloid
- thyreotoxische Krise bei vorbestehender Hyperthyreose

- parathyreoprive Tetanie (< 1%)
- postoperative Hypothyreose
- Aufklärung über lebenslange Rezidivprophylaxe

Spezielle Risiken der Thyreoidektomie und Neck dissection bei Struma maligna:
- Letalität (3%)
- Rekurrensparese (20%)
- Läsion des N. accessorius (Lähmung M. trapezius)
- Läsion des N. hypoglossus (Lähmung der Zungenmuskulatur)
- Läsion des unteren Facialisastes (Mundwinkel)
- Verletzung des Oesophagus und Ductus thoracicus (Fistelbildung)
- Verletzung des N. phrenicus und Plexus cervicalis, Horner-Syndrom
- Ödem von Gesicht und Gehirn (Ligatur und Resektion d. Vena jug. interna)

☐ **Körperreinigung** und Pflege durch Duschen oder Vollbad mit antiseptischer Seifenlösung

☐ **Blutkonserven** (Anzahl 2) bereithalten

☐ **Thromboseprophylaxe:**
→ niedriges – mittleres eingriffstypisches Risiko ←
Beginn bis zu 2 Stunden *präoperativ* mit niedermolekularem oder unfraktioniertem Heparin
Antithrombose-Strümpfe

☐ **Vorbereitung** *bei Hyperthyreose (siehe nächste Seite)*

☐ ____________________

☐ ____________________

Vorbereitung im OP:

OP

☐ **OP-Lagerung:** halbsitzende Position mit Kopf und Hals nach hinten überstreckt („Strumalagerung") (Abb. 88)

☐ **Schnittführung** (Abb. 89):
① Kocherscher Kragenschnitt
② Erweiterungsschnitte zur Neck dissection bei Struma maligna

☐ ______________________________

☐ ______________________________

Vorbereitung bei Hyperthyreose:

☐ **Langzeitvorbereitung** (2–3 Monate):
Initial mit 60–80 mg Thiamazol und 100 µg l-Thyroxin, Reduktion des Thyreostatikums unter 2wöchigen Kontrollen von T_3 und T_4

☐ **Vorbereitung mit β-Blocker:**
4 Tage präoperativ: Propranolol 3–4 x 40 mg peroral (bis Puls < 90)
intraoperativ: 1–2 mg Propranolol i.v. bei Pulsanstieg > 120
postoperativ: Propranolol peroral nach Pulsfrequenz ausschleichend absetzen
Cave Herzinsuffizienz, Asthma bronchiale, manifester Leber- und Nierenschaden!

☐ ______________________________

☐ ______________________________

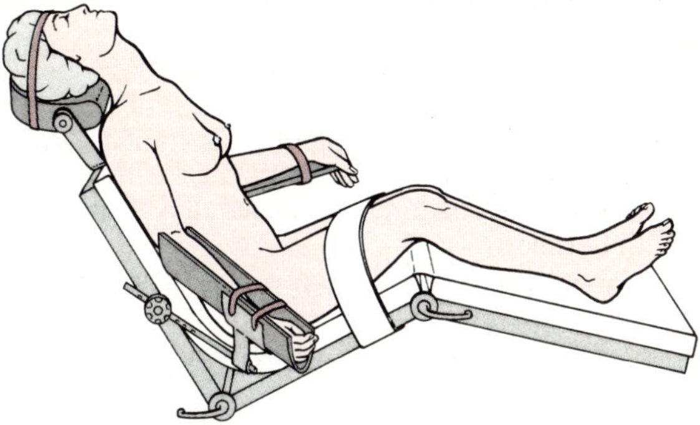

Abb. 88: Lagerung des Patienten („Strumalagerung“)

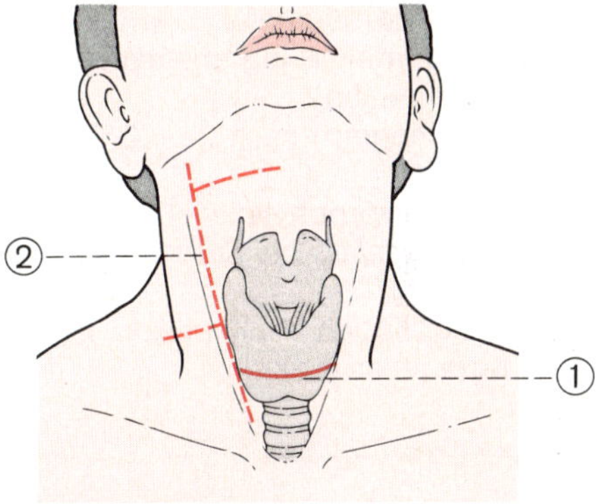

Abb. 89: Schnittführung
① Kocherscher Kragenschnitt
② Erweiterungsschnitte zur Neck dissection bei Struma maligna

II. Nachbehandlung

Allgemeine postoperative Maßnahmen:

N

- ☐ **postoperatives Monitoring:** Blutdruck, Puls, Temperatur (Überwachungsbogen), Kontrolle der Redondrainagen und der Atmung (Nachblutung)
- ☐ **Labor:**
  postoperativ: Hb-Kontrolle, evtl. Blutgase (Tracheomalazie)
  1. postop. Tag: kl. BB, Elektrolyte (Kalzium!), TPZ, PTT
  3. und 7. Tag: kl. BB, Elektrolyte (Kalzium!)
- ☐ **Thromboseprophylaxe:**
  → **niedriges – mittleres eingriffstypisches Risiko** ←
  Fortführung mit niedermolekularem oder unfraktioniertem Heparin
  Antithrombose-Strümpfe
- ☐ **Ernährung:** am OP-Tag abends Tee, dann rascher Kostaufbau
- ☐ **Redondrainage(n)** nach 24–48 Stunden entfernen
- ☐ **Strumarezidivprophylaxe:** 75–125 µg l-Thyroxin pro Tag, *keinesfalls bei Struma maligna!* *(siehe Seite 309)*
- ☐ **Ziehen der Fäden** am 4. postop. Tag (Intrakutannaht, nicht resorbierbar)

☐ ______________________________

☐ ______________________________

Procedere:

- Fortführung der Strumarezidivprophylaxe lebenslang
- 1. Kontrolle der Stoffwechsellage (T_3, T_4) nach 6 Wochen
- weitere Kontrollen in Abständen von 1 Jahr

____

____

Besonders zu beachten nach **Thyreoidektomie** wegen **Struma maligna:**

☐ **keine Hormonsubstitution** bis zur Durchführung einer Ganzkörperszintigraphie (Jod 131)
Untersuchungen vor Beginn der Nachbehandlung (Radiojod-, Chemo-, Strahlentherapie):
☐ **Labor**: Tumormarker CEA, Thyreoglobulin bei differenzierten Karzinomen und anaplastischen Tumoren, Kalzitonin beim medullären Karzinom
☐ **Röntgen**: Thorax in 2 Ebenen, evtl. einzelne Skelettabschnitte bei V.a. ossäre Metastasierung
☐ **Szintigraphie** (Jod 131): Ganzkörper und Hals 3–4 Wochen postoperativ
☐ Aufnahme des Patienten in die **Tumornachsorge**
☐ evtl. **Anschlußheilbehandlung** nach Abschluß der Nachbehandlung

☐ ______________________________

☐ ______________________________

Tracheotomie

(Indikation: Langzeitbeatmung, mechanische Verlegung der oberen Luftwege)

I. Vorbereitung

Präoperative Diagnostik
(nur bei Selektiveingriff – Langzeitbeatmung):

D

- ☐ **Labor**: kl. BB, Elektrolyte, TPZ, PTT, Thrombozyten, Blutgase, Blutgruppe
- ☐ **EKG**
- ☐ **Röntgen**: Thorax (meist vorhanden)
- ☐ ____________________
- ☐ ____________________

Vorbereitung auf Station
(nur bei Selektiveingriff):

V

- ☐ **Aufklärung und typische Risiken** des Eingriffs:
  - Aspiration und Kreislaufstillstand
  - Blutung und Nachblutung
  - Stenose und örtliche Nekrose der Trachea
  - Entzündung der Halsweichteile
  - Anfeuchtung der Atemluft
  - Verlegung der Kanüle
  - operativer Verschluß des Tracheostomas, Narbenbildung
- ☐ **Thromboseprophylaxe** bei Selektiveingriffen abhängig von Grunderkrankung
- ☐ **perioperative Antibiotikaprophylaxe**: 1 Stunde präoperativ mit Prämedikation
- ☐ **Rasur**: vordere Halsregion

☐ ____________________

☐ ____________________

Vorbereitung im OP:

OP

☐ **OP-Lagerung**: „Strumalagerung" *(siehe Abb. 88)*
☐ **Schnittführung** (Abb. 90):
① horizontaler Hautschnitt (kosmetisch günstig)
② senkrechter Hautschnitt

☐ ____________________

☐ ____________________

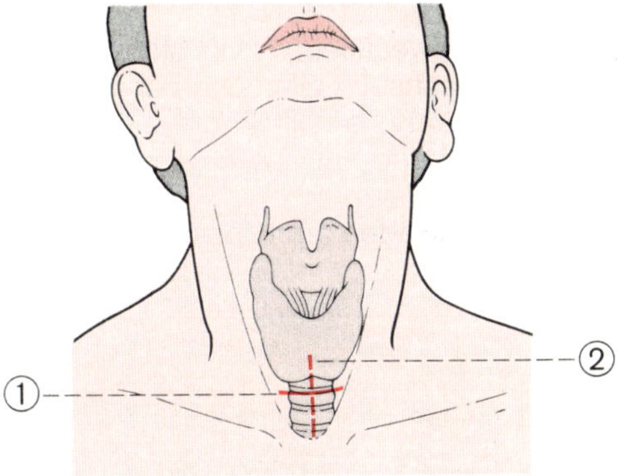

Abb. 90: Schnittführung
① horizontaler Hautschnitt (kosmetisch günstig)
② senkrechter Hautschnitt

II. Nachbehandlung

Allgemeine postoperative Maßnahmen:

N

- ☐ **postoperatives Monitoring:** Blutdruck, Puls und Temperatur, kontinuierliche EKG-Ableitung auf *Intensivstation*
- ☐ **Thromboseprophylaxe:**
  Beginn bis zu 2 Stunden *präoperativ* mit niedermolekularem oder unfraktioniertem Heparin
  Antithrombose-Strümpfe perioperativ
  Thromboserisiko abhängig von Grunderkrankung
- ☐ **Lagerung:** mit leicht erhöhtem Oberkörper
- ☐ **Trachealspreizer** am Bett
- ☐ **Ultraschallvernebler**
- ☐ **Pneumonieprophylaxe:** Fortführung der Antibiotikumgabe über mehrere Tage, Mukolytikum, Bronchialtoilette
- ☐ **1. Verbandswechsel** am 1. postop. Tag
- ☐ **Kanülenwechsel:** Entfernung der intraoperativ eingesetzten Kunststoff-Ballonkanüle nach 24 Stunden und Austausch gegen eine Metallkanüle mit Seele
- ☐ **Ziehen der Fäden** am 8. postop. Tag

- ☐ ____________________
- ☐ ____________________

Lunge

I. Vorbereitung

Präoperative Diagnostik:

D

- ☐ **Labor**: Diff.-BB, Na, K, Ca, H-N, Kreatinin, GOT, GPT, γ-GT, Bili, Lipase, Amylase, Elpho, Cholinesterase, Urinstatus, TPZ, PTT, Blutgruppe, Blutgase
- ☐ **Röntgen**: Thorax in 2 Ebenen, evtl. Tomographie der Lunge
- ☐ **EKG**
- ☐ **Sonographie**: Abdomen
- ☐ **Lungenfunktion** (Pulmonaliskatheter)
- ☐ **Bronchoskopie**: Histologie, Zytologie, Bakteriologie
- ☐ **Computertomographie** (Kernspintomographie)
- ☐ **Tumormarker**: CEA

☐ ______________________________

☐ ______________________________

Vorbereitung auf Station:

V

- ☐ **Aufklärung und typische Risiken** des Eingriffs:
  - Letalität Pneumektomie 5–10 %, Lobektomie 2–7 %
  - Blutung und Nachblutung (Massenblutung)
  - Bronchusstumpfinsuffizienz als Früh- und Spätinsuffizienz (0,5–5 %), Lungenfistel
  - Läsion des N. laryngeus recurrens, N. vagus und phrenicus
  - Einschränkung der Leistungsfähigkeit
  - Anlage einer Thoraxdrainage

☐ **Körperreinigung** und Pflege durch Duschen oder Vollbad mit antiseptischer Seifenlösung, Nabelpflege
☐ **Rasur**: gesamter Thorax
☐ **Abführen**
☐ **Urinkatheter** oder **suprapubische Harnableitung**
☐ **Blutkonserven** (Anzahl 4) bereithalten
☐ **Atemgymnastik** mit Krankengymnastin, Birdtraining
☐ **Pulmonaliskatheter**: falls noch nicht im Rahmen der präop. Diagnostik gelegt
☐ **Thromboseprophylaxe**:
→ **hohes eingriffstypisches Risiko** ←
Beginn bis zu 2 Stunden *präoperativ* mit entsprechendem niedermolekularen Heparin
Antithrombose-Strümpfe
☐ **perioperative Antibiotikaprophylaxe**:
1 Stunde präoperativ mit Prämedikation

☐ ____________________

☐ ____________________

Vorbereitung im OP:

☐ **OP-Lagerung**: Seitenlagerung, Kopf und Becken tief, ein Arm am Körper, ein Arm 90° angehoben über Kopf an Bügel fixiert (Abb. 91)
☐ **Schnittführung**: anterolateraler Schnitt am Oberrand der 5./6. Rippe (Abb. 91)

☐ ____________________

☐ ____________________

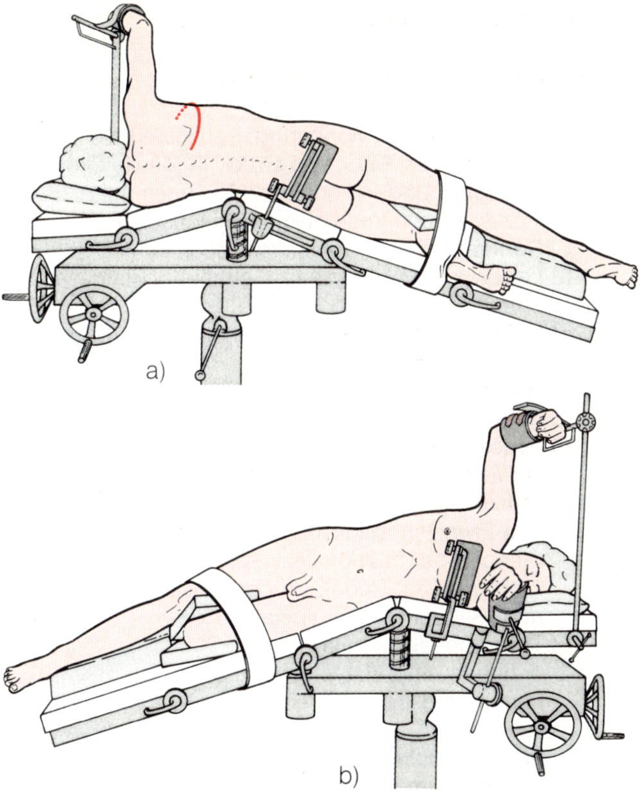

Abb. 91: Seitenlagerung a) von hinten und b) von vorne mit Schnittführung (anterolateraler Schnitt am Oberrand der 5./6. Rippe) zur Thoraxchirurgie

II. Nachbehandlung

Allgemeine postoperative Maßnahmen:

N

- ☐ **postoperatives Monitoring**: kontinuierliche Überwachung von EKG, syst. Druck (arterielle Druckmessung) und Pulmonalarteriendruck auf *Intensivstation,* regelmäßige Blutgaskontrollen
- ☐ **Röntgen**: Thorax *unmittelbar* postoperativ
- ☐ **Labor**: kl. BB, Elektrolyte, Gerinnung, Blutgase *unmittelbar* postoperativ
- ☐ **Bülau-, Monaldi-Drainage** anschließen, Sog 15–25 cm H_2O
- ☐ **Röntgen**: Thorax täglich
- ☐ **Lagerung**: Oberkörper erhöht lagern
- ☐ **Infusionstherapie und Ernährung**:
  OP-Tag: Wasser- und Elektrolytsubstitution (Flüssigkeitsmenge 35 ml/kg KG pro 24 Stunden), Blut- und Eiweißsubstitution, Steuerung der Flüssigkeitsmenge über Pulmonalisdruck
  1. postop. Tag: Reduktion der Infusionsmenge, Tee und weiterer rascher Kostaufbau
- ☐ **Thromboseprophylaxe**:
  → **hohes eingriffstypisches Risiko** ←
  Fortführung mit entsprechendem niedermolekularen Heparin
  Antithrombose-Strümpfe
- ☐ **Antibiotikum** nach Rücksprache mit Operateur
- ☐ **Pneumonieprophylaxe**: Krankengymnastik, Atemgymnastik, Giebelrohr, Birdtraining *(evtl. Nachbeatmung)*
  medikamentös: Mukolytikum, z. B. Azetylzystein, Ambroxol
- ☐ **Streßulkusprophylaxe**: Pirenzepin 3 x 1 Amp. (Ø Ulkusanamnese), H_2-Rezeptorenblocker 2–3 x 1 Amp./Tag bei Ulkusanamnese oder bek. floridem Ulkus

- ☐ 1. **Verbandswechsel** am 2. postop. Tag
- ☐ **Redondrainage(n)** nach 24–48 Stunden entfernen
- ☐ **Krankengymnastik:** Mobilisieren aus dem Bett am 1. postop. Tag
- ☐ **Drainagen (Thoraxsogdrain):** abhängig von Röntgenkontrollen, nach Entfernung des Sogs, Abklemmen der Drainage am 3.–4. postop. Tag
- ☐ **Ziehen der Fäden** am 10. postop. Tag

- ☐ ______
- ☐ ______

Wichtige Verlaufskontrollen bei Bronchial-Neoplasma (Abschlußdiagnostik):

- ☐ **Labor:** kl. BB
- ☐ **Tumormarker:** CEA vor Entlassung
- ☐ **Röntgen:** Thorax in 2 Ebenen, evtl. einzelne Skelettabschnitte bei V.a. ossäre Metastasierung
- ☐ **Sonographie:** Oberbauch
- ☐ **Skelettszintigraphie**

- ☐ ______
- ☐ ______

Procedere:

- **Nachbehandlung:** abhängig von Histologie und Stadium der Erkrankung
- Übernahme des Patienten in die **Tumornachsorge**
- **Anschlußheilbehandlung** nach Abschluß der Nachbehandlung

Mamma

I. Vorbereitung

Präoperative Diagnostik:

D

- ☐ **Labor**: kl. BB, Na, K, Ca, H-N, Lipase, Cholinesterase, Urinstatus, TPZ, PTT, Blutgruppe, BKS, GOT, GPT, γ-GT, LDH
- ☐ *bei Karzinomverdacht*
  Tumormarker: CEA, CA 12-5, alk. Phosphatase
- ☐ **Röntgen**: Thorax in 2 Ebenen, Mammographie beidseitig (Galaktographie bei einseitiger Sekretion aus der Mamille), (Zystographie, Aspirationszytologie)
- ☐ **Sonographie**: a) Mamma, b) Abdomen
- ☐ **EKG**
- ☐ ______________________________
- ☐ ______________________________

Vorbereitung auf Station:

V

- ☐ **Aufklärung und typische Risiken** des Eingriffs (Ablatio mammae mit axillärer Lymphknotendissektion):
  - Ausdehnung des Eingriffs
  - intraoperative Verletzung des N. thoracodorsalis und/oder N. thoracicus longus
  - Läsion bzw. Resektion der interkostobrachialen Nervenfasern mit der Folge der Gefühlsstörung am Oberarm medialseitig
  - Verletzung der Vena axillaris, Blutung, Nachblutung, Thrombose der V. axillaris

- Wundheilungsstörung, Ausbildung eines Seroms (Lymphfistel) im Bereich der Axilla und der Thoraxwand
- postoperative Entwicklung eines Lymphödems des Armes
- plastische Deckung eines Thoraxwanddefektes bei fortgeschrittenen Tumoren (Netzplastik, gestielte Lappen, Implantation von Kunststoff)
- kosmetisch störende Narbenbildung
- Einschränkung der Beweglichkeit des Schultergelenks und Arms
- Möglichkeit der plastischen Rekonstruktion der Mamma (Expanderprothese)
- Nachbehandlung

☐ **Körperreinigung** und Pflege durch Duschen oder Vollbad mit antiseptischer Seifenlösung

☐ **Rasur**: Axilla (Enthaarungscreme)

☐ **Blutkonserven** (Anzahl 2) bereithalten bei möglicher Ablatio

☐ **Thromboseprophylaxe**:
→ **mittleres eingriffstypisches Risiko** ←
Beginn bis zu 2 Stunden *präoperativ* mit niedermolekularem oder unfraktioniertem Heparin
Antithrombose-Strümpfe
bei ausgedehnten Malignomen besteht ein hohes Thromboserisiko

☐ ______________________________

☐ ______________________________

Vorbereitung im OP:

OP

- ☐ **OP-Lagerung**: Rückenlagerung, 90°-Abduktion des Arms der betroffenen Seite (Abb. 92)
- ☐ **Schnittführung** (Abb. 93):
  ① *bei Mamma-PE:* in der Regel periareolär
  ② *bei Quadrantenresektion:* periareoläre semizirkuläre Hautinzision + Schrägschnitt entlang des Pektoralisrands
  ③ *bei Ablatio mammae:* ovaläre, mehr horizontal verlaufende Umschneidung der Mamma
- ☐ **Histologie**: Schnellschnitt mit *Hormonrezeptorbestimmung*

☐ ______________________________

☐ ______________________________

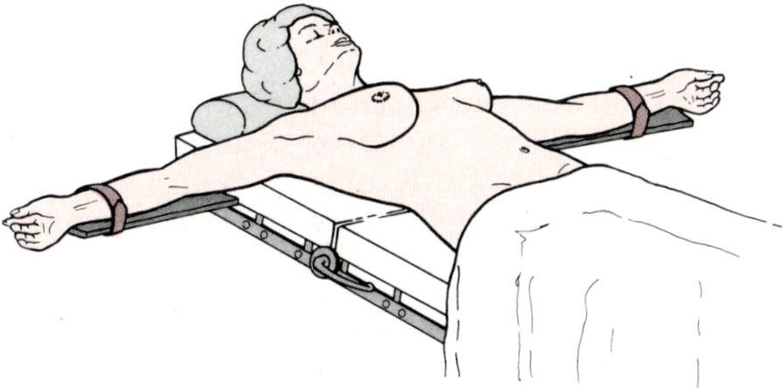

Abb. 92: Rückenlagerung, 90°-Abduktion des Arms der betroffenen Seite

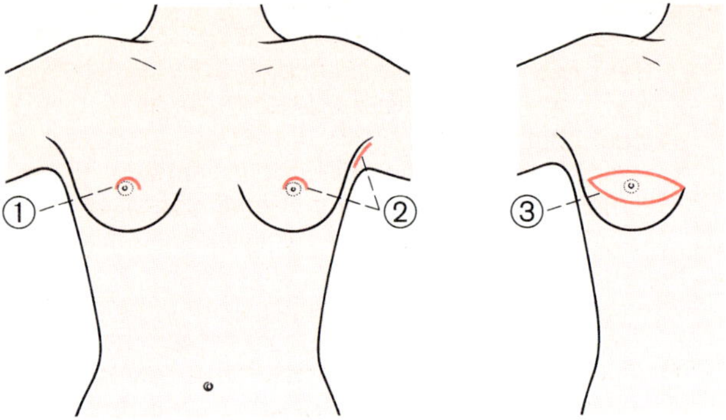

Abb. 93: Schnittführung
① periareolärer Schnitt
② periareoläre semizirkuläre Hautinzision + Schrägschnitt entlang des Pektoralisrands
③ ovaläre, mehr horizontal verlaufende Umschneidung der Mamma

II. Nachbehandlung

Allgemeine postoperative Maßnahmen:

N

- ☐ **postoperatives Monitoring**: Blutdruck, Puls, Temperatur (Überwachungsbogen für 24 Stunden)
- ☐ **Thromboseprophylaxe**:
  → **mittleres eingriffstypisches Risiko** ←
  Fortführung mit niedermolekularem oder unfraktioniertem Heparin
  Antithrombose-Strümpfe
  hohes Thromboserisiko bei ausgedehnten Malignomen

- ☐ **Infusionstherapie und Ernährung:**
  OP-Tag: Flüssigkeits- und Elektrolytsubstitution bis 6 Stunden nach OP-Ende, dann Tee
  1. postop. Tag: rascher Kostaufbau
- ☐ **Lagerung:** Hochlagerung des Arms in Abduktionstellung auf einem Kissen
- ☐ **Krankengymnastik:** aktive Bewegungsübungen des Schultergelenks ab 1. postop. Tag
- ☐ **1. Verbandswechsel** am 2. postop. Tag
- ☐ **Redondrainagen:** Lockern am 1. und 2. postop. Tag, Ziehen am 3. postop. Tag
- ☐ **Ziehen der Fäden** nicht vor dem 10. postop. Tag, bei Spannung der Haut fraktioniertes Ziehen der Fäden bis zum 14. Tag
- ☐ **Wichtig:** keine i.v. Injektionen und Infusionen am betreffenden Arm nach Ablatio mammae mit Axillarevision → Thrombophlebitis, Lymphabflußstörung!

☐ ______________________________

☐ ______________________________

Wichtige Verlaufskontrollen bei Mammakarzinom (Abschlußdiagnostik):

- ☐ **Labor:** Tumormarker CEA, CA 12-5 postoperativ, kl. BB, Thrombozyten, BKS
- ☐ **Röntgen:** Mammographie kontralaterale Mamma (falls präoperativ nicht durchgeführt, einzelne Skelettabschnitte bei V.a. ossäre Metastasierung
- ☐ **Sonographie** des Oberbauchs
- ☐ **Skelettszintigramm**

☐ ______________________________

☐ ______________________________

Procedere:

- **Nachbehandlung:** abhängig von Histologie, Hormonrezeptorstatus und Stadium der Erkrankung
- Übernahme der Patientin in die **Tumornachsorge**
- **Anschlußheilbehandlung** nach Abschluß der Nachbehandlung

OP-Vorbereitung und Nachbehandlung in der Gefäßchirurgie

1. Arterien

(Aneurysmen, arterielle Verschlußerkrankung)

I. Vorbereitung

Präoperative Diagnostik:

D

- ☐ **Labor:** kl. BB, Elektrolyte, H-N, Kreatinin, Elektrophorese, GOT, GPT, γ-GT, Bili, Lipase, Blutzucker, Blutgruppe, Blutgase, TPZ, PTT, Thrombozyten, AT III
- ☐ **Röntgen:** Thorax in 2 Ebenen
- ☐ **EKG**
- ☐ **Sonographie** (Aneurysma)
- ☐ **Doppler-Sonographie** eventuell **Duplex-Scan**
- ☐ **Doppler-Verschlußdruckmessung**
- ☐ **Angiographie** bzw. **digitale Subtraktionsangiographie (DSA)**
- ☐ Computertomographie (Aneurysma)
- ☐ NMR
- ☐ **Lungenfunktion bei Eingriffen an der Aorta**
- ☐ **EEG, Schädel-CT und neurologisches Konsil** vor Eingriffen an der Carotis
- ☐ **HNO-Konsil** vor beidseitigen Eingriffen an der Carotis

☐ ______________________________

☐ ______________________________

Vorbereitung auf Station:

- ☐ **Aufklärung und typische Risiken** des Eingriffs:
  - Möglichkeit des Reverschlusses und der Verschlechterung der Durchblutung (Amputation)
  - Blutung und Nachblutung, erforderliche Notfalloperation
  - Verletzung benachbarter Gefäße, Nerven sowie sonstiger benachbarter Strukturen
  - evtl. zusätzliche Schnittführung zur Entnahme der V. saphena magna mit dem Risiko der postoperativen Wundheilungsstörung und des Ödems des Unterschenkels und Fußes
  - postoperative Überwachung auf Intensivstation, evtl. Nachbeatmung (Eingriffe an der Aorta und Beckengefäßen)
  - Unterbrechung des Blutstroms während der Operation, dadurch Schädigung oder Untergang von Gewebe (z. B. Hirnschaden, Schädigung des Rückenmarks)
  - evtl. Durchführung einer Angiographie (Kontrastmittel)
  - Infektion von Knochen und Weichteilen
  - Implantation von alloplastischem Material und Gefahr der Infektion desselben
  - mögliche Erweiterung der Operation je nach Befund
- ☐ **Körperreinigung** und Pflege durch Duschen oder Vollbad mit antiseptischer Seifenlösung, Nabelpflege
- ☐ **Rasur** des Operationsfeldes möglichst kurz vor der Operation, frühestens jedoch am Vorabend
  Wichtig: im Bereich von Hautfalten (Leiste, Kniekehle und Achsel) Enthaarungscreme verwenden, um Hautverletzungen zu vermeiden
- ☐ **Orales Abführen** bei Selektiveingriffen an Becken- und Beinarterien am Vortag der Operation

☐ **Abführen und flüssige Kost** sowie **hoher Einlauf** bei allen Selektiveingriffen an der Bauchaorta und Aortengabel (mit Ausnahme bei bestehendem paralytischen Ileus oder V.a. Mesenterialgefäßverschluß) am Vortag der Operation

☐ **Infusionstherapie**: Substitution von Flüssigkeit und Elektrolyten bei exsikkierten Patienten

☐ **Urinkatheter** bzw. suprapubische Harnableitung bei allen gefäßchirurgischen Eingriffen im Bauchraum sowie längerdauernden rekonstruktiven Eingriffen an den Beinen

☐ **Thromboseprophylaxe**:
Üblicher Beginn der präoperativen Prophylaxe mit niedermolekularem oder unfraktioniertem Heparin bis zu 2 Stunden vor der Operation
Antithrombose-Strümpfe bei allen Eingriffen im Hals-, Thorax- und Bauchbereich, *keinesfalls* jedoch bei nachgewiesener AVK der Beine (zusätzliche Verschlechterung der arteriellen Durchblutung)

☐ **ZVK** (Ausnahme Embolektomie obere/untere Extremität, Eingriffe an der A. carotis oder A. subclavia)
oder

☐ **Pulmonaliskatheter** bei Eingriffen an der Aorta

☐ **perioperative Antibiotikaprophylaxe**: bei allen Kunststoffimplantaten

☐ **Blutkonserven**:
bei Eingriffen an der Aorta und Aortengabel: 4–6 Konserven bereithalten
bei A. carotis, A. subclavia, Beckenarterien und untere Extremität: 2 Konserven bereithalten

☐ **Atemgymnastik** bei allen Risikopatienten

☐ ______________________________

☐ ______________________________

Vorbereitung im OP:

☐ **OP-Lagerung und Schnittführung:** siehe Abbildungen 94 bis 103
☐ **röntgendurchlässiger OP-Tisch** bei Eingriffen an den unteren Extremitäten

☐ ______________________________

☐ ______________________________

a) A. carotis:

☐ **OP-Lagerung:** Rückenlagerung, gleichseitiger Arm angelagert, Kopf zur Gegenseite gedreht, Lagerung eines Beins in Außenrotation und leichter Kniebeugung (Saphena-patch-Entnahme), Knierolle (Abb. 94)
☐ **Schnittführung** (Abb. 95):
  ① Inzision am Vorderrand des M. sternocleidomastoideus
  ② Längsschnitt ventral des Innenknöchels

☐ ______________________________

☐ ______________________________

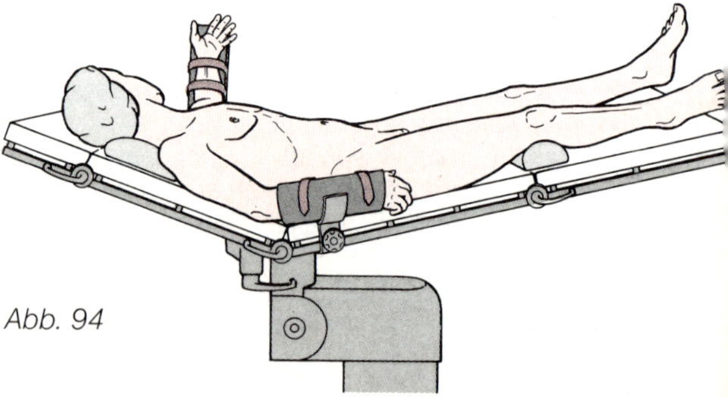

Abb. 94

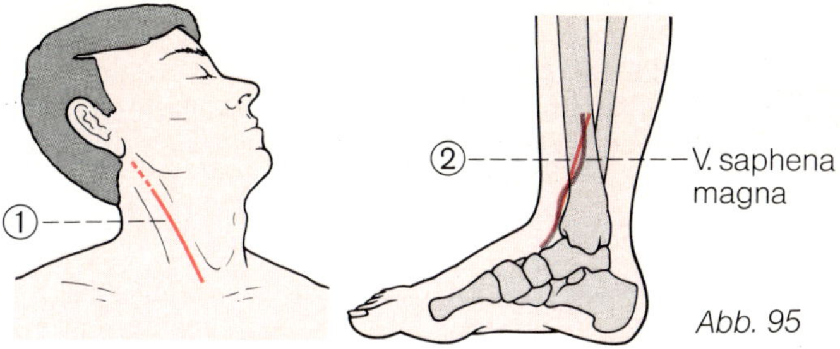

Abb. 95

b) A. subclavia:

☐ **OP-Lagerung**: Rückenlagerung mit leicht erhöhtem Oberkörper

☐ **Schnittführung** (Abb. 96): supraklavikuläre Hautinzision (evtl. in Kombination mit Sternotomie)

☐ ______________________________

☐ ______________________________

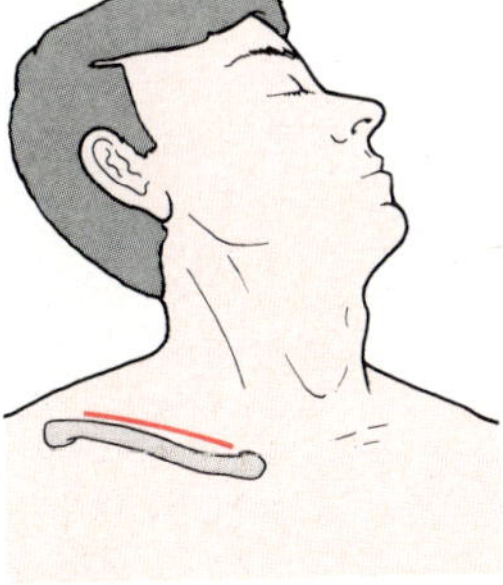

Abb. 96

c) A. axillaris:

☐ **OP-Lagerung**: Rückenlagerung mit leicht erhöhtem Oberkörper

☐ **Schnittführung** (Abb. 97): infraklavikuläre Hautinzision in der Mohrenheimschen Grube

☐ ______________________________

☐ ______________________________

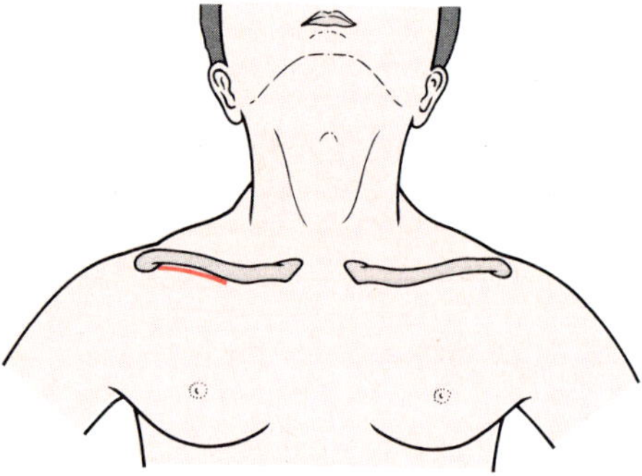

Abb. 97

d) Axillo-axillärer Bypass:

☐ **OP-Lagerung**: Rückenlagerung mit Abduktion beider Arme

☐ **Schnittführung** (Abb. 98): infraklavikuläre Hautinzision beidseits

☐ ______________________________

☐ ______________________________

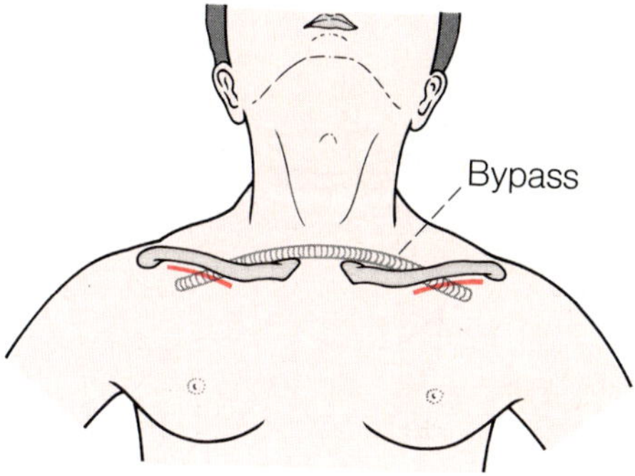

Abb. 98

e) Axillo-femoraler Bypass:

☐ **OP-Lagerung:** Rückenlagerung mit Abduktion des Arms der erkrankten Seite

☐ **Schnittführung** (Abb. 99):
① infraklavikuläre Hautinzision in der Mohrenheimschen Grube
② lateralkonvex geschwungener Längsschnitt über der Leiste
③ Hilfsinzision in der Flanke

☐ ____________________

☐ ____________________

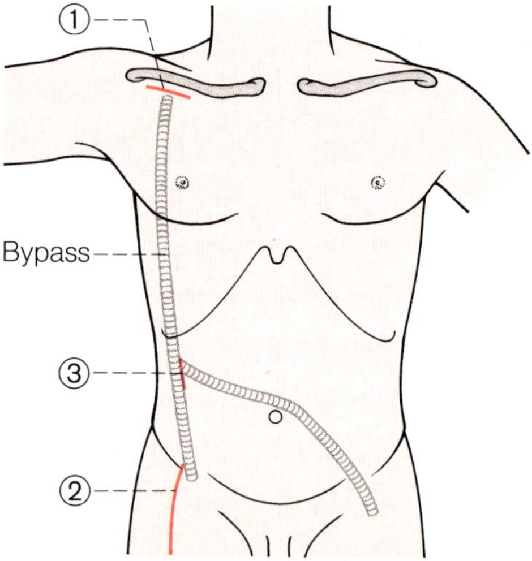

Abb. 99

f) Thorakale Aorta:

☐ **OP-Lagerung**: 90°-Rechtsseitenlage (Abb. 100)

☐ **Schnittführung** (Abb. 100): anterolaterale Thorakotomie in Höhe des 5. Interkostalraums links

☐ ____________________

☐ ____________________

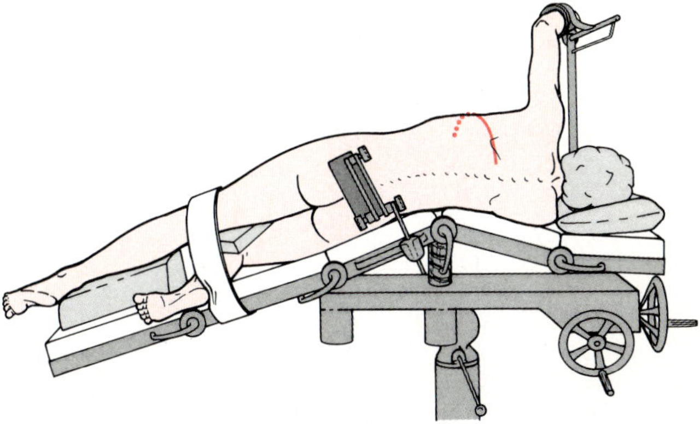

Abb. 100

g) Abdominale Aorta und Aortengabel (Y-Prothese):

☐ **OP-Lagerung**: „Standard"-Rückenlagerung *(siehe Abb. 1)*

☐ **Schnittführung** (Abb. 101):
① quere Oberbauchlaparotomie oberhalb des Nabels
② bogenförmige Längsschnitte in den beiden Leisten bei der aorto-bifemoralen Y-Prothese
③ mediane Laparotomie vom Xiphoid bis zum Schambein

☐ ______________________________

☐ ______________________________

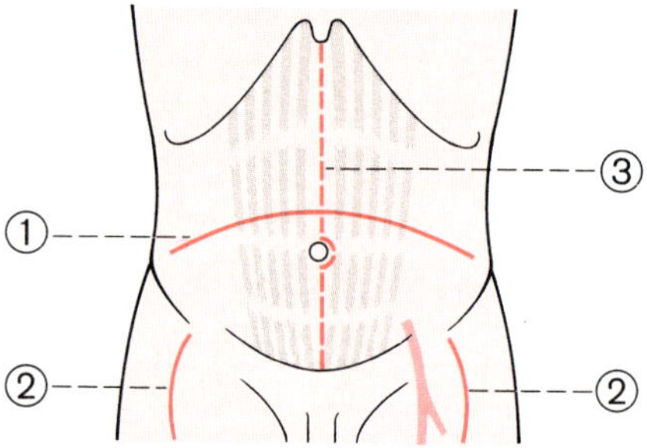

Abb. 101

h) Beckenarterie:

☐ OP-Lagerung: „Standard"-Rückenlagerung *(siehe Abb. 1)*

☐ Schnittführung (Abb. 102):

① retroperitoneal: großer Wechselschnitt (Flankenschnitt) ohne Eröffnung des Peritoneums

② transperitoneal: mediane oder pararektale Laparotomie

☐ ______________________________

☐ ______________________________

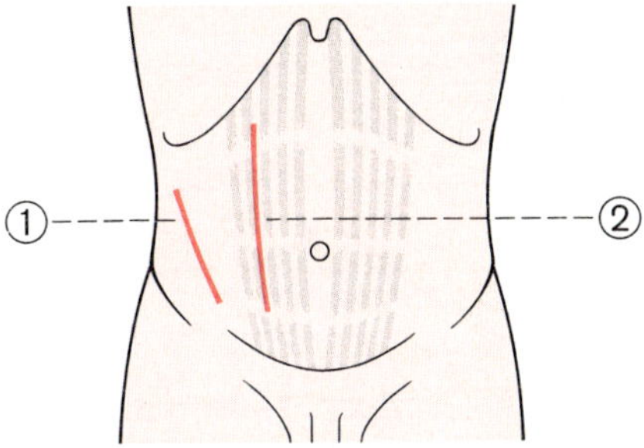

Abb. 102

i) A. femoralis und A. poplitea:

☐ OP-Lagerung: Rückenlagerung, Lagerung des erkrankten Beins in leichter Außenrotation und Kniebeugung, Knierolle, Fuß in Intestinalbeutel *(siehe Abb. 94)*

☐ Schnittführung (Abb. 103):
- ① bogenförmige lateralkonvexe Hautinzision in der Leiste
- ② gerade Hautinzisionen an der medialen Seite des Oberschenkels
- ③ leicht bogenförmige Inzision über der medialseitigen Hinterkante der proximalen Tibia

☐ ______________________________

☐ ______________________________

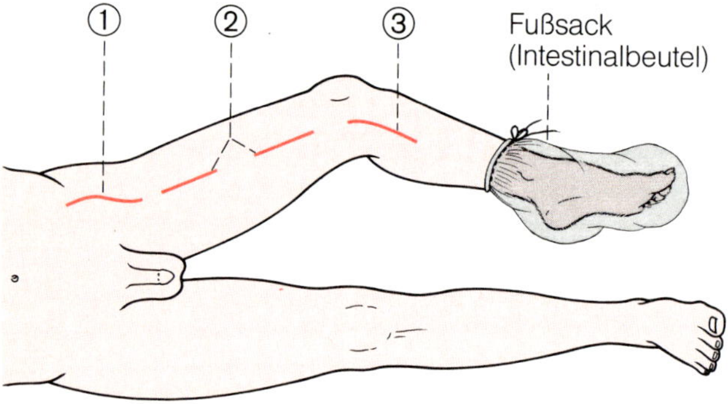

Abb. 103

II. Nachbehandlung

Allgemeine postoperative Maßnahmen:

N

- ☐ **postoperatives Monitoring:** Blutdruck und Puls, Körpertemperatur (insbesondere Beachtung einer Unterkühlung mit der Folge der Zentralisation und des erhöhten Blutdrucks), ZVD bzw. Pulmonalisdrucküberwachung, Überwachung nach größeren Eingriffen auf Intensivstation
- ☐ **Labor:**
  unmittelbar postoperativ: kl. BB, Elektrolyte, Thrombozyten, TPZ, PTT, Blutzucker, Blutgase, nach größeren Blutverlusten AT III-Bestimmung
- ☐ **postoperative Infusionstherapie und Ernährung**
  a) *nach Eingriffen an der Bauchaorta und ihren Ästen:*
  OP-Tag: Flüssigkeits- und Elektrolytsubstitution, Blut- und Eiweißsubstitution, Gerinnungsfaktoren
  1.–2. postop. Tag: Wasser- und Elektrolytsubstitution, Glukoselösung
  3. postop. Tag: HPE
  ab 4. postop. Tag: nach Abführen Tee und vorsichtiger weiterer Kostaufbau
  b) *nach Eingriffen an den Extremitäten:* nach Abklingen der Narkose rascher Kostaufbau
- ☐ **Prophylaxe der Magen-Darm-Atonie** (nach Eingriffen an der Bauchaorta und ihren Ästen): Magensonde, Dexpanthenol/Neostigmin als Infusionszusatz ab 2. postop. Tag, Klysma am 3. postop. Tag
- ☐ **1. Verbandswechsel** am 2. postop. Tag
- ☐ **Redondrainagen** nach 24–48 Stunden entfernen
- ☐ **Ziehen der Fäden** nach 10–12 Tagen
- ☐ **Pulskontrollen** (Doppler) an der operierten Extremität

☐ ______________________________

☐ ______________________________

Spezielle postoperative Maßnahmen:

- ☐ **Dekubitusprophylaxe:** nach Eingriffen an der Bauchaorta und den Iliaka-Gefäßen mit entsprechender Abklemmzeit besteht ein erhöhtes Risiko für einen sakralen Dekubitus → Wasserbett, intensive Dekubitusprophylaxe
- ☐ keine Antithrombose-Strümpfe bei peripherer AVK
- ☐ **Tieflagerung der Beine** nach Eingriffen an den unteren Extremitäten (10°)
- ☐ **Thromboseprophylaxe** bzw. **Verschlußprophylaxe** unmittelbar postoperativ
  a) *nach Eingriffen an der Aorta, den Beckenarterien und den supraaortalen Ästen (A. carotis, A. subclavia):*
  übliche Thromboseprophylaxe mit niedermolekularem oder unfraktioniertem Heparin, Antithrombose-Strümpfe bei allen Eingriffen im Hals-, Thorax- und Bauchbereich, *keinesfalls* jedoch bei nachgewiesener peripherer AVK der Beine (zusätzliche Verschlechterung der arteriellen Durchblutung)
  b) *nach Eingriffen an Arterien kleineren Querschnitts und nach Bypass-Operationen:* PTT-wirksame i.v. Heparinisierung über Perfusor mit ca. 600–1000 IE Heparin pro Stunde, PTT auf das 2–3fache der Norm verlängert (engmaschige Kontrollen der partiellen Thromboplastinzeit insbesondere am OP-Tag)
  Beginn der Antikoagulanzien-Therapie mit Cumarinen am 2. postop. Tag (Kontraindikationen beachten)

☐ ____________________

☐ ____________________

Wichtige Verlaufskontrollen:

☐ **engmaschiges internistisches Monitoring** (Herz-, Hirninfarkte, Rhythmusstörungen): EKG, Enzymdiagnostik, Röntgen-Thorax

☐ **Frühdiagnostik** von Infektionen (insbesondere Kunststoffimplantate), Wundkontrolle, Körpertemperatur, Kontrollen des kl. BB, Sonographie (Hämatom, Abszeß)

☐ **Funktionsdiagnostik**: klinische Kontrollen, Pulsstatus sowie Doppler-sonographische Untersuchung

☐ ____________________

☐ ____________________

Procedere:

- **Antikoagulanzientherapie** mit Cumarinen lebenslang unter Beachtung der Kontraindikationen nach allen Eingriffen an den Extremitäten und Bypass-Operationen
- **Thrombozytenaggregationshemmer**
  → nach Operation einer Carotisstenose
  → falls Cumarine kontraindiziert: Extremitäten- und Bypass-Operationen
- **keine Antikoagulation** oder **Thrombozytenaggregationshemmer** nach Eingriffen an der Aorta, Aortengabel (Y-Prothese) und den Beckenarterien

1.1 Akute Ischämie der Extremität
(Embolektomie obere und untere Extremität)

I. Vorbereitung

Präoperative Diagnostik:

- ☐ **klinische Prüfung**: Pulse
- ☐ **Labor**: kl. BB, Elektrolyte, H-N, BZ, TPZ, PTT, Thrombozyten
- ☐ **Röntgen**: Thorax in 2 Ebenen
- ☐ **EKG**
- ☐ **Ultraschall-Doppler**
- ☐ Angiographie (ausnahmsweise bei unklarer Anamnese und Symptomatik)

- ☐ ______________________________
- ☐ ______________________________

Vorbereitung auf Station bzw. Ambulanz:

- ☐ **Aufklärung und typische Risiken** des Eingriffs:
  - drohender Verlust der Extremität
  - Verletzung benachbarter Strukturen:
    Leiste: V. femoralis, N. femoralis, Lymphgefäße
    Ellenbeuge: N. medianus, begleitende Venen
  - Nachblutung, Wundheilungsstörung
  - Kompartmentsyndrom nach länger bestehendem Verschluß
  - evtl. Durchführung einer Angiographie (Kontrastmittel)
- ☐ **venöser Zugang**: Schmerzmittel, Schockbekämpfung
- ☐ **Rasur**: Leistenregion des erkrankten Beins bzw. Ellenbeuge des erkrankten Arms

☐ ______________________________

Vorbereitung im OP:

OP

a) Embolektomie Arm:

☐ **OP-Lagerung:** Rückenlagerung mit Auslagerung (90°) des erkrankten Arms in Supinationsstellung auf Handtisch

☐ **Schnittführung:** S-förmiger Schnitt in der Ellbeuge (Abb. 104)

☐ ______________________________

☐ ______________________________

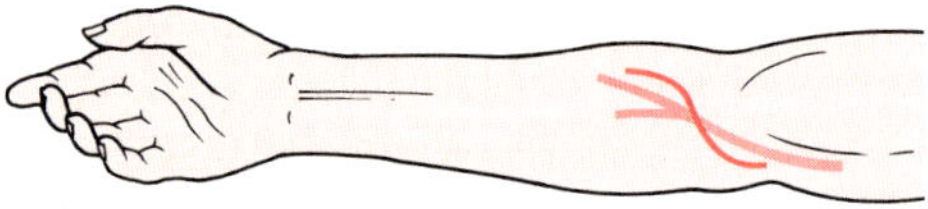

Abb. 104: Schnittführung (S-förmiger Schnitt in der Ellbeuge)

b) Embolektomie Bein:

☐ **OP-Lagerung:** „Standard"-Rückenlagerung, erkranktes Bein in leicher Außenrotation und geringer Kniebeugung gelagert

☐ **Schnittführung:** lateralkonvexe bogenförmige Hautinzision unter Schonung der Lymphbahnen und -knoten in der Leiste (Abb. 105)

☐ **röntgendurchlässiger OP-Tisch** bei Embolektomien am Bein

☐ **Bildwandler**

☐ ______________________________

☐ ______________________________

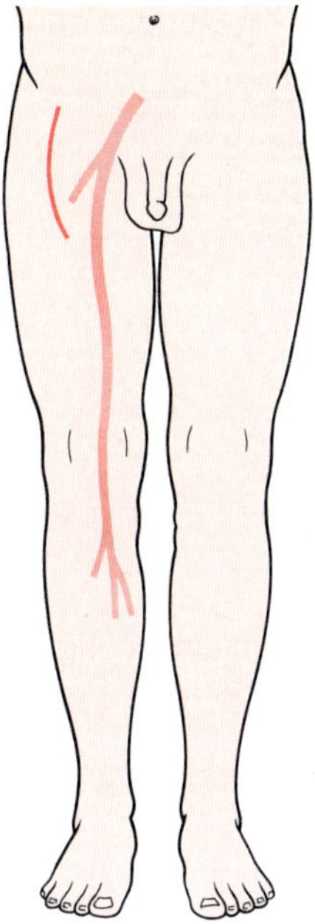

Abb. 105: Schnittführung (lateralkonvexe bogenförmige Hautinzision unter Schonung der Lymphbahnen und -knoten in der Leiste)

II. Nachbehandlung

Allgemeine postoperative Maßnahmen:

N

- ☐ **postoperatives Monitoring:** Blutdruck, Puls und Temperatur (Überwachungsbogen für 24 Stunden), kontinuierliche EKG-Überwachung in den ersten 24 Stunden (in der Regel *Intensivstation)*
- ☐ **Vollheparinisierung:** partielle Thromboplastinzeit (PTT) auf das 2–3fache verlängert
- ☐ **Antikoagulation** mit Cumarinen: Beginn ab dem 2. postop. Tag
- ☐ **Lagerung:** leichte Tieflagerung der operierten Extremität, *keine* zirkulären Verbände

- ☐ **Redondrainage(n)** nach 24–48 Stunden entfernen (Leiste)
- ☐ **1. Verbandswechsel** am 2. postop. Tag
- ☐ **Mobilisieren** aus dem Bett am 2. postop. Tag nach Entfernung der Redondrainagen
- ☐ **Ziehen der Fäden** am 10. postop. Tag

- ☐ ______________________________

- ☐ ______________________________

Wichtige Verlaufskontrollen:

- ☐ erneuter Verschluß:
  Pulsstatus, Ultraschall-Doppleruntersuchung
- ☐ Emboliequelle:
  EKG, evtl. Langzeit-EKG, Sonographie (Aneurysma), UKG (Herzklappen, Herzwandaneurysma)

- ☐ ______________________________

- ☐ ______________________________

Procedere:

- **Antikoagulation** mit Cumarinderivaten lebenslang
  Ausnahme: Beseitigung der Emboliequelle, Kontraindikation gegen Cumarintherapie (maligner Hochdruck etc.)

____

____

1.2 Mesenterialgefäßverschluß
(Embolektomie der A. mesenterica superior)

I. Vorbereitung

Präoperative Diagnostik:

D

- ☐ **klinische Prüfung**: Pulsarrhythmie, Pulsdefizit
- ☐ **Labor**: kl. BB, Elektrolyte, H-N, Kreatinin, Blutzucker, Blutgase, Blutgruppe, LDH, Lipase, Amylase, TPZ, PTT, Thrombozyten
- ☐ **Röntgen**: Thorax in 2 Ebenen, Abdomen im Stehen, selektive Angiographie der A. mesenterica superior
- ☐ EKG
- ☐ ______________________
- ☐ ______________________

Vorbereitung auf Station bzw. Ambulanz:

V

- ☐ **Aufklärung und typische Risiken** des Eingriffs:
  - Letalität 30–90% (Zeitfaktor!)
  - Blutung, Nachblutung, Hämatom
  - evtl. zusätzliche Darmresektion (Kurzdarmsyndrom)
  - Second-look-Laparotomie
  - Reverschluß
  - Darmwandschaden, ischämische Enteritis, Stenose
- ☐ **Rasur**: Mamillen bis Symphyse
- ☐ **ZVK**: Schockbekämpfung, Schmerzmittel
- ☐ **Blutkonserven** (Anzahl 2) bereithalten
- ☐ **perioperative Antibiotikaprophylaxe** bei V.a. Peritonitis

☐ ______________________________

☐ ______________________________

Vorbereitung im OP:

☐ **OP-Lagerung**: „Standard"-Rückenlagerung *(siehe Abb. 1)*

☐ **Schnittführung** (Abb. 106):
① mediane Oberbauchlaparotomie mit Linksumfahrung des Nabels, *alternativ*
② quere Oberbauchlaparotomie

☐ ______________________________

☐ ______________________________

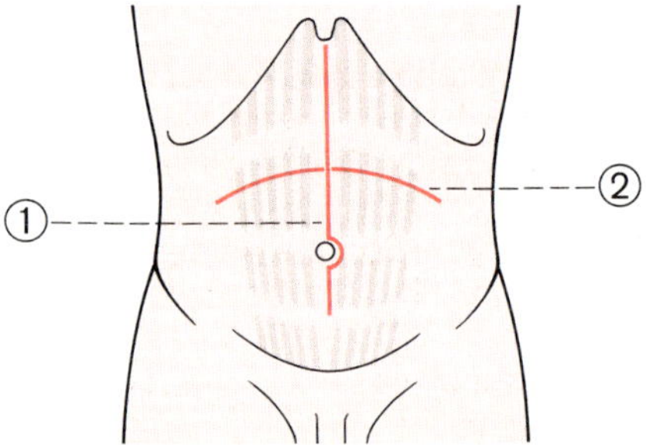

Abb. 106: Schnittführung
① mediane Oberbauchlaparotomie mit Linksumfahrung des Nabels
② quere Oberbauchlaparotomie

II. Nachbehandlung

Allgemeine postoperative Maßnahmen:

N

- ☐ **postoperatives Monitoring:** Blutdruck, Puls und Temperatur, kontinuierliche EKG-Überwachung (in der Regel *Intensivstation)*
- ☐ **Vollheparinisierung:** partielle Thromboplastinzeit auf das 2–3fache verlängert (ca. 600–1000 IE Heparin pro Stunde über Perfusor)
- ☐ **Infusionstherapie und Ernährung:** Null-Diät
  OP-Tag: Wasser- und Elektrolytsubstitution, Ausgleich des Säure-Basen-Haushalts, Eiweißsubstitution und Gerinnungsfaktoren (AT III)
  1.–2. postop. Tag: Wasser- und Elektrolytsubstitution, Glukoselösung, Ausgleich des Säure-Basen-Haushalts, Eiweißsubstitution und Gerinnungsfaktoren
  ab 3. postop. Tag: HPE
  Kostaufbau erst nach Ingangkommen der Darmtätigkeit
- ☐ **Streßulkusprophylaxe:** Pirenzepin 3 x 1 Amp. (Ø Ulkusanamnese), H_2-Rezeptorenblocker 2–3 x 1 Amp./Tag bei Ulkusanamnese oder bek. floridem Ulkus
- ☐ **Pneumonieprophylaxe:** Krankengymnastik, Atemgymnastik, Giebelrohr, Birdtraining, evtl. *Nachbeatmung*
  medikamentös: Mukolytikum, z. B. Azetylzystein, Ambroxol
- ☐ **Antibiotikum** nach Darmresektion und/oder Peritonitis
- ☐ **1. Verbandswechsel** am 2. postop. Tag
- ☐ **Prophylaxe der Magen-Darm-Atonie:** Dexpanthenol/Neostigmin als Infusionszusatz ab 3. postop. Tag
- ☐ **Redondrainage(n)** nach 24–48 Stunden entfernen

- ☐ **Zieldrainagen** am 2. postop. Tag lockern, Entfernen nach Rücksprache mit Operateur
- ☐ **Ziehen der Fäden** am 10. postop. Tag
- ☐ ____________________
- ☐ ____________________

Besonderheiten:

- ☐ *bei fraglicher Erholung des Darms nach Embolektomie:* Second-look-Operation nach 24 Stunden erforderlich, weiteres Vorgehen nach Befund
- ☐ *nach ausgedehnter Darmresektion:* Anlage eines Port-Katheters zur vorübergehenden oder lebenslangen parenteralen Ernährung (Kurzdarmsyndrom)

Procedere:

- **Antikoagulation** mit Cumarinderivaten lebenslang *Ausnahme:* Beseitigung der Emboliequelle, Kontraindikation gegen Cumarintherapie (maligner Hochdruck etc.)
- fraktionierte **MDP** nach 6 Wochen zum Ausschluß einer ischämischen Darmstenose

____

____

2. Arteriovenöser Shunt

(Brescia-Cimino-Fistel)

I. Vorbereitung

Präoperative Diagnostik:

D

☐ **Labor:** kl. BB, Elektrolyte, TPZ, PTT
☐ **Röntgen:** Thorax
☐ EKG

☐ ______________________________

☐ ______________________________

Vorbereitung auf Station:

V

☐ **Aufklärung und typische Risiken** des Eingriffs:
- Wundheilungsstörung
- thrombotischer Verschluß (20%)
- Infekionsgefahr bei Verwendung von Kunststoff-Implantaten
- Blutung, Nachblutung, Ödem
- Steal-Syndrom, Aneurysma-Bildung

☐ **Thromboseprophylaxe:**
→ **niedriges eingriffstypisches Risiko** ←
Beginn bis zu 2 Stunden *präoperativ* mit niedermolekularem oder unfraktioniertem Heparin
Antithrombose-Strümpfe perioperativ

☐ **Rasur:** Unterarm bis Handgelenk

☐ **Wichtig:** keine Injektionen, Blutentnahmen oder Infusionen am vorgesehenen Arm!

☐ ______________________________

☐ ______________________________

Vorbereitung im OP:

OP

- ☐ **OP-Lagerung**: Rückenlagerung mit Auslagerung des Arms auf Handtisch *(siehe Abb. 47)*
- ☐ **Schnittführung**: bogenförmige Hautinzision proximal des Handgelenks zwischen V. cephalica und A. radialis (Abb. 107)

☐ ______________________________

☐ ______________________________

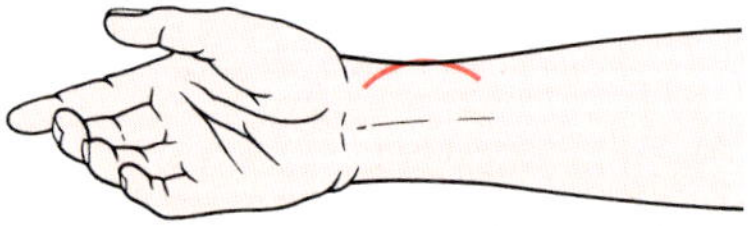

Abb. 107: Schnittführung (bogenförmige Hautinzision proximal des Handgelenks zwischen V. cephalica und A. radialis)

II. Nachbehandlung

Allgemeine postoperative Maßnahmen:

N

- ☐ Thromboseprophylaxe:
  → **niedriges eingriffstypisches Risiko** ←
  Fortführung mit niedermolekularem oder unfraktioniertem Heparin bis zur Mobilisation
- ☐ **Lagerung:** Arm leicht erhöht auf Kissen gelagert
- ☐ **1. Verbandswechsel** am 1. postop. Tag
- ☐ **Ziehen der Fäden** am 10. postop. Tag
- ☐ ____________________
- ☐ ____________________

Wichtige Verlaufskontrollen:

- ☐ **klinische Prüfung:** Auskultation und Palpation des Shunts
- ☐ **Doppler-Sonographie**
- ☐ ____________________
- ☐ ____________________

Procedere:

– Erstpunktion des Shunts nach 10–14 Tagen

____

____

3. Amputation großer Gliedmaßen

I. Vorbereitung

Präoperative Diagnostik:

- ☐ **Labor:** kl. BB, Elektrolyte, H-N, BZ, TPZ, PTT, Thrombozyten, Blutgruppe, Blutgase, Elektrophorese
- ☐ **Röntgen:** Thorax in 2 Ebenen
- ☐ **digitale Subtraktionsangiographie** (DSA) oder konventionelle Angiographie (Amputationshöhe)
- ☐ **EKG**
- ☐ ____________________
- ☐ ____________________

Vorbereitung auf Station:

- ☐ **Aufklärung und typische Risiken** des Eingriffs:
  - Letalität bis zu 20%
  - Wundheilungsstörung (bis zu 20%)
  - Blutung, Nachblutung, Hämatom
  - evtl. notwendige Nachamputation
  - Phantomschmerzen, Neurombildung
  - Möglichkeit der prothetischen Versorgung
- ☐ **Körperreinigung** und Pflege durch Waschung mit antiseptischer Seifenlösung
- ☐ **Rasur:** siehe Schnittführung
- ☐ **Thromboseprophylaxe:**
  → **hohes eingriffstypisches Risiko** ←
  Beginn bis zu 2 Stunden *präoperativ* mit entsprechendem niedermolekularen Heparin
  Antithrombose-Strumpf gesundes Bein nur bei intakter Durchblutung! (Verschlußdruckmessung)

- ☐ **perioperative Antibiotikaprophylaxe:** 1 Stunde präoperativ mit Prämedikation
- ☐ **Atemgymnastik**
- ☐ **ZVK**
- ☐ **Infusionstherapie:** Substitution von Flüssigkeits-, Eiweiß- und Blutdefizit, Ausgleich Säure-Basen-Haushalt, Gerinnungsstatus
- ☐ **Blutkonserven** (Anzahl 2) bereithalten

☐ ____________________

☐ ____________________

Vorbereitung im OP:

OP

- ☐ **OP-Lagerung:** „Standard"-Rückenlagerung *(siehe Abb. 1)*
- ☐ **Schnittführung:** siehe Abbildungen 108 bis 111

☐ ____________________

☐ ____________________

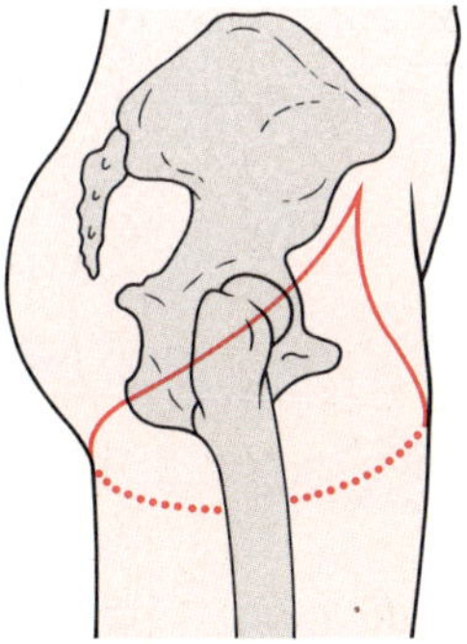

Abb. 108: Schnittführung bei Hüftgelenksartikulation

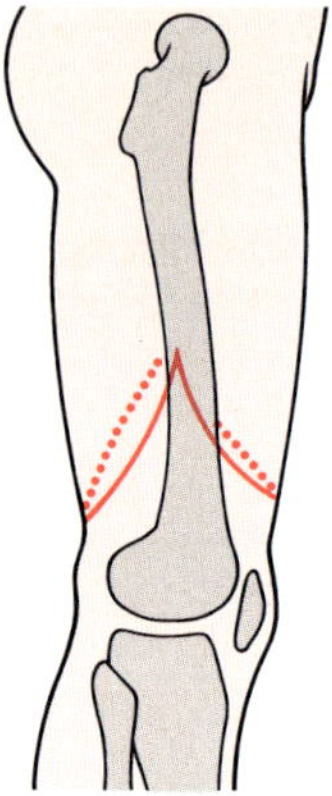

Abb. 109: Schnittführung bei Oberschenkelamputation

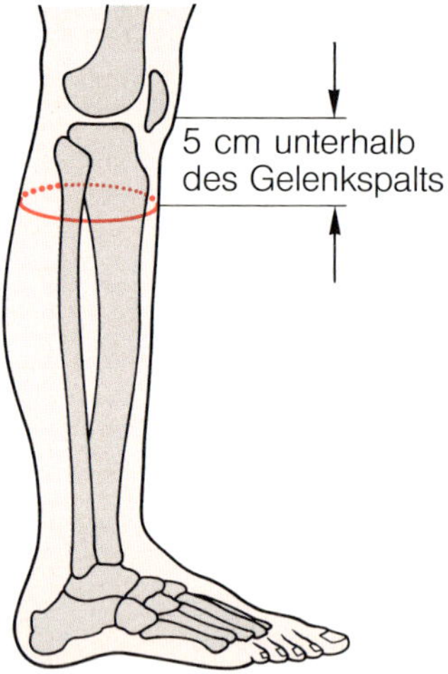

Abb. 110: Schnittführung bei Kniegelenksartikulation

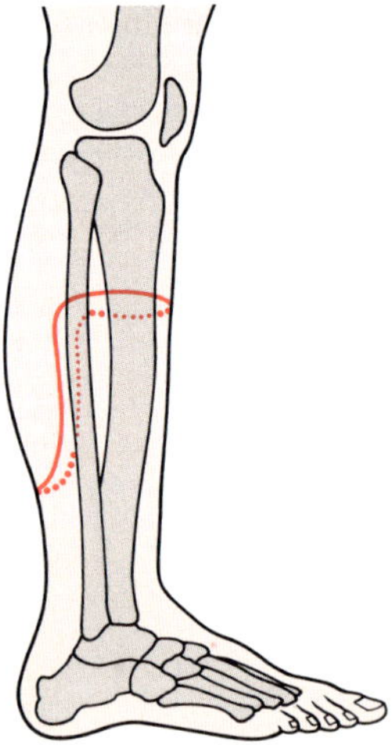

Abb. 111: Schnittführung bei Unterschenkelamputation

II. Nachbehandlung

Allgemeine postoperative Maßnahmen:

N

- ☐ **postoperatives Monitoring**: Blutdruck, Puls und Temperatur (Überwachungsbogen)
- ☐ **Thromboseprophylaxe**:
  → **hohes eingriffstypisches Risiko** ←
  Fortführung mit entsprechendem niedermolekularen Heparin
  Antithrombose-Strumpf gesundes Bein nur bei intakter Durchblutung! (Verschlußdruckmessung)
- ☐ **Pneumonieprophylaxe**: Krankengymnastik, Atemgymnastik, Giebelrohr, Birdtraining, evtl. *Nachbeatmung*
  medikamentös: Mukolytikum, z. B. Azetylzystein, Ambroxol
- ☐ **Lagerung**: Polsterung des Stumpfes
- ☐ **1. Verbandswechsel** am 1. postop. Tag
- ☐ **Redondrainage(n)** nach 48–72 Stunden entfernen
- ☐ **Ziehen der Fäden** am 12. postop. Tag

- ☐ ______________________________

- ☐ ______________________________

Procedere:

– nach Abheilung des Stumpfes frühzeitige **Anpassung der Prothese**

____

____

4. Venen

4.1 Thrombektomie der Bein- und Beckenvenen

I. Vorbereitung

Präoperative Diagnostik:

D

- ☐ **Labor**: kl. BB, Elektrolyte, H-N, BZ, TPZ, PTT, Thrombinzeit, AT III, Thrombozyten, Blutgruppe
- ☐ **Röntgen**: Thorax in 2 Ebenen
- ☐ **Phlebographie**
- ☐ **Doppler-(Duplex) Sonographie**
- ☐ **Computertomographie** (zur Beurteilung der oberen Beckenvenenetage, V. cava und zur Abklärung eines flottierenden Thrombus)
- ☐ EKG
- ☐ ____________________
- ☐ ____________________

Vorbereitung auf Station:

V

- ☐ **Aufklärung und typische Risiken** des Eingriffs:
  - Lungenembolie
  - Blutung durch Verletzung (Ruptur oder Einriß) einer Vene
  - Verletzung begleitender Gefäße und Nerven A. femoralis, A. femoralis superficialis und profunda, N. femoralis
  - evtl. intraoperative Angiographie (Kontrastmittel)
  - Frühthrombose (5 %), Rethrombosierung nach distal
  - Nachblutung (2 %)
  - Anlage einer arteriovenösen Fistel

- mögliche Folgen d. AV-Fistel: Kreislaufbelastung, Herzinsuffizienz, Steal-Syndrom
- Notwendigkeit des Verschlusses der AV-Fistel

☐ **Körperreinigung** und Pflege durch Waschung mit antiseptischer Seifenlösung (**cave** Mobilisation!)
☐ **vorläufige Ruhigstellung**: Hochlagerung des Oberkörpers, Beine flach lagern
☐ **Rasur**: Leistenregion beidseits (!)
☐ **Pulmonaliskatheter** (intraoperative Wedge-Druckmessung und Pulmonalisangiographie)
☐ **Blutkonserven** (Anzahl 4) bereithalten

☐ ______________________

☐ ______________________

Vorbereitung im OP:

OP

☐ **OP-Lagerung**: „Standard"-Rückenlagerung in Kombination mit der Anti-Trendelenburg-Lagerung (Abb. 112)
☐ **Schnittführung**: lateralkonvexe Inzision in der Leiste unter Schonung der Lymphgefäße (Abb. 113)
☐ **röntgendurchlässiger OP-Tisch**
☐ **Bildwandler**
☐ **Autotransfusion**

☐ ______________________

☐ ______________________

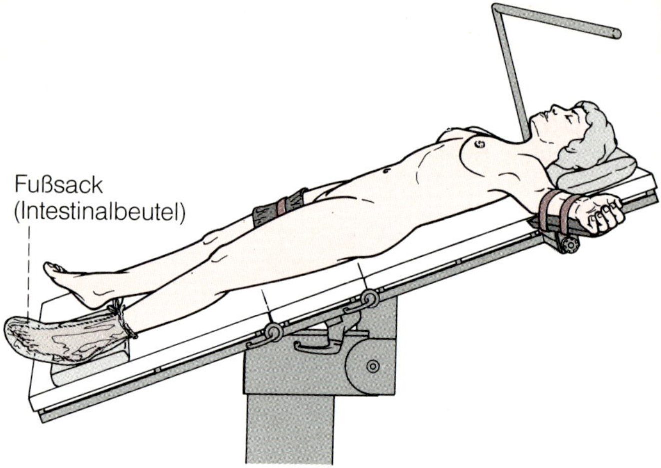

Abb. 112: Anti-Trendelenburg-Lage

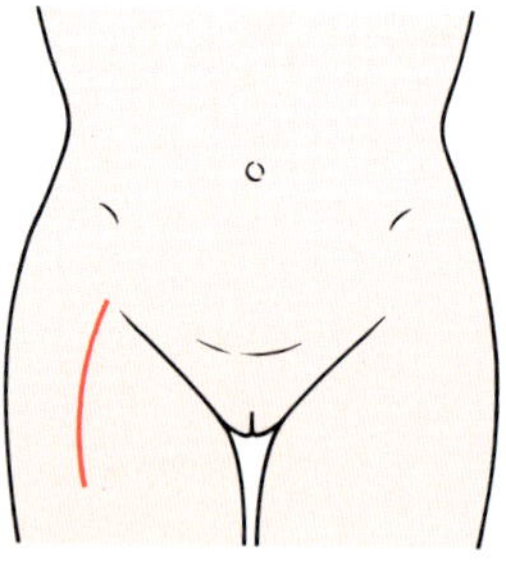

Abb. 113: Schnittführung (lateralkonvexe Inzision in der Leiste unter Schonung der Lymphgefäße)

II. Nachbehandlung

Allgemeine postoperative Maßnahmen:

N

- ☐ **postoperatives Monitoring:** Blutdruck und Blutgase über arterielle Nadel, kontinuierliche Überwachung des Pulmonalarteriendrucks auf *Intensivstation,* EKG-Überwachung
- ☐ **Vollheparinisierung:** Verlängerung der partiellen Thromboplastinzeit auf das 2–3fache der Norm (ca. 600–1000 IE Heparin pro Stunde über Perfusor)
- ☐ *Übergang auf* **Antikoagulanzientherapie** mit Cumarinderivaten am 5.–6. postop. Tag bei unauffälligem postop. Verlauf
- ☐ **Lagerung:** Hochstellen des Betts am Fußende (ca. 20°), elastische Wickelung der operierten Extremität bis zur Hüfte
- ☐ **Labor:**
  unmittelbar postoperativ: kl. BB, Elektrolyte, Thrombozyten, AT III, TPZ, PTT und Thrombinzeit, anfangs weitere 2stündliche Kontrollen der PTT
- ☐ **Redondrainage(n)** nach 24–48 Stunden entfernen
- ☐ **Mobilisation** aus dem Bett nach Kontrollphlebographie am 8. postop. Tag
- ☐ **Ziehen der Fäden** am 10. postop. Tag

☐ ______________________________

☐ ______________________________

Wichtige Verlaufskontrollen:

- ☐ **klinische Prüfung**: Herzinsuffizienz und/oder Verschlechterung der Durchblutungssituation des Beins als Folge des arteriovenösen Shunts
- ☐ Persistenz der Beinschwellung als Hinweis auf eine **Frührethrombose**, weitere Abklärung durch
  - **Doppler-(Duplex) Sonographie**
  - **Phlebographie**
- ☐ ______
- ☐ ______

Procedere:

- **Verschluß der arteriovenösen Fistel** nach 3 Monaten
- **Antikoagulation** (Dicumerol) bis zum Verschluß der AV-Fistel
- **Kompressionsstrumpf** der Kompressionsklasse II für 6 Monate

______

______

4.2 Varizen

(Stammvarikosis, Insuffizienz der V. saphena parva, Perforansveneninsuffizienz)

I. Vorbereitung

Präoperative Diagnostik:

- ☐ **Labor:** kl. BB, Elektrolyte, H-N, Kreatinin, Blutzucker, PTT, TPZ, Thrombozyten, Blutgruppe
- ☐ **Röntgen:** Thorax in 2 Ebenen
- ☐ **EKG**

☐ ______________________________

☐ ______________________________

Spezielle Diagnostik:

- ☐ **Ultraschall-(Duplex) Doppler**
- ☐ **Venenverschlußplethysmographie**
- ☐ **Phlebodynamometrie**
- ☐ **aszendierende Preßphlebographie**

☐ ______________________________

☐ ______________________________

Vorbereitung auf Station:

- ☐ **Aufklärung und typische Risiken** des Eingriffs:
  - Nachblutung, Wundheilungsstörung in der Leiste, Hämatom, Narbenbildung
  - Verletzung der Lymphgefäße in der Leiste (Lymphödem bis zur Elephantiasis)
  - tiefe Beinvenenthrombose und Embolie

- Neuralgie des N. saphenus
- Verwechslung der Vena saphena magna (A. und V. femoralis superficialis)
- Notwendigkeit des Tragens eines Kompressionsstrumpfes (3–6 Monate)

☐ **Körperreinigung** und Pflege durch Duschen oder Vollbad mit antiseptischer Seifenlösung, Nabelpflege

☐ **Rasur:** nach Rücksprache mit dem Operateur bezüglich Ausdehnung des Eingriffs (Grad der Stammvarikosis, Perforansvenen), Verwendung von Enthaarungscreme im Leisten- und Kniekehlenbereich

☐ **Anzeichnen** der Varizen und insuffizienter Perforansvenen (Doppler)

☐ **Thromboseprophylaxe:**
→ niedriges – mittleres eingriffstypisches Risiko ←
Beginn bis zu 2 Stunden *präoperativ* mit niedermolekularem oder unfraktioniertem Heparin
Antithrombose-Strumpf gesundes Bein

☐ **Anpassung** von Kompressionsstrumpf bzw. -hose nach Maß (Kompressionsklasse II)

☐ ____________________

☐ ____________________

Vorbereitung im OP:

☐ **OP-Lagerung:** „Standard"-Rückenlagerung *(siehe Abb. 1)*

☐ **Schnittführung** (Abb. 114):
bei Stammvarizen:
① Schrägschnitt in der Leiste oberhalb der Beugefalte
bei komplettem Saphena-Stripping:
② Querschnitt ventral des Innenknöchels

③ Fasziotomiestelle bei endoskopischer Perforansvenenverödung

bei Saphena-parva-Insuffizienz:

④ Querschnitt oberhalb der Kniekehle

☐ ______________________________

☐ ______________________________

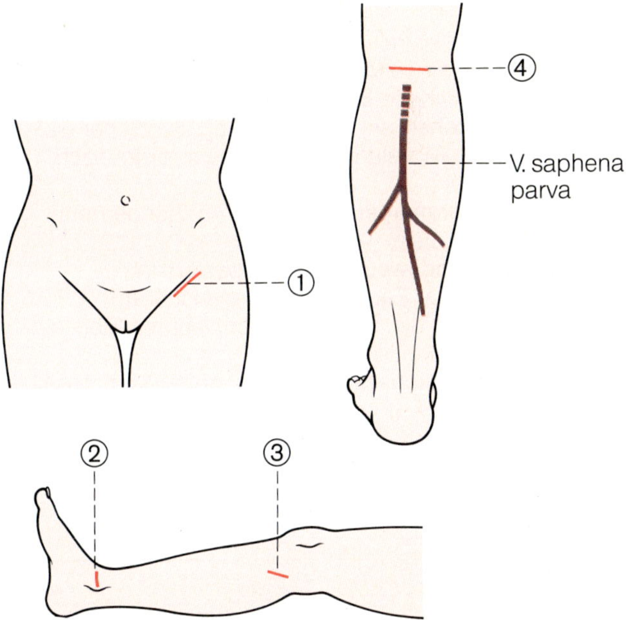

Abb. 114: Schnittführung

① Schrägschnitt in der Leiste oberhalb der Beugefalte

② Querschnitt ventral des Innenknöchels

③ Fasziotomiestelle bei endoskopischer Perforansvenenverödung

④ Querschnitt oberhalb der Kniekehle

II. Nachbehandlung

Allgemeine postoperative Maßnahmen:

N

- ☐ **postoperatives Monitoring:** Blutdruck, Puls, Temperatur (Überwachungsbogen)
- ☐ **Thromboseprophylaxe:**
  → niedriges – mittleres eingriffstypisches Risiko ←
  Fortführung mit niedermolekularem oder unfraktioniertem Heparin
  Antithrombose-Strumpf gesundes Bein
- ☐ **1. Aufstehen** am OP-Tag nach zusätzlicher elastischer Wickelung des Beins von distal nach proximal
- ☐ **Redondrainage(n)** nach 24–48 Stunden entfernen (Leiste)
- ☐ **1. Verbandswechsel** am 3. postop. Tag
- ☐ **Ziehen der Fäden** (Intrakutan-Naht) am 6. postop. Tag, Sicherung der Naht mit Steristrips vom 6.–10. postop. Tag
- ☐ **Kompressionsstrumpf bzw. -hose** (Kompressionsklasse II) nach abgeschlossener Wundheilung für 3–6 Monate

- ☐ ____________________
- ☐ ____________________

OP-Vorbereitung und Nachbehandlung bei kinderchirurgischen Eingriffen

Kleine operative Eingriffe

(Phimose, Kryptorchismus, Hydrozele, Leisten- und Nabelhernie)

I. Vorbereitung

Präoperative Diagnostik:

D

- ☐ **Labor:** Diff.-BB, Thrombozyten, Na, K, Ca, Kreatinin, Blutzucker, Cholinesterase, GPT, Lipase, TPZ, PTT, Urinstatus
- ☐ EKG und Röntgen-Thorax nur in *Ausnahmefällen*
- ☐ ______________________________
- ☐ ______________________________

Vorbereitung auf Station:

V

- ☐ **Aufklärung und typische Risiken** des Eingriffs: Erforderlich ist die Aufklärung und das Einverständnis beider Elternteile in den Eingriff.

Phimose	– intra- und postoperative Blutung – Wundinfektion, Hämatom, Ödem, Nahtdehiszenz – akute Balanitis und Posthitis – Spätkomplikationen: Schnürring, narbige Striktur und Paraphimose

Krypt-orchismus	– ohne Operation: erhöhtes Risiko der malignen Entartung und der Hodentorsion, Infertilität – OP-Risiko: Verletzung des Samenstrangs und seiner begleitenden Gefäße, Hodenatrophie – sonst siehe Leistenhernie
Nabel-hernie	– Verletzung und Miterfassen von intraabdominellen Strukturen (Darm, Omentum u. ä.) – Hautnekrose des Nabels (Nabel-hernie) – Blutung und Nachblutung, Rezidivhernie
Leisten-hernie, Hydrozele	– Gefäßverletzung – Verletzung des Samenstrangs – Durchtrennung oder Mitfassen eines Nervs (N. ilioinguinalis, Ramus genitalis d. N. genito-femoralis, N. iliohypogasticus) – Verletzung der Harnblase und des Darms (nicht erkannter Gleit-bruch) – Verletzungen des weiblichen Genitale – Rezidivhernie – Hodenatrophie u. Fertilitätsstörung

Tab. 8: Kleine kinderchirurgische Eingriffe und Risikoaufklärung

☐ **Reinigungsbad** oder **Duschen**
☐ **Prämedikation** nach Angabe der Anästhesie

☐ ______________________________

☐ ______________________________

Vorbereitung im OP:

OP

- ☐ **OP-Lagerung:**
  Neugeborene, Säuglinge und Kleinkinder: Rückenlagerung auf *Wärmematte,* Fixation von Armen und Beinen mittels hautfreundlichem Klebepflaster oder Schlauchverband (Abb. 115)
  Schulkinder: „Standard"-Rückenlagerung *(siehe Abb. 1)*

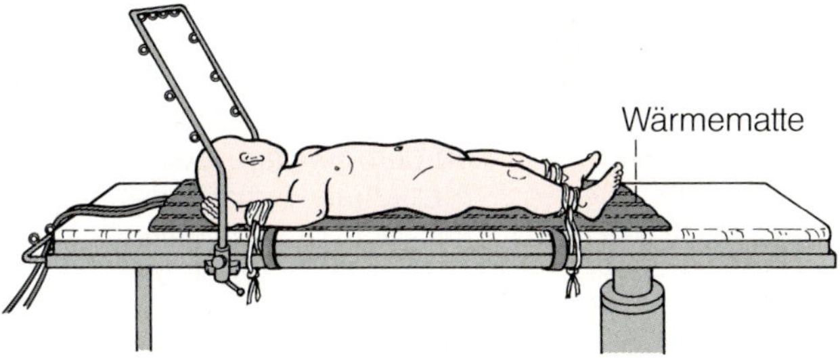

Abb. 115: Rückenlagerung auf Wärmematte

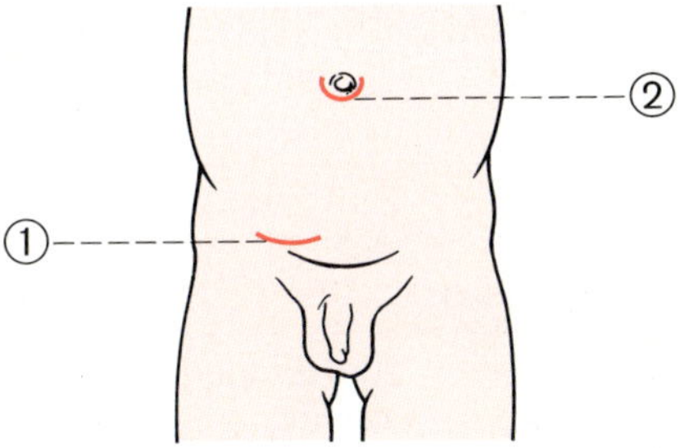

Abb. 116: Schnittführung
① *leicht bogenförmige und horizontale Hautinzision Unterbauch*
② *semizirkulärer Schnitt unterhalb des Nabels*

☐ **Schnittführung** (Abb. 116):
Phimose: ovaläre Zirkumzision der Vorhaut
① *Kryptorchismus, Leistenhernie und Hydrozele:* leicht bogenförmige und horizontale Hautinzision Unterbauch
② *Nabelhernie:* semizirkulärer Schnitt unterhalb des Nabels

☐ ______________________________

☐ ______________________________

Phimose:	ab dem *zweiten* Lebensjahr, Ausnahme Harnabflußstörung mit dadurch bedingten Harnwegsinfekten, rezidivierender Balanitis, Paraphimose
Kryptorchismus:	ab dem *zweiten* Lebensjahr nach frustraner konservativer Behandlung mit HCG (Human chorion gonadotropin)
kleine Nabelhernie:	ab dem *zweiten* Lebensjahr
Leistenhernie und Hydrozele testis:	zum Zeitpunkt der Diagnosestellung
große Nabelhernie:	zum Zeitpunkt der Diagnosestellung
Hydrozele funiculi:	zum Zeitpunkt der Diagnosestellung

Tab. 9: Operationszeitpunkt

II. Nachbehandlung

Allgemeine postoperative Maßnahmen:

N

- ☐ postoperatives Monitoring: Überwachung von Kreislauf, Atmung und Temperatur (**cave** Unterkühlung!) bis 6 Stunden nach Ende der Operation
- ☐ Infusionstherapie und Ernährung:
  Neugeborene, Säuglinge und Kleinkinder:
  5% Glukose-Elektrolytlösung (110 ml/kg KG pro Tag) bis 4 Stunden postoperativ, danach Tee und weiterer Kostaufbau nach insgesamt 6 Stunden
  Schulkinder: Infusionsmenge je nach Alter zwischen 40 und 90 ml/kg KG, sonst wie oben
- ☐ **Bettruhe** für 3–4 Tage
- ☐ **1. Verbandswechsel:**
  Phimose: am 1. postop. Tag mit Kamillebad
  andere Eingriffe: am 2. postop. Tag
- ☐ **Fäden:**
  bei resorbierbarer Intrakutannaht:
  Abschneiden des Fadens an beiden Enden am 4. postop. Tag und Sicherung der Wunde mit Steristrips
  bei nicht resorbierbarer Naht:
  Zug des Fadens am 6. postop. Tag und Sicherung der Wunde mit Steristrips
- ☐ **Entfernung** des Verbands am 4. postop. Tag
- ☐ **Wasserkontakt** (Baden, Duschen): 1 Tag nach Fadenzug bzw. -kürzung

☐ ____________________

☐ ____________________

Invagination, Ileus

I. Vorbereitung

Präoperative Diagnostik:

- ☐ **Labor**: Diff.-BB, Thrombozyten, Na, K, Ca, Kreatinin, Blutzucker, CRP, Cholinesterase, GPT, Lipase, TPZ, PTT, Urinstatus, Blutgase
- ☐ **Röntgen**: Abdomen im Stehen bzw. Hängen
- ☐ **Sonographie** Abdomen
- ☐ **EKG**-Überwachung

- ☐ ______________________________

- ☐ ______________________________

Vorbereitung auf Station:

- ☐ **Aufklärung und typische Risiken** des Eingriffs: Erforderlich ist die Aufklärung und das Einverständnis beider Elternteile in den Eingriff.
  - Notwendigkeit der Schnitterweiterung
  - evtl. erforderliche Darmresektion, Nahtinsuffizienz, Peritonitis
  - evtl. Durchführung einer Dünndarmschienung
  - Nachblutung
  - evtl. Notwendigkeit der Anlage eines Anus praeternaturalis
  - postoperative Nahrungskarenz und parenterale Ernährung
- ☐ *bei Invagination:* **KE + Versuch der hydrodynamischen Reposition** mit wasserlöslichem Kontrastmittel in einer Verdünnung 1:1 → **cave** Perforation: maximaler Druck 80–100 cm H_2O
  Kontraindikation:
  – Beginn der Erkrankung vor mehr als 24 Stunden

- Vollbild des Ileus
- Peritonitis

☐ **Infusionstherapie:** Flüssigkeits- und Elektrolytsubstitution, Schocktherapie

☐ **Magensonde** und **Null-Diät**

☐ **Prämedikation** nach Angaben der Anästhesie

☐ ______________________________

☐ ______________________________

Vorbereitung im OP:

OP

☐ **OP-Lagerung:** Rückenlagerung *(siehe Abb. 115)*

☐ **Schnittführung** (Abb. 117):

① medianer Längsschnitt mit Linksumfahrung des Nabels

② Pararektalschnitt rechts (bei bekannter Lokalisation des Invaginats)

☐ **Wärmematte**

☐ ______________________________

☐ ______________________________

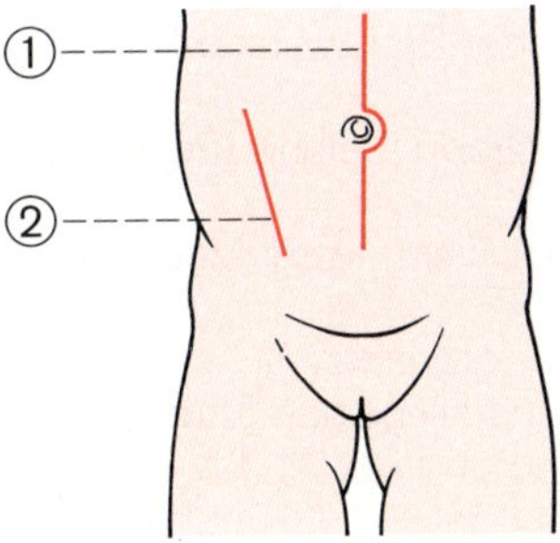

Abb. 117: Schnittführung
① medianer Längsschnitt mit Linksumfahrung des Nabels
② Pararektalschnitt rechts (bei bekannter Lokalisation des Invaginats)

II. Nachbehandlung

Allgemeine postoperative Maßnahmen:

N

- ☐ postoperatives Monitoring: Überwachung von Kreislauf, Atmung und Temperatur (**cave** Unterkühlung!), kontinuierliche EKG-Überwachung, Flüssigkeitsbilanz (Urinausscheidung)
- ☐ Labor: engmaschige Kontrollen des Elektrolythaushalts, Blutzucker und Blutgase
- ☐ Infusionstherapie und Ernährung:
  bei Invagination: ausschließlich parenterale Ernährung über eine Woche
  - Flüssigkeitszufuhr im 1. Lebensjahr 90–120 ml/kg KG pro Tag
  - Eiweiß ab 2. postop. Tag: beginnend mit 1 g/kg KG pro Tag auf maximal 3 g/kg KG pro Tag
  - Fett ab dem 3. postop. Tag: beginnend mit 1 g/kg KG pro Tag auf maximal 5 g/kg KG pro Tag
  - am 7. postop. Tag bei unauffälligem Heilverlauf und Absetzen von Stuhlgang Tee, Aufbau der Milchnahrung (anfangs laktose- und fettarm)

  bei Ileus-OP (mit Eröffnung des Darms oder Resektion): parenterale Ernährung wie bei Invagination, Tee nach Ingangkommen der Darmtätigkeit und Absetzen von mindestens 2 Stühlen, am Folgetag Tee, Schleim oder Brei, weiterer Kostaufbau
- ☐ Antibiotikum: je nach intraop. Befund (Peritonitis, Darmgangrän)
- ☐ Magensonde: Entfernen, wenn klarer Magensaft
- ☐ Fäden:
  bei resorbierbarer Intrakutannaht:
  Abschneiden des Fadens an beiden Enden am 6. postop. Tag und Sicherung der Wunde mit Steri-strips

bei nicht resorbierbarer Naht:
Zug des Fadens am 8. postop. Tag und Sicherung der Wunde mit Steristrips

- ☐ **Wasserkontakt** (Baden, Duschen): 1 Tag nach Fadenzug bzw. -kürzung
- ☐ ____________________
- ☐ ____________________

Hypertrophische Pylorusstenose

I. Vorbereitung

Präoperative Diagnostik:

D

- ☐ **Labor**: Diff.-BB, Thrombozyten, Na, K, Ca, Kreatinin, Blutzucker, CRP, Cholinesterase, GPT, Lipase, TPZ, PTT, Urinstatus, Blutgase (z. B. Alkalose, Hypokaliämie)
- ☐ **Röntgen**: Thorax und Abdomen im Hängen
- ☐ **Sonographie**: Oberbauch (Pyloruswandstärke über 5 mm)
- ☐ **MDP** mit wasserlöslichem Kontrastmittel (Ausnahme)
- ☐ ______________________________
- ☐ ______________________________

Vorbereitung auf Station:

V

- ☐ **Aufklärung und typische Risiken** des Eingriffs: Erforderlich ist die Aufklärung und das Einverständnis beider Elternteile in den Eingriff.
  - Letalität 0,5 %
  - Notwendigkeit der Schnitterweiterung
  - Nahtinsuffizienz, Peritonitis
  - Nachblutung
- ☐ **Körperreinigung** (Baden)
- ☐ **Magensonde**: Absaugen von Mageninhalt und Spülung des Magens mit lauwarmer physiologischer Kochsalzlösung
- ☐ **Infusionstherapie**: Ausgleich des Säure-Basen-, Flüssigkeits- und Elektrolythaushalts (Alkalose, Exsikkose, Hypokaliämie)
- ☐ **Prämedikation** nach Angaben der Anästhesie

☐ ______________________________

☐ ______________________________

Vorbereitung im OP:

OP

☐ **OP-Lagerung**: Rückenlagerung *(siehe Abb. 115)*
☐ **Schnittführung**: querer Oberbauchschnitt rechts mit Durchtrennung des M. rectus (Abb. 118)
☐ **Wärmematte**

☐ ______________________________

☐ ______________________________

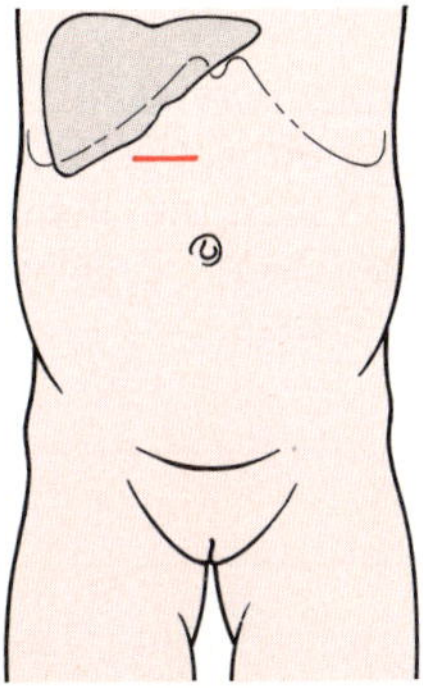

Abb. 118: Schnittführung (querer Oberbauchschnitt rechts mit Durchtrennung des M. rectus)

II. Nachbehandlung

Allgemeine postoperative Maßnahmen:

N

- ☐ postoperatives Monitoring: Überwachung von Kreislauf, Atmung und Temperatur (**cave** Unterkühlung!) bis 6 Stunden nach Ende der Operation
- ☐ Infusionstherapie und Ernährung:
  5% Glukose-Elektrolytlösung (110 ml/kg KG pro Tag) bis 8 Stunden postoperativ, danach Tee und weiterer Kostaufbau
  nach versehentlicher Eröffnung des Pyloruskanals (Verletzung der Mukosa): Fortführung der parenteralen Ernährung über 3–4 Tage
- ☐ 1. Verbandswechsel: am 1. postop. Tag
- ☐ Fäden:
  bei resorbierbarer Intrakutannaht:
  Abschneiden des Fadens an beiden Enden am 6. postop. Tag und Sicherung der Wunde mit Steristrips
  bei nicht resorbierbarer Naht:
  Zug des Fadens am 6. postop. Tag und Sicherung der Wunde mit Steristrips
- ☐ Wasserkontakt (Baden, Duschen): 1 Tag nach Fadenzug bzw. -kürzung

- ☐ ____________________

- ☐ ____________________

Abkürzungen

A.	Arteria
AC-Gelenk	Akromioklavikulargelenk
AK	Antikörper
alk.	alkalisch
Amp.	Ampulle
a.p.	anterior posterior
ASL	Antistreptolysintiter
AT III	Antithrombin III
AVK	arterielle Verschlußkrankheit
bek.	bekannt
Bili	Bilirubin
BKS	Blutkörperchensenkungsgeschwindigkeit
BZ	Blutzucker
Ca	Kalzium
CEA	karzino-embryonales Antigen
CRP	C-reaktives Protein
CT	Computertomographie
DCS	dynamische Kondylenschraube
DHS	dynamische Hüftschraube
Diff.-BB	Differential-Blutbild
DSA	digitale Subtraktionsangiographie
EKG	Elektrokardiogramm
Elpho	Elektrophorese
ERCP	endoskopische retrograde Cholangio-pankreatikographie
FT_4	freies, nicht gebundenes Tetrajodthyronin
γ-GT	Gamma-Glutamyl-Transpeptidase
GOT	Glutamat-Oxalazetat-Transaminase
GPT	Glutamat-Pyruvat-Transaminase
gyn.	gynäkologisch
HA	Hämagglutinationstest
Hb	Hämoglobin
H-N	Harnstoff-Stickstoff
HPE	hypokalorische parenterale Ernährung
i.m.	intramuskulär

i.v.	intravenös
IE	Internationale Einheit
IF	Immunfluoreszenz
K	Kalium
KBR	Komplementbindungsreaktion
KE	Kolonkontrasteinlauf
kg KG	Kilogramm Körpergewicht
kl. BB	kleines Blutbild
LDH	Laktat-Dehydrogenase
M.	Musculus
MDP	Magen-Darm-Passage
mm HG	Millimeter-Quecksilbersäule
N.	Nervus
Na	Natrium
NMR	Nuclear magnetic resonance-Tomographie
OP	Operation, Operationssaal, Operations . . .
OSG	Oberes Sprunggelenk
p.a.	posterior anterior
PE	Probeexzision
PTC	perkutane transhepatische Cholangiographie
PTT	partieller Thromboplastinzeit-Test
RF	Rheumafaktor
s.c.	subkutan
T_3	Trijodthyronin
T_4	Tetrajodthyronin
TPZ	Thromboplastinzeit, Quickwert
TRH-Test	Thyreotropin Releasing Hormon-Test
TZ	Thrombinzeit
UKG	Ultraschall-(Echo-)Kardiographie
V.a.	Verdacht auf
VPE	vollständige parenterale Ernährung
ZVD	zentralvenöser Druck
ZVK	zentralvenöser Katheter

Weiterführende Literatur

	Breitner Chirurgische Operationslehre in 12 Bänden Urban & Schwarzenberg Verlag München–Wien–Baltimore, 1989
Buck-Gramcko, D.; Hoffmann, R.; Neumann, R.	**Der handchirurgische Notfall** Hippokrates-Verlag Stuttgart, 1989
Hempfling, H.	**Farbatlas der Arthroskopie großer Gelenke** Gustav Fischer Verlag Stuttgart, New York, 1987
Habermeyer, P.; Krueger, P.; Schweiberer, L.	**Schulterchirurgie** Urban & Schwarzenberg Verlag München–Wien–Baltimore, 1990
Hein, U.; Pfeiffer, K. M.	**Periphere Osteosynthesen** Springer-Verlag Berlin, Heidelberg, New York, 1988
Izbicki, J. R.; Wilker, D. K.; Schweiberer, L.	**Das kolorektale Karzinom und seine Präkanzerosen** Walter de Gruyter-Verlag Berlin, New York, 1990
Kremer, K.; Lierse, W.; Platzer, W.; Weller, S.	**Chirurgische Operationslehre in 10 Bänden** Georg Thieme Verlag Stuttgart, 1989
Müller, M. E.; Allgöwer, M.; Schneider, R.; Willenegger, H.	**Manual der Osteosynthese, AO-Technik** Springer-Verlag Berlin, Heidelberg, New York, 1992

Rieger, H.; Brug, E.	**Das Panaritium** Hans Marseille Verlag München, 1992
Rudigier, J.	**Kurzgefaßte Handchirurgie** Hippokrates-Verlag Stuttgart, 1990
Sauer, H.; Kurz, R.;	**Checkliste Kinderchirurgie** Georg Thieme Verlag Stuttgart, New York, 1981
Schumpelick, V.	**Hernien** Ferdinand Enke Verlag Stuttgart, 1990
Wiedemann, M.; Braun, W.; Rüter, A.	**Leitfaden Unfallchirurgie** Urban & Schwarzenberg Verlag München–Wien–Baltimore, 1992

Stichwortverzeichnis

Stichwort Seite

Stichwort	Seite
Laboruntersuchungen	46
Maßnahmen, pflegerische	47
Maßnahmen, postoperative	48
OP-Lagerung	47
Röntgenuntersuchungen	46
Schnittführung	47
Thromboseprophylaxe	47, 48
Appendektomie, konventionelle	55ff
Aufklärung	55
Diagnostik	55
Infusionstherapie und Ernährung	56, 57
Laboruntersuchungen	55
Maßnahmen, pflegerische	55
Maßnahmen, postoperative	57
OP-Lagerung	56
Röntgenuntersuchungen	55
Schnittführung	56
Sonographie	55
Thromboseprophylaxe	56, 57
Verlaufskontrollen	58
Arterien, Eingriffe an den	325ff
Aufklärung	326
Diagnostik	325
Infusionstherapie und Ernährung	327, 337
Laboruntersuchungen	325, 337
Maßnahmen, pflegerische	326, 327
Maßnahmen, postoperative	337f
OP-Lagerung	328–336
Röntgenuntersuchungen	325
Schnittführung	328–336
Thromboseprophylaxe	327, 338
Arthrodese, Risiko	301
Arthrolyse, Risiko	301
Arthroskopie	270ff
Aufklärung, ärztliche	33ff
Diagnostik	34

Stichwort	Seite

Stichwort Seite

Stichwort | Seite

Stichwort	Seite
Fructose	23
Fructose-Sorbit-Intoleranztest	23
Fußskelett, Verletzungen des	264 ff
Aufklärung	264
Diagnostik	264
Krankengymnastik	268
OP-Lagerung	265
Röntgenuntersuchungen	264, 268
Schnittführung	265
Thromboseprophylaxe	265, 268
Fußwurzelfraktur → siehe Fußskelett	

G

Stichwort Seite

Stichwort Seite

Stichwort	Seite
Schnittführung	203
Thromboseprophylaxe	202, 204
Humerusfraktur, subkapitale	147 ff
Aufklärung	147
Diagnostik	147
Krankengymnastik	149
OP-Lagerung	148
Röntgenuntersuchungen	147, 149
Schnittführung	148
Thromboseprophylaxe	148, 149
Humerusfraktur, suprakondyläre	156 ff
Aufklärung	156
Diagnostik	156
Krankengymnastik	160
OP-Lagerung	157
Röntgenuntersuchungen	156, 158
Schnittführung	157
Thromboseprophylaxe	157, 158
Humerusschaftfraktur	151 ff
Aufklärung	151
Diagnostik	151
Krankengymnastik	156
OP-Lagerung	152, 153
Röntgenuntersuchungen	151, 154
Schnittführung	152, 153
Thromboseprophylaxe	152, 156
Hydrozele, kindliche → siehe Kinderchirurgie	
Hyperthyreose	304, 306

I

Stichwort	Seite
Ikterus	64
Ileus, kindlicher → siehe Invagination	
Impingementsyndrom → siehe Schultergelenk	
Inlet-Aufnahme	181
Invagination, kindliche	370 ff
Aufklärung	370

Stichwort Seite

Stichwort	Seite

Stichwort	Seite

Stichwort Seite

Stichwort Seite

Stichwort Seite

Stichwort	Seite

Stichwort	Seite

Stichwort Seite

U

V

Stichwort Seite